MELANIE WENZEL

SCHLANK MIT KRÄUTERN

MEINE BESTEN REZEPTE ZUM ABNEHMEN

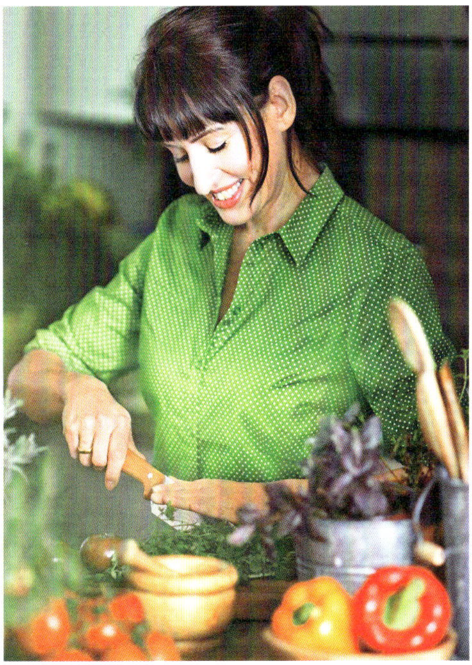

Rezeptentwicklung: Martina Kittler

INHALT

WUNDERBARE KRÄUTER

DIE WICHTIGSTEN SCHLANK-KRÄUTER

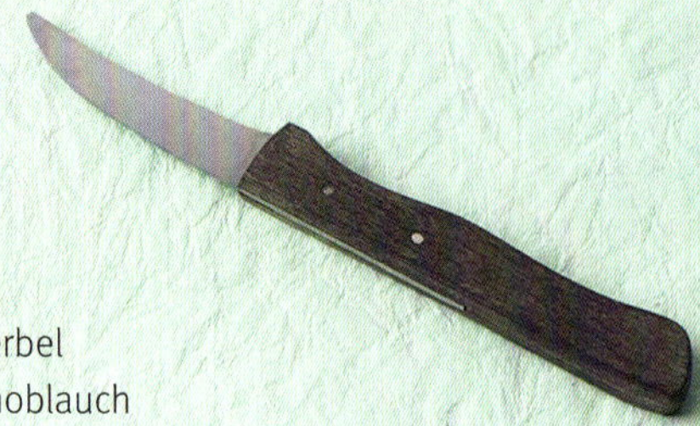

MEINE SCHLANKE KRÄUTERKÜCHE

ZUM NACHSCHLAGEN

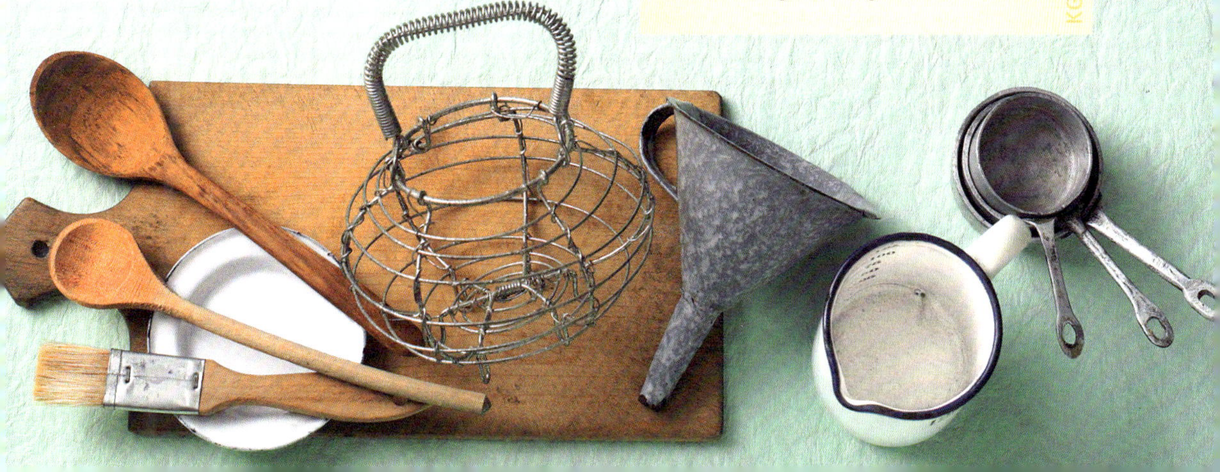

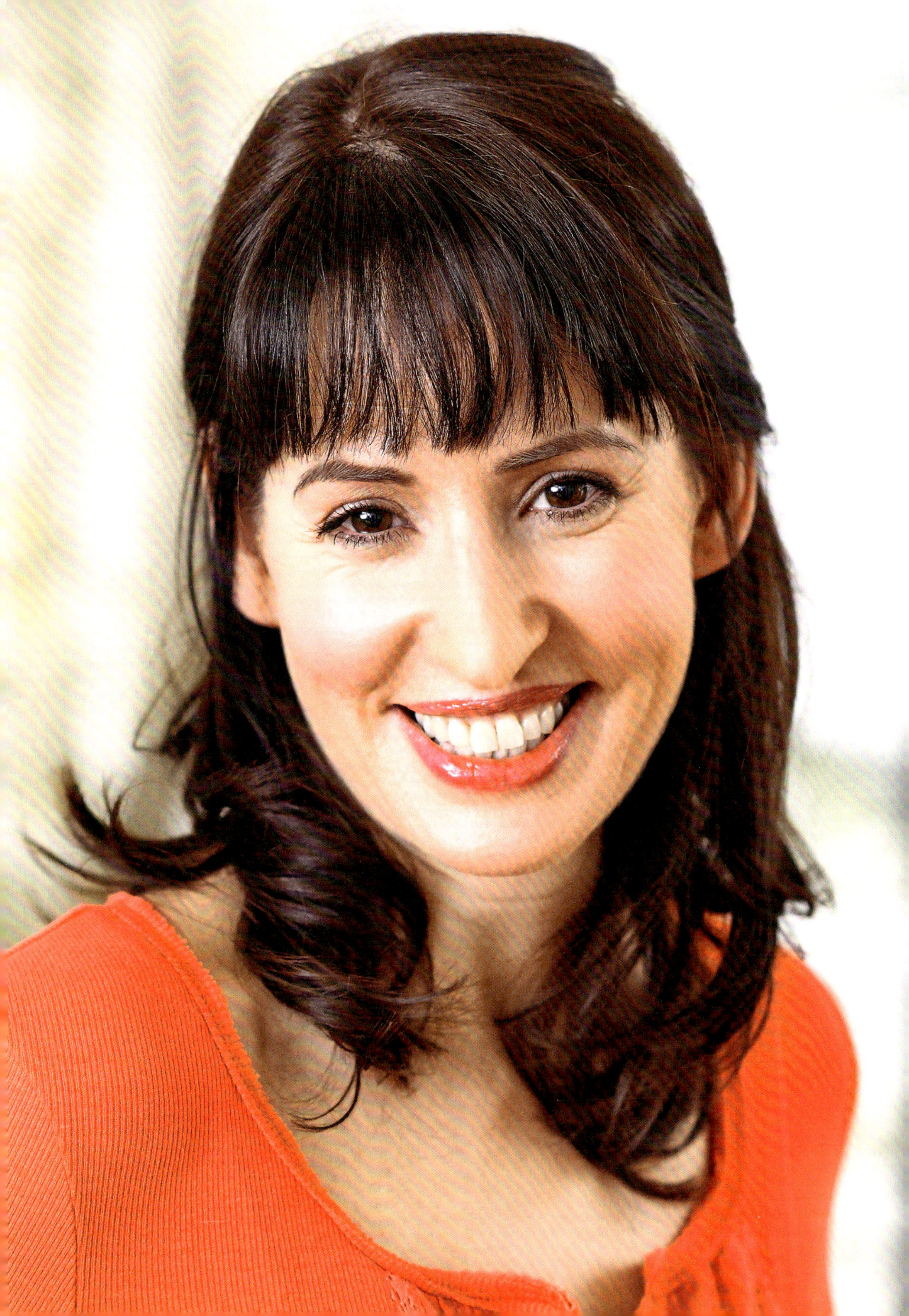

VORWORT

Abnehmen ist ebenso eine physische wie eine psychische Herausforderung. Und längst auch eine intellektuelle. Eine intellektuelle? Jawohl! Wie man »richtig«, also erfolgreich und gesund, abnimmt und auf Dauer schlank bleibt, scheint eine Wissenschaft für sich zu sein. Die Bücherregale brechen unter der Last der Diät- und Ernährungsbücher zusammen. Experten streiten, Abnehmwillige verzweifeln. Ich bin Heilpraktikerin, Kräuterspezialistin und schlanker Genussmensch – Abnehmen war bislang kein Thema für mich. Erst zum Auftakt der »40er« verschwanden kleinere Pölsterchen plötzlich nicht mehr wie bisher durch ein bisschen zusätzliche Bewegung. Weil ich meine mir so vertraute Silhouette ganz gerne in das nächste Lebensjahrzehnt hinüberretten wollte, fragte ich mich: »Wie schaffe ich es, meine Ernährung so aufzupeppen, dass ich mit Angriffen auf meine Figur locker fertigwerde? Ohne Berge ernährungswissenschaftlicher Fachliteratur zu lesen, ohne alle Lebensmittel in gut und schlecht einteilen und meinen wertvollen Gehirnspeicherplatz mit Kalorientabellen belasten zu müssen.« Die Antwort lag nahe. Was mir nun schon jahrzehntelang in Sachen Gesundheit und Wohlbefinden wertvolle Dienste leistet, würde mir auch im Kampf gegen die überflüssigen und ungeliebten Pfunde sanft sekundieren: meine Kräuter!

ABNEHMEN MIT GENUSS

Also durchforstete ich mein Wissen über die gesundheitsfördernde Wirkung von Kräutern und Heilpflanzen gezielt auf Nutzbares zum Thema »Schlank mit Kräutern«. Wie kann man Kräuter am effektivsten und angenehmsten zum Abnehmen nutzen? Mein oberstes Ziel war: Schlank mit (Kräuter-)Genuss! Ich kann nicht hungern, nicht mit zusammengekniffenen Augen unappetitliche Schlankdrinks schlürfen oder etwas erwärmen, das zu Recht »Diät-Kost« heißt, weil es mit Essen so viel zu tun hat wie Tapetenkleister mit Honig. Ich wusste, ich würde die Sache mit dem Abnehmen nur angehen, wenn ich weiter Genussmensch bleiben dürfte. Sollte es zum Schwur kommen: »Genuss oder schlanke Figur?«, dann: »Goodbye Figur!« Aber Ende gut, alles gut: Ich bin schlank UND Genussmensch geblieben.
Und Sie können das auch! Mit einer gesunden, ausgewogenen Wohlfühl-Ernährung und einigen Tricks aus der Kräuterkiste.

NATÜRLICHE »FATBURNER«

In den Rezepten in diesem Buch aktivieren Kardamom, Kerbel und Co. den Stoffwechsel und kurbeln die Kalorienverbrennung an. Wenn Sie sich nach einer vollwertigen, ausgewogenen Mahlzeit voll Kräuter-Power satt, aber nicht voll fühlen, wenn Sie feststellen, wie verlässlich Pfunde nach einer »Kräuter-Woche« purzeln, dann ist Abnehmen mit dem Taschenrechner ein Schreckensbild von gestern. Wer zu einer Ernährung findet, mit der er sich insgesamt wohlfühlt, der wird schlank und bleibt es auch. Den Weg dorthin verrate ich Ihnen auf den folgenden Seiten. Es wird um unser biologisches Leitsystem für gesunde Nahrung, Ihr individuelles Ernährungs-Ich und den Wohlfühlwert von Essen gehen. Aber vorher will ich Ihnen zeigen, wie Sie die Schlankwirkung »meiner« Kräuter in der Küche effektiv und geschmacklich aufregend nutzen können.

Ich freue mich, wenn Abnehmwillige und Genussmenschen mit diesem Buch nicht nur Gewicht verlieren, sondern wenn ich möglichst viele von Ihnen zur kreativen Verwendung von Kräutern in der Schlank- und Alltagsküche inspirieren kann.
Kräuter sind mein Sahnehäubchen – garantiert ohne Kalorien!

Herzlich,
Ihre Melanie Wenzel

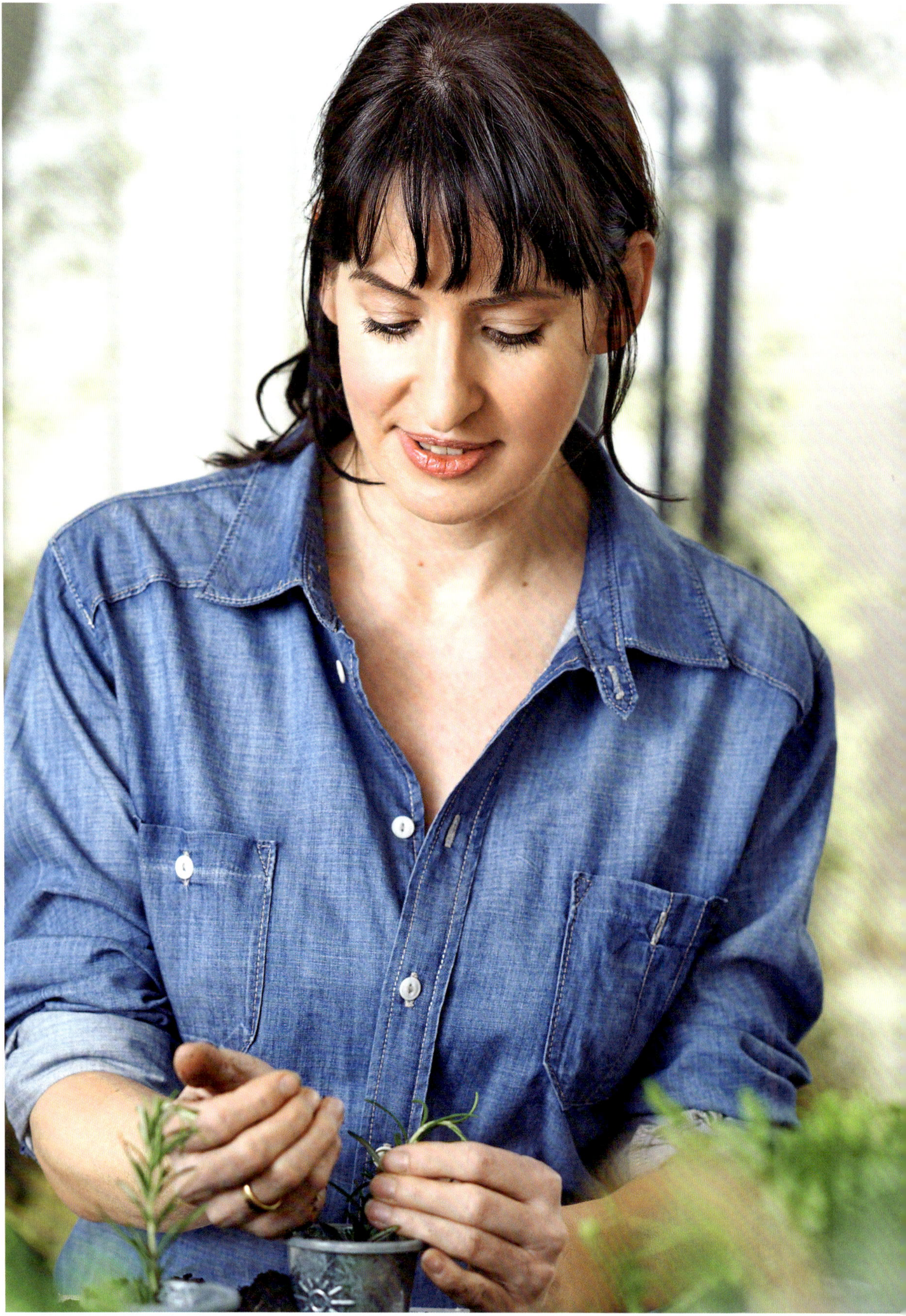

WUNDERBARE KRÄUTER

Dachten Sie auch, dass der Weg zu einer besseren Figur zwangsläufig ins Fitnessstudio oder zur Ernährungsberaterin führen muss? Dann folgen Sie mir doch einfach in meinen Kräutergarten! Sie werden staunen, was die Natur an Schlankheitspotenzial zu bieten hat. Das Beste daran: Wenn Sie die Kräuter Einzug in Ihre Küche halten lassen, verlieren Sie nicht nur ungeliebte Pfunde, Sie tun es auch mit Genuss.

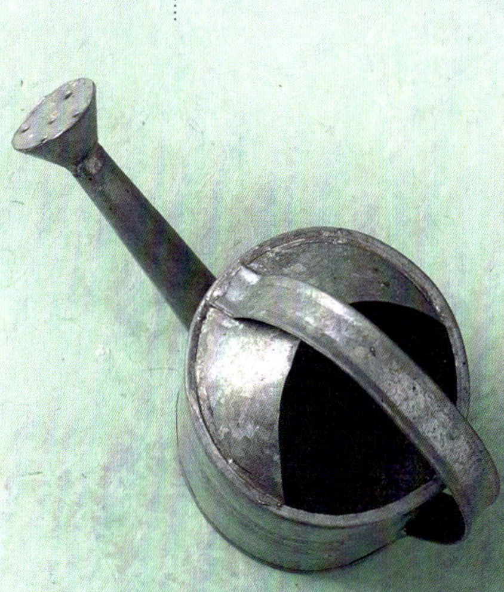

WAS KRÄUTER ALLES KÖNNEN

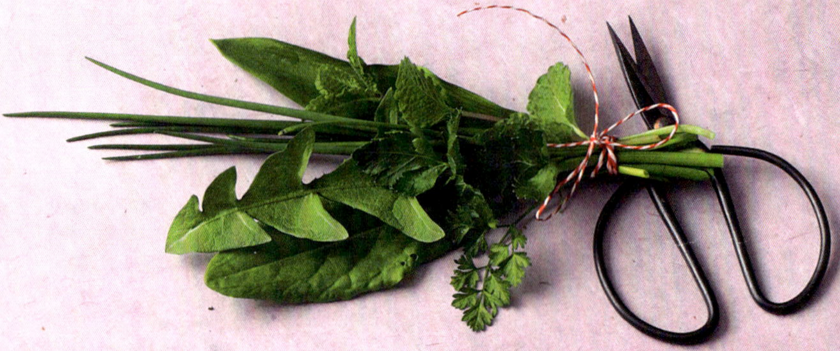

Dieses Buch ist kein klassisches Diätbuch mit fertigem Ernährungsplan, keine Anleitung zum gezielten Bodyforming und kein medizinischer Ratgeber. Es ist ein Rezeptbuch für die gesunde, schlanke Linie, das hoffentlich gleich ab Seite 30 zu duften beginnt. Und zwar nach herrlichen Aromen aus der Kräuterküche. Dies ist ein Buch, das Sie ermuntern will, bewaffnet mit einem Arm voll frischer grüner Natur alten, dick machenden Ernährungsgewohnheiten den Kampf anzusagen, um langfristig und dauerhaft schlank zu werden und zu bleiben. Das Sie an die dampfenden Töpfe und heißen Pfannen ruft, auf dass Sie mit allen Sinnen Essen zubereiten und genießen. Ja, genießen! Denn in diesem Buch stelle ich Ihnen eine Wohlfühlernährung vor, bei der Sie zu Ihrem eigenen Ernährungsexperten werden, zum begeisterten Chefkoch und zum genießenden Gast.
Aber wieso spielen dabei gerade Kräuter so eine herausragende Rolle? Ganz einfach: Zum einen sind Kräuter und Gewürze das Upgrade für Ihre Speisen schlechthin. Sie bringen Farbe und Geschmack auf den Teller, und das ohne irgendeine (nennenswerte) zusätzliche Kalorie. Im Gegenteil: Frisch verwendet helfen sie, Öl als Aromaträger (und damit Kalorien) zu sparen – und den Salzkonsum schränken sie ganz nebenbei auch noch ein, weil sie selbst für genug Aroma sorgen.
Aber frische Kräuter können noch so viel mehr! Sie packen nämlich das Übel allen Übergewichts an der Wurzel. Und die Wurzel heißt Energiebilanz. Denn von bestimmten Krankheiten einmal abgesehen, werden wir nur aus einem einzigen Grund (zu) dick: Unsere Energiebilanz stimmt nicht, das heißt, wir nehmen mehr Energie in Form von Kalorien zu uns, als wir verbrauchen. Wohin damit, fragt sich der Körper und findet dann eine Stelle am Bauch, an den Hüften, an den Oberschenkeln ... Um dieses Problem müsste sich der Körper nicht kümmern, wenn sein (Fett-)Stoffwechsel ihm nichts zum Einlagern übrig ließe. Das Schlüsselwort heißt daher: Stoffwechsel.

Damit der Körper alle seine Aufgaben erfüllen kann, benötigt er Energie. Die bekommt er aus den Makronährstoffen Kohlenhydrate, Fette und Eiweiße, die wir mit der Nahrung aufnehmen. Diese Nahrung muss unser Organismus aber erst einmal umwandeln, »verstoffwechseln«. Zunächst sorgt die Verdauung dafür, dass das, was wir essen, in seine Bestandteile zerlegt wird: Kohlenhydrate werden zu Einfachzuckern, Eiweiße zu Aminosäuren, Fette zu Fettsäuren abgebaut. So klein gespaltet können sie vom Darm ins Blut überführt werden.

Stichwort Fettstoffwechsel: Fett dient der Energiegewinnung, als Strukturbaustein und als Synthesevorstufe bestimmter Hormone und anderer aktiver körpereigener Substanzen. Es ist vor allem aber auch der wichtigste Energiespeicher unseres Körpers. Was dieser gerade nicht an Energie braucht, speichert er in seinen Fettzellen für »schlechte Zeiten«. Aber was genau braucht der Körper? Das Minimum ist diejenige Energiemenge, die zur Aufrechterhaltung aller lebenswichtigen Funktionen nötig ist, also für die Atmung, den Stoffwechsel, den Kreislauf und die richtige Körpertemperatur. Die Summe dieser Energie ist, ganz grob gesagt, der Grundumsatz. Der Grundumsatz wiederum wird beeinflusst durch verschiedene individuelle Faktoren wie Körperbau, Gewicht. Größe, Alter, Geschlecht und Gene. Im Alter etwa nimmt der Grundumsatz ab, daher verlieren viele Menschen mit den Jahren ihre schlanke Figur – ganz einfach weil es schneller zu einer ungünstigen Energiebilanz kommt.

Sie sehen, wir nähern uns dem Geheimnis einer schlanken Energiebilanz: Der Grundumsatz macht etwa 60 Prozent des gesamten Energiebedarfs aus. Indem wir den Grundumsatz beeinflussen, beeinflussen wir auch unseren Energiehaushalt.

Die wichtigsten Faktoren beim Grundumsatz sind die Verdauung und die weiteren Prozesse innerhalb des Stoffwechsels. Den Stoffwechsel anzukurbeln heißt den Grundumsatz zu erhöhen, heißt den Energieverbrauch zu fördern. Wer sich gesund ernähren, auf (fast) nichts verzichten und trotzdem schlank sein möchte, muss also Stoffwechsel und Verdauung auf Trab bringen. Und wenn Sie jetzt denken, dass es doch wirklich toll wäre, wenn man bereits mit der Nahrung einen »Stoffwechselturbo« aufnehmen könnte, habe ich hier die gute Nachricht für Sie: Das können Sie. Der Turbo heißt: Kräuter! Kräuter sind das schlank machende Topping auf Ihren Wohlfühl-Gerichten. Sie sind das Geheimnis einer genussvollen Ernährung ohne Gewichtsprobleme!

KRÄUTER ALS SCHLANKMACHER?

Was genau steckt denn drin, in den Kräutern, dass sie solche Wunderwaffen sind? Die Wahrheit ist nicht bitter, sie heißt aber so: Bitterstoffe – und noch mehr.

Der Schlüssel zur schlanken Figur sind nämlich die Inhaltsstoffe von Kräutern, die sogenannten sekundären Pflanzenstoffe. Diese Stoffe werden von Pflanzen unter anderem gebildet, um sich vor schädlichen Umwelteinflüssen und Schadtieren zu schützen. Für den Menschen bieten sie jedoch viele gesundheitliche Vorteile. Und was die Verdauung angeht, liegen Bitterstoffe hier ganz weit vorn. Dass diese Einfluss auf die Verdauung haben, wissen auch die, die von Kräutern rein gar nichts verstehen. Wohl jeder kennt die Wirkung eines Magenbitters. Wer nach einem reich- und fetthaltigen Essen zu diesem bitteren Likör greift, vertreibt das unangenehme Völlegefühl. Warum also nicht gleich von vornherein gesund (und bitter) essen?

Bitterstoffe beeinflussen das Hunger-Sättigung-Gefühl und den Fettstoffwechsel. Warum, das ist ein großes Thema der Ernährungsforscher. Verschiedene Studien weisen darauf hin, dass Geschmacksrezeptoren für Bitteres nicht nur auf der Zunge, sondern auch im Darm sitzen – zumindest haben jüngste Forschungsergebnisse solche Rezeptoren schon auf zellulärer Ebene am Mausmodell nachgewiesen. Diese Rezeptoren können sogar selbst verdauungs- und stoffwechselsteuernde Hormone bilden und freisetzen. Anwendungsstudien zur Gewichtsabnahme mit Bitterstoffen bestätigen die

Schlank-Wirkung: Nach sechs Wochen mit hochbitteren Wildgemüseprodukten verloren die Probanden im Durchschnitt 3,5 Kilogramm. Ohne Diät!

Keine Angst, das bittere Geschmackserlebnis ist nicht zwingend. Denn das Schöne an Kräutern ist ja, dass wir sie im wahrsten Sinne des Wortes in der Hand haben und am Kochtopf entscheiden, wie bitter es am Esstisch zugehen soll. Natürliche Bitterstoffe finden sich zum Beispiel in Beifuß, Estragon, Löwenzahn, Gänseblümchen, Kurkuma, Rosmarin und Schafgarbe.

Viele weitere Inhaltsstoffe haben ebenfalls eine positive Wirkung auf die Verdauung, den Stoffwechsel, die gesunde Verwertung von Nahrung und die Gesundheit allgemein.

Die wichtigsten sind:

- **Ätherische Öle:** Diese Inhaltsstoffe sind verantwortlich für den intensiven Duft von Kräutern. Sie haben unterschiedliche Heilwirkungen, wie zum Beispiel das Menthol in der Pfefferminze, das bei Erkältung wirkt.
- **Gerbstoffe:** Sie befinden sich häufig in den Wurzeln, Rinden und Blättern und haben die Fähigkeit, Gewebe zusammenzuziehen. Das ist bei der Wundheilung und bei Entzündungen von großem Nutzen. Beispiel: Schafgarbe.
- **Saponine:** Die Bezeichnung dieser Pflanzenstoffe leitet sich von dem Wort »Seife« ab, und das hat seinen Grund. Saponine bilden in Verbindung mit Wasser Schaum. Saponine stärken das Immunsystem, senken den Cholesterinspiegel und töten Viren und Bakterien. Und sie begünstigen und beschleunigen die Aufnahme und Bindung anderer Stoffe im Körper. Deswegen fügt man sie gerne zu Teemischungen hinzu. Beispiel: Thymian.
- **Schleimstoffe:** Wie der Name schon verrät, bilden diese Stoffe eine schützende Schleimschicht. Überall wo eine gereizte Schleimhaut Beschwerden macht (etwa bei Reizhusten oder Magenbeschwerden) leisten sie wertvolle Hilfe, indem sie das Gewebe beruhigen.
- **Flavone:** Sie sind gelbe Pflanzenfarbstoffe und gelten als medizinisch hoch wirksam. Sie wirken entzündungshemmend, krampflösend und sollen sogar vor Krebs schützen. Beispiel: Petersilie, Estragon, Kerbel.
- **Flavonole:** Gehören genauso wie die Flavone zur Gruppe der Flavonoide. Diese sekundären Pflanzenstoffe haben die Fähigkeit, freie Radikale zu fangen und somit Herz-Kreislauf-Erkrankungen und möglicherweise auch Krebs zu verhindern. Sie stimulieren auf jeden Fall das Immunsystem und können Viren und Bakterien töten. Beispiel: Schnittlauch.

Was ich damit zeigen will: Kräuter enthalten zahlreichen vitalisierende Stoffe, die die Fettverbrennung beschleunigen, intensivieren und dabei helfen, schädliche Stoffwechselprodukte loszuwerden. Sie wirken zudem entgiftend, entschlackend, blutreinigend, entwässernd und abführend, straffen das Gewebe, können Heißhunger lindern und den Cholesterinspiegel senken. Und ganz nebenbei stecken sie bis ins letzte grüne Zipfelchen voller Vitamine, Mineralstoffe und Spurenelemente. Damit hat eine kräuterreiche Ernährung gegenüber vielen Diäten einen ganz klaren Vorteil: Während viele andere Ernährungsweisen zur Gewichtsreduktion schnell eine Unter- oder Mangelversorgung mit wichtigen Nähr- und Vitalstoffen nach sich ziehen, strotzen die Rezepte in diesem Buch nur so von diesen »Gesundheitsboostern«. Denn die kleinen grünen Helferlein sind gestopft voll damit. Davon abgesehen liefern sie quasi null Kalorien, sodass Sie ohne schlechtes Gewissen aus dem Vollen schöpfen können.

Wie gut die neue schlanke Kräuterküche schmecken kann, wissen Sie spätestens dann, wenn Sie eines der Rezepte ab Seite 103 ausprobiert haben.

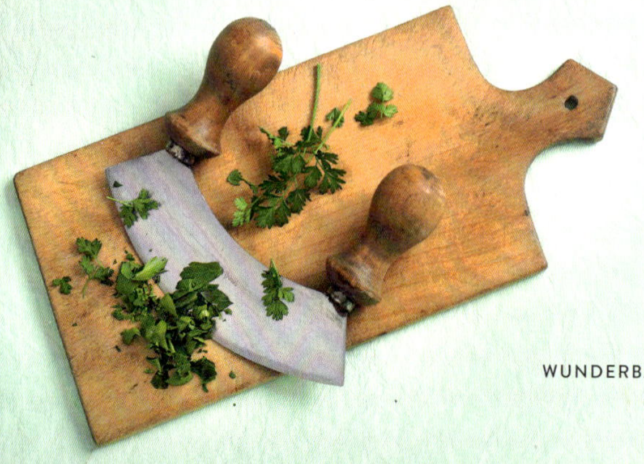

KRÄUTER, DIE SIE IN FORM BRINGEN

Jetzt also zum »Mmmh« und damit zu der Frage: Wohin mit unseren Superstars? Na, mitten hinein in die gesunde Ernährung! Oder obendrauf! Nachfolgend stelle ich Ihnen einzelne der pflanzlichen Hauptdarsteller dieses Buches mit ihren Schlank-Wirkungen vor. Noch viel mehr davon können Sie in den Pflanzenporträts ab Seite 30 kennenlernen.

DIE PUTZMUNTEREN

Willkommene Schlank-Unterstützer sind Gewürzpflanzen und Kräuter, die den Verdauungstrakt von schädlichen Stoffen reinigen und außerdem den Stoffwechsel auf Touren bringen. Denn wenn dieser ordentlich in Schwung kommt, kann Fett schneller abgebaut werden. Meine Favoriten in dieser grünen Gruppe sind:

- **Basilikum:** Löst Wassereinlagerungen auf und wirkt gegen Völlegefühle mitsamt Blähbauch. Zusätzlich hilft Basilikum, schädliche Bakterien wie Listerien, Staphylokokken und E. coli zu bekämpfen. (siehe Seite 32).
- **Brennnessel:** Mein ganz persönlicher Favorit aus der Wildkräuterecke brennt ebenfalls darauf, Ihren Stoffwechsel auf Trab zu bringen. Und wenn Sie die Blättchen im Frühjahr ernten, haben sie noch nicht einmal Brennhaare (siehe auch Seite 40).
- **Estragon:** Kurbelt die Magen- und Gallensaftproduktion an, unterstützt die Nieren bei der Entschlackung (siehe auch Seite 44).
- **Ingwer:** Auch die geschmacklich etwas eigenwillige Ingwerwurzel fördert den Stoffwechsel. Sie wirkt außerdem entwässernd (siehe auch Seite 50).
- **Kümmel:** Fördert die Funktionen von Gallenblase und Bauchspeicheldrüse und hilft so mit, dass Nährstoffe aus der Nahrung besser verwertet werden können. Kümmel hat entgiftende Eigenschaften und hält überdies den Blutzuckerspiegel stabil.
- **Petersilie:** Wirkt ebenfalls auf die Nierentätigkeit und hilft Giftstoffe aus dem Körper auszuschwemmen (siehe Seite 73).
- **Rosmarin:** Die Gerb- und Bitterstoffe dieses Krauts regen Kreislauf und Durchblutung an und stimulieren insgesamt den Verdauungsapparat. Rosmarin enthält wichtige Antioxidanzien, die das Immunsystem stärken und freie Radikale fangen (siehe auch Seite 76). Marinaden aus Rosmarin und weiteren Kräutern, wie etwa Thymian und Oregano, sind daher auch zu empfehlen, wenn Sie gerne grillen. Denn bei dieser beliebten Zubereitungsmethode können leider krebserregende Stoffe wie zum Beispiel heterozyklische Amine (HCA) entstehen. Eine Kräutermarinade stört die Bildung von HCA.

SCHARFMACHER GEGEN PFUNDE

Es gibt einen Satz, mit dem Sie sich ganz einfach merken können, welche Kräuter besonders gut für den Stoffwechsel sind: Scharf macht schlank! Alle scharfen Kräuter und Gewürze befeuern unsere Verdauung nämlich in besonderem Maße. Also her mit Meerrettich, Kümmel, Senf, Zwiebeln und Chili! Am allerschärfsten um die Fettzelle kümmert sich das

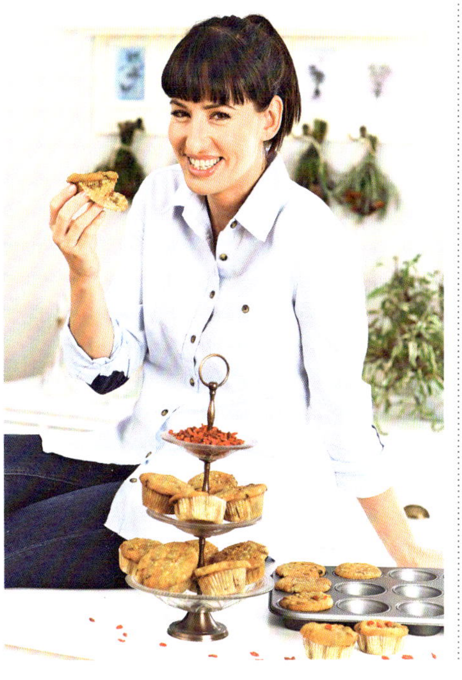

Piperin im Pfeffer. Wussten Sie, dass die gertenschlanken Hollywood-Schönheiten große Fans von Cayennepfeffer sind? Die Damen trinken Wasser mit dem eingerührten Gewürz, als sei es Limonade. Der Grund: Cayennepfeffer stimuliert die Verdauungsenzyme, zudem wirkt es vorbeugend gegen Magengeschwüre und reduziert das »schlechte« LDL-Cholesterin, das bei zu hoher Konzentration im Blut das Risiko für einen Herzinfarkt erhöhen kann.

DIE FETTFRESSER

Es gibt einen Stoff, der den Fettstoffwechsel lahmlegt, solange er im Blut herumschwirrt: Insulin. Dieses Hormon wird in der Bauchspeicheldrüse gebildet und immer dann ausgeschüttet, wenn wir zuckerhaltige Nahrungsmittel essen. Denn der Körper braucht das Insulin, um den Zucker, der über den Darm ins Blut gelangt, von dort in die Zellen zu transportieren, wo er in Energie umgewandelt wird. Ist der Zucker »entsorgt«, wird das Hormon wieder abgebaut. So weit, so gut.

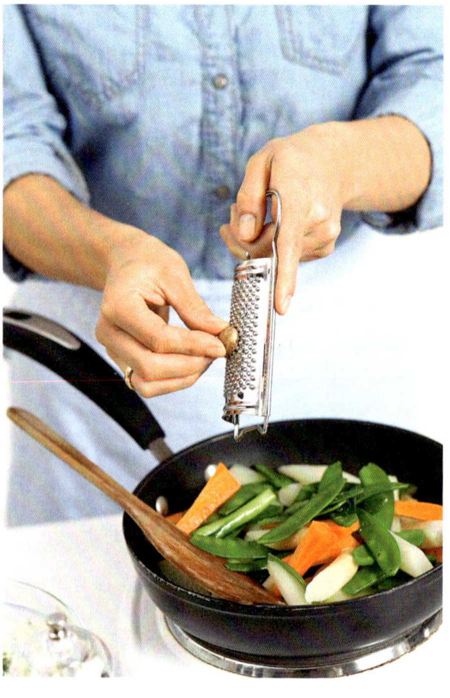

Weil unsere moderne Nahrung viel mehr Zucker enthält als das Essen in früheren Zeiten, läuft der Insulinstoffwechsel heutzutage ständig auf Hochtouren. Und daher hat der Körper so gut wie nie Gelegenheit, in den Fettverbrennungsmodus zu schalten.

Der erste Schritt, aus diesem Kreislauf auszubrechen, besteht in einer Umstellung auf eine vollwertige, ausgewogene Ernährung (siehe ab Seite 20). Denn die Zucker in Vollkorn(produkten), Gemüse und Obst gelangen viel langsamer ins Blut und lassen daher den Blutzuckerspiegel deutlich weniger rasant in die Höhe schießen als Zucker aus Backwaren und Süßigkeiten oder Stärke aus Weißmehl. Und dementsprechend ist auch nicht so viel Insulin notwendig.

Unterstützung gibt es auch hier aus der Kräuterküche, wobei zwei Gewürze ganz besonders helfen, den Insulinspiegel zu stabilisieren: Koriander und Zimt (siehe Seite 70 und 92). Letzterer hat derart positive Auswirkungen auf die Blutzucker- und Blutfettwerte, dass er Wissenschaftler zu intensiver Forschung angeregt hat. Sie wollen Zimtextrakt zur Therapie bei Diabetes Typ 2 nutzen – eine Krankheit, die entsteht, wenn der Zucker- und Insulinstoffwechsel aufgrund falscher Ernährung völlig aus den Fugen geraten ist.

Auch der leicht bittere Beifuß (siehe Seite 34), der Deftigem Würze verleiht, ist ein Fettfresser, weil er die Durchblutung anregt und damit den Fettabbau unterstützt.

Ein Kraut möchte ich an dieser Stelle gesondert erwähnen: die Minze, auch wenn sie nur indirekt auf die Fettverbrennung Einfluss nimmt. Wenn wir schlafen, produziert der Körper das Wachstumshormon HGH. Damit das gut klappt, empfiehlt es sich, ausreichend zu schlafen – und dazu gehört, nicht zu spät ins Bett zu gehen oder abends sein Essen mit frischer Minze zu würzen. Eine Tasse Pfefferminztee hilft dem Körper zu entspannen und leichter zur Ruhe zu finden. Denn Minze beruhigt die Nerven und den Verdauungstrakt (daher leistet sie übrigens auch bei Blähungen gute Dienste; siehe auch Seite 67).

DIE FUTTERBREMSEN

Warum zu Appetitzüglern aus der Apotheke greifen, wenn es sie in der Natur gibt? Höchst aromatisch und ohne gesundheitliche Nebenwirkungen.

Hätten Sie zum Beispiel gedacht, dass Vanille den Appetit zügelt und uns so davor schützen kann, unseren Heißhungerattacken hemmungslos nachzugeben (siehe auch Seite 85)? Wenn Ihre guten Vorsätze also das nächste Mal durch das Bedürfnis nach etwas Süßem auf die Probe gestellt werden, schnuppern Sie doch einfach an einem Glas Vanillezucker oder kochen Sie sich den Pu-Erh-Gewürztee von Seite 182. Gut, dass die Vanille auch noch aphrodisierende Eigenschaften hat. Das könnte Sie ja auch noch von der Schokolade ablenken.

Auch Salbei wirkt gezielt gegen zuckrige Versuchungen, da er die Gelüste nach Süßem verschwinden lässt. Bei mir hilft es oft schon, einfach ein Blättchen zwischen den Fingern zu zerreiben und den intensiven Duft zu schnuppern. Oder ich gieße mir schnell einen Tee auf: Ein paar Blätter in eine Tasse, mit 250 Milliliter kochendem Wasser aufgießen, Deckel aufsetzen, zehn MInuten warten, Blätter herausfischen und trinken. Hilft übrigens auch prima bei Halsschmerzen. Am besten verwenden Sie das Kraut schon im Vorfeld ausgiebig in der Küche – sozusagen als Heißhunger-Prophylaxe. Für welche Rezepte es sich gut eignet, erfahren Sie auf Seite 78.

Das Spurenelement Chrom verbreitet lang anhaltend Sättigung. Der Stoff scheint direkt das Sättigungsempfinden im Gehirn zu beeinflussen. Eine achtwöchige Untersuchung zeigte 2008, dass schon 1 Milligramm Chrom am Tag ausreichen kann, das Hungergefühl einzudämmen. Besonders viel Chrom steckt übrigens in Kresse. Also ab damit auf den Salat, in den Quark oder aufs Brot.

Nicht zuletzt helfen natürlich auch die auf Seite 12 als den Blutzucker stabilisierend beschriebenen Kräuter, länger satt zu bleiben. Auch den schon angesprochenen Cayennepfeffer sollten Sie ruhig öfter schon in der Vorspeise genießen. Denn man isst danach viel weniger von der Hauptmahlzeit, wie verschiedentlich festgestellt werden konnte.

DIE GEHEIMWAFFEN

Als Geheimwaffe gegen eine träge Verdauung gelten Gewürznelken. Sie haben im Vergleich zu anderen Gewürzen und Kräutern einen sehr hohen Antioxidanzienspiegel und sind durch ihre keimtötende Wirkung im Verdauungstrakt wichtige Helfer in Sachen Gesundheit, weil sie Pilze, Bakterien und Parasiten beseitigen. Gewürznelken leiten eine gestörte Verdauung wieder in funktionierende Bahnen.

Kurkuma (siehe Seite 60) ist ebenfalls ein absoluter Verdauungs-Retter. Es hat positive Wirkung auf die Leberfunktion und die Gallensäurenproduktion. Das enthaltene Curcumin weist krebshemmende, antioxidative und entzündungshemmende Eigenschaften auf und kann sogar die Ausbildung von Darmpolypen stoppen. Kurkuma hat sich zudem beim Reizdarm-Syndrom bewährt. Übrigens vervielfältigt sich die Aufnahme des Curcumins, wenn Sie Kurkuma mit Pfeffer kombinieren. Greifen Sie also ruhig kräftig zu diesen Gewürzen.

Das Beste kommt zum Schluss: Moringa (siehe auch Seite 68)! Dieser Baum ist einer der größten Freie-Radikale-Fänger auf der Welt. Diese aggressiven Sauerstoffmoleküle richten großen Schaden im Körper an und werden in engen Zusammenhang mit der Entstehung von Zivilisationskrankheiten wie Bluthochdruck, Herzinfarkt und Schlaganfall gebracht. Muss ich mehr sagen?

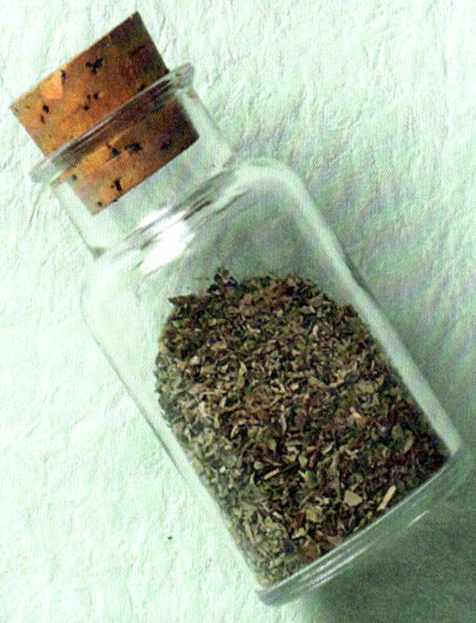

WAS IST ÜBERHAUPT GESUNDE ERNÄHRUNG?

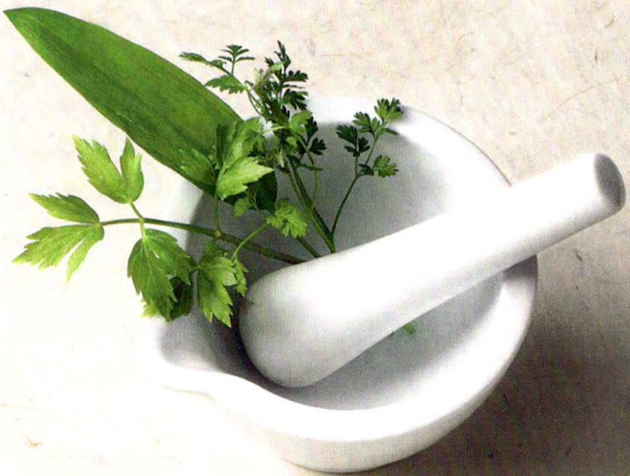

In den 50er-Jahren hieß es: Zucker zaubert dich schlank. Heute wäre dieser Werbeslogan verboten. Und wir jagen auch kein Kind mehr täglich mit einem Löffel Lebertran um den Esstisch. Oder erinnern Sie sich an Popeye, der Spinat gleich dosenweise schluckte und damit einem der größten Ernährungsirrtümer zum Opfer fiel? Denn den jahrzehntelang gepriesenen außergewöhnlich hohen Eisenwert erreichte nur getrockneter, konzentrierter Spinat, nicht das frische Grünzeug. Wie viele Spinatportionen wurden von Popeyes Nacheiferern wohl ohne jeden Effekt für ihren Bizeps vertilgt?

Zucker, Lebertran, Spinat – wir wollen schon seit Generationen unbedingt wissen, welche Nahrungsmittel gesund sind und welche nicht. Und obwohl der Mensch jüngst sein Genom entschlüsselt hat, bleibt die Antwort auf diese Frage auch im 21. Jahrhundert weitgehend ein Rätsel.

Die Gesundheit als Gratis-App aufs Handy wird es in absehbarer Zeit also nicht geben, die Ernährungsform mit Gesundheitsgarantie auch nicht. Und ich habe ebenfalls nicht den einzig wahren Masterplan für Sie, mit dem Sie im Handumdrehen oder zumindest nach spätestens fünf Tagen gesund, schlank und glücklich sind. Das hat vor allem einen Grund: Ich kenne Sie überhaupt nicht. Wie soll ich da wissen, was bei Ihnen funktioniert, was für Sie gesund ist? Wenn eine meiner Freundinnen schwärmt, dass dank Methode A bei ihr die Pfunde nur so purzeln, während mein netter Nachbar mault, dass die bei ihm gar nicht funktioniert, lügt keiner von beiden. Jeder Mensch ist eben anders. So ähnlich unsere Bedürfnisse auch im Allgemeinen sind, so unterschiedlich sind sie doch im Besonderen. Denken Sie nur einmal an die psychische Seite: Hier ist jedem sofort klar, dass wir alle anders »ticken«. Unser Körper ist nicht weniger komplex als unsere Psyche, auch er will individuell angesprochen werden. Dieses Phänomen habe ich einmal Ernährungs-Ich getauft.

DAS WAHRE ERNÄHRUNGS-ICH

Was wir essen, bestimmen wir selbst! Leider! Leider? Ja. Weil wir das Ganze maßlos übertreiben und über unseren Körper hinwegbestimmen. Wir glauben besser zu wissen, was gut für uns ist, als der Körper selbst. »Ja, aber«, werden jetzt sicher viele aufseufzen, »ja, aber mein Körper verlangt ständig nach Schweinshaxe«. Ich kann Sie beruhigen: Das tut er gar nicht. Sie hören bloß »Schweinshaxe«, weil Sie mit Ihrem Körper auf eine Weise kommunizieren, die mit Ihrem wahren Ernährungs-Ich nichts zu tun hat. Ihr wahres Ernährungs-Ich dringt nur noch selten zu Ihnen durch.

Ein Beispiel: »6:0, 6:2« – lässig schwingt sich Ihr Tennispartner übers Netz und reicht Ihnen sein schweißnasses Siegerhändchen. Dabei hat er nur gewonnen, weil Sie vor dem Match eine Currywurst mit Pommes gegessen haben, und die üppige Portion temporeich über den Platz zum Stoppball zu schleppen, war schlicht unmöglich. Blöd, dass Sie die Tennisverabredung vergessen hatten. Voller Magen und Sport vertragen sich nicht. Das müssen Sie sich nicht anlesen, ausschneiden und an den Kühlschrank kleben, das wissen Sie so. Weil der Körper Ihnen im wahrsten Sinne ein Feedback gibt, wenn Sie ihm zwei Höchstleistungen gleichzeitig abverlangen: Stoppbälle erjagen UND verdauen.

Worauf ich hinauswill: Unser Körper sendet Signale. Aber wir müssen auf die richtige Frequenz schalten, um sie zu verstehen und das Richtige daraus abzuleiten. Wieso ist das eigentlich so schwierig?

KEIN WOHLBEFINDEN OHNE GESUNDE ERNÄHRUNG

... keine gesunde Ernährung ohne Wohlbefinden!

Gesunde Ernährung und Wohlbefinden, ach, das versprechen sie alle und dann sind da ja doch nur wieder diese Abbildungen von Rohkosttellern mit den zur Rose gehobelten Deko-Radieschen. Haben Sie das gerade gedacht? Macht nichts. Ich bin Ihnen nicht böse. Rohkostteller mit Deko-Radieschen würde ich zwar jederzeit als ein super Essen verteidigen, aber ich verstehe, was Sie meinen. Und deshalb verspreche ich Ihnen: Wenn ich Wohlbefinden schreibe, dann meine ich es auch so. Mein Credo lautet: Keine gesunde Ernährung ohne Wohlbefinden! Fühlen Sie sich mit Ihrer Ernährung wohl? Wahrscheinlich nicht, sonst hätten Sie dieses Buch nicht zur Hand genommen. Sie protestieren? »Ach, nein, genau das ist ja mein Problem: Ich ernähre mich wie ich es gerne mag, aber leider macht mich genau das dick.« Entschuldigung, das ist genau der Fakt: Sie sind mit Ihrer Ernährung nicht zufrieden, Sie fühlen sich nämlich nicht wohl. Sie möchten keine Ernährung, die Sie dick macht. Also sind Sie nicht »nur« mit Ihrem Aussehen unzufrieden, sondern auch mit Ihrer Ernährung.

WERDEN SIE AKTIV!

Kräuter machen das Abnehmen zwar leichter, damit die Pfunde kontinuierlich purzeln, muss jedoch auch der Energieverbrauch höher sein als die Energiezufuhr. Daher führt um Bewegung kein Weg vorbei. Sie bringt den Stoffwechsel auf Touren und lässt die Muskeln wachsen. Und das heißt, Sie verbrennen auch dann noch Energie, wenn Sie schon längst wieder mit einem guten Buch und einer Tasse Kräutertee auf der Couch liegen. Keine Sorge, Sie müssen nicht gleich Dauergast im nächsten Fitnessstudio werden. Es ist schon viel damit getan, einfach mehr Bewegungseinheiten in den Alltag einzubauen: Treppensteigen statt Lift, Fahrrad statt Auto oder Bus, zu Fuß zum Kindergarten, ins Büro oder zum Einkaufen ... Wenn Sie dazu noch 2- bis 3-mal pro Woche jeweils etwa 30 Minuten walken, joggen oder zügig schwimmen: optimal!«

Mit dieser Erkenntnis sind wir schon einen Riesenschritt weiter. Es ist eine der wichtigsten auf dem Weg zur gesunden Ernährung: Sie müssen davon überzeugt sein, dass die optimale Ernährung genau jene ist, bei der Sie sich gut fühlen. Mit der Suche danach begeben Sie sich auf die Suche nach der Ernährung, mit der Sie persönlich glücklich werden UND Ihre schlanke Wohlfühl-Figur mit sich herumtragen. Das ist doch ein schönes Ziel, oder?

Ich kann Ihnen an dieser Stelle übrigens nur noch einmal raten, sich Unterstützung aus der Kräuterküche zu holen. Denn Kräuter bringen Wohlgeschmack und schlanke Küche unter einen Hut, ohne dass Sie Ihre eigene Küche in die eines Vier-Sterne-Restaurants verwandeln müssen.

WARUM SCHEITERN SO VIELE DIÄTEN?

Weil der Körper einfach nicht abnehmen will? Nein, weil der Kopf nicht abnehmen will. Auf jeden Fall nicht so. »Du darfst dies nicht, du darfst das nicht. Du musst dies und du musst jenes.« Der Kopf ist ein einziges achteckiges rotes Schild, auf dem dick »STOPP« steht. Stopp für »Verboten«. Diät bedeutet für die meisten Entsagung und Askese.

Und jetzt frage ich Sie: Haben Sie je etwas erfolgreich geschafft, gegen das Sie sich innerlich mit aller Macht gewehrt haben? Das ist schwierig und wo es gelingt, da ist der Erfolg niemals von Dauer. Und das ist gut so. Denn auf Dauer gegen seine Natur und innere Stimme zu leben ist ganz sicher ungesund. Nur, was genau Ihnen die innere Stimme sagen will, das ist oft nicht so einfach zu entschlüsseln. Doch? Sie meinen, Ihre Stimme ruft zuverlässig »Kuchen«, »Schweinshaxe« und »Schokolade«? Glaub ich nicht. Hören Sie mal ganz genau hin.

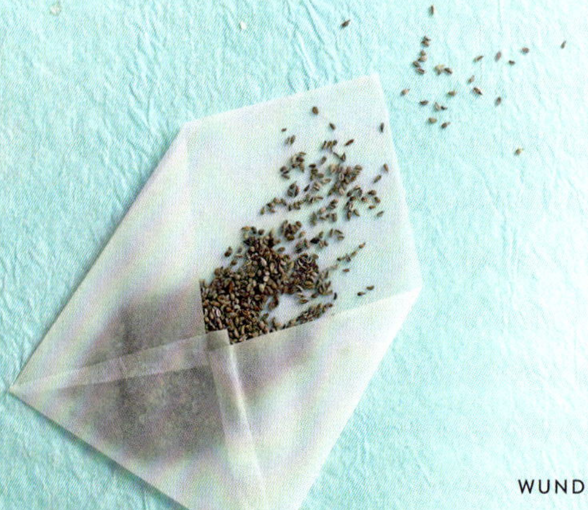

BIOLOGISCHES LEITSYSTEM FÜR GESUNDE NAHRUNG

Wissen Sie, was das biologische Leitsystem für gesunde Nahrung ist? Ich habe drei Beispiele für Sie:

- Beispiel 1: Ah, da drüben, eine lecker aussehende Pflanze. Ötzi läuft das Wasser im Munde zusammen. Er pflückt ein Blättchen, kaut vorsichtig, verzieht das Gesicht: bitter. Ötzi spuckt einmal kräftig – weg damit! Hätte er das Kraut gegessen, wäre er erstickt.
- Beispiel 2: Ein Löffelchen für die Oma ...! Bäh, das Baby dreht den Kopf weg, wenn der Löffel kommt. Gelingt es doch, einen Happen erfolgreich zwischen die kommenden Zähnchen zu platzieren, spuckt das Kind ihn flugs wieder aus und windet sich, Unmutslaute von sich gebend, beinahe aus dem Hochstuhl heraus.
- Beispiel 3: »Kann ich aufstehen?« – »Aber Paul, du hast doch noch gar nicht aufgegessen.« Und weg ist der Sohnemann.

Was sagen diese Beispiele? Das Erste: Bitteres ist giftig! Das Zweite: Neues ist gefährlich! Das Dritte: Satt ist satt!

Das menschliche Verhalten in den drei Beispielen ist naturgegeben.

Das erste Beispiel zeigt ein Naturphänomen: Giftstoffe schmecken oft bitter. Dies wirkt sich für den Menschen als Warnsystem vor schädlicher Nahrung aus, denn der unangenehme Geschmack ruft Ekel und Abneigung hervor. Damit man auch jene Bitterstoffe entlarvt, die sich erst nach einigem Verweilen im Mund entfalten, sitzt der Geschmacksnerv für »bitter« weit hinten auf der Zunge, um dann im letzten Moment noch einen Würgereflex auszusenden, der Ötzi das tödliche Kraut ausspeien lässt.

Beispiel zwei ist nichts anderes als das sprichwörtliche »Was der Bauer nicht kennt, (fr)isst er nicht«. Die Wissenschaft nennt die Angst vor Neuem eleganter Neophobie. Auch sie ist Teil unseres Warnsystems. Evolutionsgeschichtlich war die Aversion gegen unbekannte Speisen wichtig: Was nicht bereits als verträglich bekannt war, konnte giftig sein. Daher essen Babys Neues oft erst mal widerwillig.

Wie sollen sie wissen, dass ihre Eltern ihnen nur das Beste anbieten wollen?
Beispiel Nummer drei zeigt schließlich sehr schön, dass Kinder das Natürlichste von der Welt tun, wenn sie satt sind: Sie hören auf zu essen. Wie viel wäre schon für die schlanke Linie gewonnen, täten wir Erwachsenen das auch.
Ein weiteres Beispiel für unser biologisches Leitsystem zur gesunden Nahrung kennen Sie ganz bestimmt: den Lieblingsspeise-Killer. Nehmen wir einmal an, Käsespätzle sind Ihre absolute Lieblingsspeise. Was passiert, wenn Sie jeden Tag Käsespätzle essen, mittags und abends? Unglaublich, aber wahr: Sie können sie irgendwann nicht mehr sehen. Geht das dann noch eine Weile weiter, dreht sich Ihnen sogar der Magen um. Auch das ist ein Trick unseres biologischen Leitsystems: Wir werden eines bestimmten Nahrungsmittels überdrüssig, wenn wir es ausschließlich, eben im wahrsten Sinne des Wortes »bis zum Erbrechen« essen. Die irgendwann eintretende Abneigung sichert die Abwechslung im Kochtopf. Einseitige Ernährung ist immer Mangelernährung, da lebenswichtige Nährstoffe fehlen. Wird es also eintönig, mault der Körper wie der Junior im Kinderstuhl. Das funktioniert auch bei uns noch. Ansonsten gilt: Die Zeiten, in denen sich Ötzi vom »eingebauten« Leitsystem zur gesunden Ernährung führen ließ, sind lange vorbei. Heute zeigen sich unsere schönen Anlagen nur noch bei den kleinen Kindern. Bis wir sie umerzogen haben.
Dass wir immer mehr Probleme haben herauszufinden, was gut und gesund für uns ist, ist ein Kollateralschaden der Zivilisation, der Industrialisierung und vor allem der Überflussgesellschaft. Eigentlich wussten wir einmal instinktiv, was gut für uns ist. Und dieser Instinkt für gesunde Ernährung ist auch immer noch vorhanden. Er ist nur tief unter Gummibärchen, Fischstäbchen, Käsebällchen und dergleichen verschüttet. All das schöne naturgegebene Rüstzeug für die richtige Auswahl unserer Ernährung kommt nicht mehr zum Einsatz, weil die Kommunikation zwischen Bauch und Kopf nicht mehr stimmt. Stör-Funk allerorten. Auf vieles scheinen wir

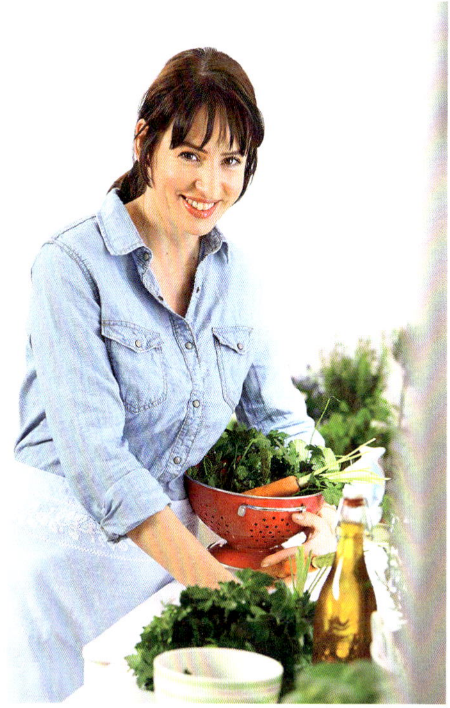

ja zunächst auch gar nicht mehr angewiesen: Keiner pflückt noch selbst die Pflanzen für seine Mittagsmahlzeit, alles ist dutzendfach lebensmittelgetestet. Essen ist keine unmittelbare Gefahr mehr. Nur noch Verlockung, Varietät und Völlerei!
Heute sucht nicht mehr der Mensch Nahrung, sondern die Nahrung sucht den Menschen, den Käufer. Der heiß umworbene Kunde findet am Wegesrand des von Marketingexperten sorgsam ausgeklügelten Einkaufspfades, den er bis zur Kasse durchstreifen muss, ein gigantisches Angebot voll verführerischer Genüsse und Überraschungen. Und all die Fertigprodukte, Snacks und Ready-to-eat-Variationen ohne große Zubereitungsumwege »fliegen« in den Einkaufswagen hinein wie die gebratenen Tauben im Schlaraffenland.
Auf den Punkt gebracht: Unser biologisches Leitsystem ist noch da, doch es steuert nicht mehr unsere Ernährungsgewohnheiten. Die werden heute von gelernten Präferenzen dominiert. Instinkt ade.

NAHRUNG 2.0

Was beeinflusst unser modernes Essverhalten? Ronald Mc Donald vielleicht? Ja, der auch. Aber er ist nur ein kleiner Angestellter in einer nicht ganz so kleinen Imbisskette und sein Einfluss am Ende gering. Er macht sich nur zunutze, was vorher schon schieflief. Unser Essverhalten ist nicht weniger komplex angelegt als unser sonstiges Verhalten auch. Der Geschmack wird schon vor der Geburt ausgebildet und durch dasjenige mitgeprägt, was die Mutter isst. Was aber davon unabhängig bei allen Neugeborenen auf der ganzen Welt zu beobachten ist: Sie mögen süß, während sie sauer, stark salzig und bitter ablehnen. Die Erklärung liegt wieder im biologischen Leitsystem: Es gibt in der Natur nichts Süßes, das giftig ist.

Die listige Lebensmittelindustrie macht sich die in uns verankerten Relikte unseres biologischen Leitsystems nur zu gerne zunutze. Stichworte: Halbfertig- und Fertigprodukte, Nahrungsmittelzusätze, Fast-food, Geschmackserziehung. Dass wir mit den Pfunden kämpfen, weil so viele von uns Schleckermäulchen sind, liegt auch daran, dass wir bereits in jungen Jahren entsprechend konditioniert wurden: Mit der beschriebenen angeborenen Präferenz für Süßes lässt sich etwa die Geschmacksbildung wunderbar manipulieren. Eine übersüße Kindheit werden wir im Erwachsenalter nur schwer wieder los. Genauso ist es mit der Gewöhnung an eine geschmackliche Aufwertung von Speisen durch den Geschmacksträger Fett.

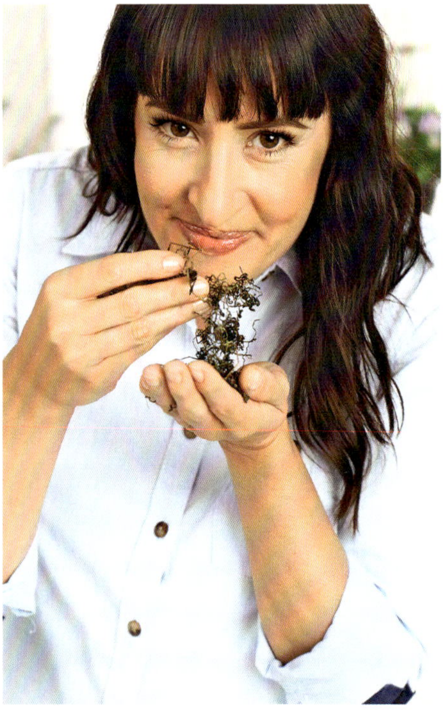

Als ich noch ein Kind war, hat meine Freundin immer gesagt, sie will »Erdbeerjoghurt ohne Erdbeeren«. Sie mochte die Fruchtstückchen nicht, sondern nur die pürierte Version. Heute hat mancher Joghurthersteller diesen und ähnliche Wünsche beim Wort genommen. Erdbeerjoghurt ohne eine einzige Erdbeere? Gibt's im Kühlregal gleich neben der Pizza mit dem Analogkäse. Unsere sensorischen Auswahlfaktoren werden durch allerlei Lebensmittelchemie komplett an der Nase herumgeführt – mit ellenlangen Zusatzstoff-Listen. Solche Lebensmittel sind wahrlich die Giftpflanzen von heute. Und mit dem künstlichen Essen gewöhnen wir uns auch an die künstliche Essenszubereitung. Kochen war gestern. Heute heißt es sehr oft nur noch: Heißes Wasser drauf, umrühren, fertig! Oder Folie einstechen, 2 Minuten Mikrowelle bei 800 Watt. Seit wir vom Land in die Städte gezogen sind, haben wir erst verlernt Nahrung zu produzieren und dann gegen Ende des letzten Jahrhunderts auch noch sie zuzubereiten. Damit die Frage, ob Kiwi ein Exot ist oder eine heimische Pflanze, nicht irgendwann Millionenfrage bei Günther Jauch wird, brauchen wir unbedingt mehr Botschafter des gesunden Essens für die nach-essenden Generationen.

Aber ich bin zuversichtlich, dass wir mitten in einem Umdenkprozess sind. Schauen Sie sich doch um: Kinder und Jugendliche beginnen sich wieder für Nahrung fernab von Burger & Co. und ihre Zubereitung zu interessieren. Dazu trägt durchaus der Coolnessfaktor vieler Koch-Shows bei und nicht zuletzt das Phänomen, dass junge Menschen gerne gegen das »Normale« revoltieren. Die Generation Facebook ist essenstechnisch nicht verloren. Wir sollten die Chance ergreifen, ihre Neugier auf das, was sie nicht kennt, zu befeuern. Dazu müssen wir zunächst ein wenig an unserem verkümmerten Instinkt für gesundes Essen arbeiten.

DEN GESCHMACK SCHULEN

Was machen wir mit dem anerzogenen »schlechten« Geschmack? Wir setzen voll auf die Natur! Die ist schließlich immer noch da, auch wenn sie nicht mehr so unmittelbar vor der Haustür liegt, sondern draußen vor der Stadt.

Die Natur hat Geschmackserlebnisse zu bieten, die wir nur wieder zum Leben erwecken müssen. »Echte« Lebensmittel überbieten jedes in jahrelanger Forschung ausgeklügelte Industrieprodukt. Und nebenbei werden wir dann wieder auf den Geschmack kommen, der uns ganz natürlich zu gesunder Ernährung führt – und mit der machen wir automatisch eine gute Figur. Die Geschmacksumerziehung ist dabei kein Boot-Camp für den Magen. Sie ist nichts anderes als reiner Lustgewinn. Stellen Sie sich doch nur mal einen Fleisch-Fan vor dem Kohlrabi-Steak vor! Das macht keine gute Laune. Bei der Wohlfühl-Ernährung dürfen Sie Fleisch-Liebhaber bleiben und tunken das Fleisch »nur« in eine andere Sauce, zum Beispiel in eine mit Ingwer. Den ungeahnten Genuss-Kick aufgrund der anregenden Wirkung dieser Wurzel werden Sie nicht so schnell vergessen. Wer will da zurück zur schwerer brauner Pampe?

Wir geben unserem Gaumen mit der Wohlfühl-Ernährung genug von dem, was er zu mögen gelernt hat. Essgewohnheiten sind nun mal da, egal ob manipuliert, anerzogen oder auf »natürlichem« Wege gebildet. Und es tut weh, sie radikal umzuerziehen. Zum Glück ist das gar nicht nötig. Es geht um Nahrung, die zu Ihrem Ernährungs-Ich passt, die aber die »Wohlfühl/Gesund/Schlank=Gut für mich«-Qualitätskontrolle passiert. Sie müssen zukünftig nur Ihr Bestes geben, ihm das Beste zu geben: Vollwertiges und Hochwertiges.

DAS WOHLFÜHLGEWICHT FINDEN

Ihr Organismus hat ein Wohlfühlgewicht, und das ist garantiert nicht eines, das er nur mühsam und missmutig mit sich herumschleppt. Das Wohlfühlgewicht ist das gesündeste Gewicht, das Ihr Körper haben kann. Daher sollten Sie sich auf den Weg machen, es (wieder) zu finden.

Wer sich durch Schwangerschaften, Kummer oder einen längeren Aufenthalt im Supersize-me-Land USA deutlich aus jeder Übergröße geschlemmt hat, der muss natürlich erst einmal kräftig einbremsen, bevor er sich innerhalb seiner Wohlfühl-Ernährung auf sein Wohlfühl-Gewicht einpendelt. Im medizinischen Sinne Übergewichtige sollten daher immer ärztlich kontrolliert abnehmen.

Alle anderen können die figurfreundliche Ernährungsumstellung schaffen, indem sie lernen, wieder auf die Signale ihres Körpers zu hören. Denn wenn wir Leckeres mit schlechtem Gewissen und Gesundes mit Widerwillen essen, dann kann Essen im wahrsten Sinne des Wortes nur eine Bauchlandung werden. Wir bringen unseren Körper dann mit Ernährungskapriolen zwischen Fastfood und FDH völlig durcheinander und wundern uns, dass der Verdauungsapparat sich abmüht und vor lauter Hin und Her nicht mehr weiß, wo ihm die Darmzotte steht. Höchste Zeit für innere Einkehr.

Ohne uns beim Essen wieder wohlzufühlen, werden wir nicht zu einem gesunden Verhältnis zu unserem Körper und unserem Gewicht finden. Verabschieden Sie sich also davon, »am Abnehmen zu arbeiten« und »aufzupassen«. Arbeiten Sie daran, aufzupassen, dass Sie sich wohl fühlen.

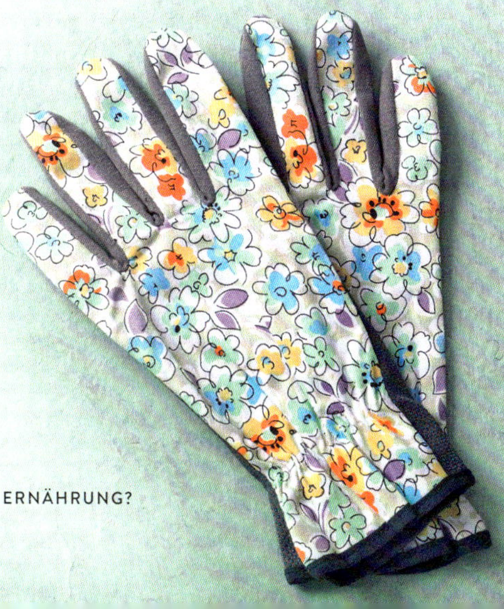

DER HOHE WERT DER WOHLFÜHLNAHRUNG

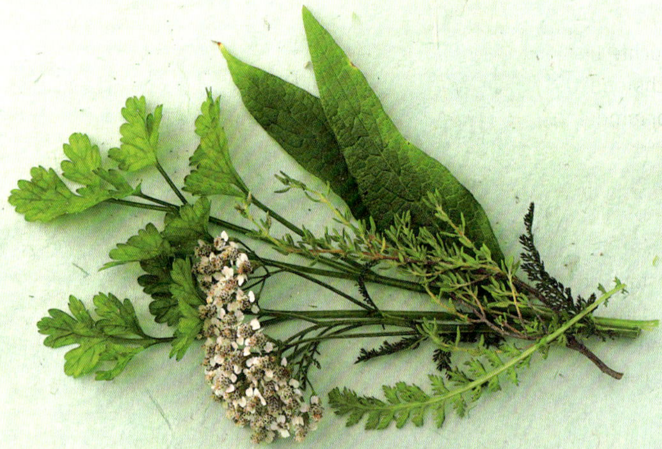

Vollwertkost, Vollwerternährung, vollwertige Ernährung – ist das nicht alles dasselbe? Nein. Alle Begriffe werden heute in unterschiedlichem Sinn verwendet, je nach Ausrichtung der propagierten Ernährungsform. Damit wir hier zügig in die Küche kommen, verrate ich Ihnen jetzt aber die Zauberformel, die alle »Vollwert-Richtungen« eint und mit der Sie den Weg zum individuellen Ernährungs-Ich mit Sicherheit finden werden: voller Wert.

Ihr Ziel sollte sein, Nahrung in der Form und in den Mengen zu sich zu nehmen, dass sie ihren vollen Wert für Ihre Bedürfnisse entfalten kann. Das heißt zuallererst: Die Nahrungsmittel sollten so wenig wie möglich verarbeitet, also naturbelassen sein. Stark verarbeitete Lebensmittel verlieren ihren vollen (Nähr-)Wert und damit im Grunde auch ihren Namen.

Vollwertige Ernährung ist eine breit angelegte Ernährungsform. Es gibt kaum strikte Verbote für bestimmte Nahrungsmittelgruppen oder Produkte. Die Zusammensetzung macht's.

Natürlich gibt es Gesundes und weniger Gesundes. Aber für das Allermeiste gilt: Es gibt nicht nur »ja« oder »nein«, sondern durchaus ein »ja, aber«. Beispiel Kartoffelchips: Die meisten von Ihnen werden davon ausgehen, dass Chips in der gesunden Ernährung nichts zu suchen haben und in der Schlankheitsküche erst recht nicht. Zugegeben, man muss auch wirklich nicht lange erklären, dass heftig gesalzene Industrie-Kartoffelchips, mit minderwertigem Paprikapulver und zugesetzten Geschmacksverstärkern aufgepeppt, zu Recht als Junkfood, also Abfall-Futter, bezeichnet werden. Aber die Sache mit den Chips ändert sich, wenn Sie biologisch angebaute Kartoffeln oder anderes Wurzelgemüse selbst in hauchdünne Scheiben hobeln, mit hochwertigem Öl bestreichen, mit Kräutern bestreuen und im Ofen knusprig backen (siehe Seite 175).

Genauso ist es auch bei Süßem: Da können Sie zum Beispiel statt zu Gummibärchen zu getrockneten Früchten oder selbst gemachtem Quittenbrot greifen.

DIE BASICS

Gemüse, Obst und Vollkornprodukte dominieren den gesunden Speiseplan – wobei gekeimtes Getreide das vollwertigste ist und die gesündesten Sorten diejenigen sind, die weniger überzüchtet sind als Weizen, also zum Beispiel Dinkel oder Wildroggen. Zur Vollwert-Ernährung zählen auch Kartoffeln, Hülsenfrüchte und in eingeschränktem Maße Milch und Milchprodukte – wobei Letztere auch sehr gut durch Sojaprodukte ersetzt werden können. Dies gilt natürlich auch für die Rezepte ab Seite 103.
Obst und Gemüse sind die Lieblinge aller Ernährungsempfehlungen. Zu Recht. Hier schöpft die Natur, was Nährstoffe und Vitamine angeht, aus dem Vollen, und deshalb dürfen Sie das auch. Am besten wechseln Sie dabei noch zwischen roten, grünen und gelben Sorten. Sie enthalten nämlich alle verschiedene sekundäre Pflanzenstoffe.
Bevorzugen Sie außerdem Saisonales und Regionales. Das hat neben vielem anderen einen Hauptgrund: Nur im optimalen Reifezustand geerntete Ware ist auch optimal gesund. Die wichtigen sekundären Pflanzenstoffe bilden sich erst aus, wenn die Pflanzen genügend Tages- und Sonnenlicht genossen haben. Auch das volle Aroma kann sich erst im besten Reifestadium entfalten. Saisonales Gemüse und Obst aus der Region benötigt keine Gewächshäuser und keine langen Transporte. Daher stehen die Chancen gut, dass sie alle wichtigen Nährstoffe ausbilden und diese auch nicht verlorengehen, bis sie bei Ihnen auf dem Teller landen.
Noch ganz kurz zur Zubereitung: Sie sollte so nährstoffschonend wie möglich sein. Unerhitzte Frischkost ist in ihrer Vollwertigkeit nicht zu schlagen, was nicht heißt, dass Sie von heute an nur noch Rohkost knabbern dürfen. Einige Gemüsesorten sind roh sogar ungenießbar, wie Kartoffeln oder Bohnen. Davon unabhängig vertragen viele Menschen schonend gegartes Gemüse viel besser und Verträglichkeit ist ein sehr großer Wohlfühlfaktor.
Eine Lebensmittelgruppe darf natürlich in dieser Rubrik nicht fehlen: meine heißgeliebten Kräuter, die Sie ebenfalls in unbegrenzter Menge essen dürfen und sollten. (Falls dies auf eine Art nicht zutreffen sollte, erfahren Sie dies in den Porträts ab Seite 30). (Bio-)Fleisch, Fisch und Eier sollten Sie in geringeren Mengen genießen. Verboten sind diese Produkte aber keinesfalls. Ich selbst bin überzeugter Flexitarier und halte es hinsichtlich des Verbots einzelner Lebensmittel, Produkte oder Zubereitungsarten gerne mit dem Satz, der im Zusammenhang mit »meinen« Kräutern natürlich traditionell eine herausragende Rolle spielt: Die Dosis macht das Gift. Wer seinen sehr großen Fleischkonsum schonend reduzieren möchte, der steigt zunächst auf herzhafte pflanzliche Eiweißkost aus Tofu um, der sich auf vielfältige Art zubereiten lässt.
Gezuckert und gesalzen wird ebenfalls sparsam und möglichst nicht mit Weißzucker und Haushaltssalz. Greifen Sie zu Honig, Agavendicksaft und Ahornsirup, Meer-, Kristall und Steinsalz. Aber Salz wird in Ihrer Küche ohnehin bald nur noch eine untergeordnete Rolle spielen. Kräuter und Gewürze liefern schon genug Aroma und reichen oft als Würzmittel aus.

WERTVOLLE BALLASTSTOFFE

Obst, Gemüse, Hülsenfrüchte, Vollkornprodukte und natürlich auch Kräuter stecken nicht nur voller Vitamine, Mineralstoffe und sekundären Pflanzenstoffen, sondern enthalten auch viele Ballaststoffe. Die kann der Körper zwar nicht zur Energiegewinnung nutzen, aber unnützer Ballast sind sie deshalb noch lange nicht. Sie sorgen unter anderem dafür, dass man länger satt ist und der Blutzuckerspiegel weniger schwankt. Sie beeinflussen die Darmflora positiv, helfen bei der Verdauung und bremsen bestimmte Enzyme, Fett aufzuspalten, damit es im Körper eingelagert werden kann. Das alles hilft beim Abnehmen!

KOHLENHYDRATE VS. FETT

In puncto Eiweiß sind sich die meisten einig: Es ist ein lebenswichtiger Baustoff für den Körper und sollte daher in einer ausgewogenen Ernährung nie zu kurz kommen. Eiweiß steckt übrigens nicht nur in tierischen Produkten wie Fleisch, Fisch, Milch, Milchprodukten und Eiern, sondern auch in pflanzlichen – allen voran in Hülsenfrüchten, Nüssen und Mandeln, Vollkorngetreide und sogenanntem Pseudogetreide wie Quinoa, Amaranth und Buchweizen sowie natürlich in Soja(produkten) wie Tofu.

Bei Kohlenhydraten und Fetten scheiden sich dagegen die Geister. Viele Ernährungspyramiden sind stark kohlenhydratdominiert und empfehlen diesen Nährstoff zu jeder Mahlzeit. Extreme Vorsicht soll man im Gegenzug bei Fetten walten lassen. »Jein«, sage ich dazu.

Das Top-Thema der letzten Jahre in Sachen Kohlenhydrate war der glykämische Index. Er beurteilt die Wirkung kohlenhydrathaltiger Lebensmittel auf den Blutzuckerspiegel. Je höher der glykämische Index, desto höher steigt nach dem Genuss dieser Kohlenhydrate der Blutzuckerspiegel an. Das führt zu vermehrter Ausschüttung von Insulin und dadurch, vereinfacht ausgedrückt, zur Bildung von Fettpölsterchen (siehe Seite 12). Gleichzeitig entsteht schnell ein neues Hungergefühl. Wird dieses erneut mit Kohlenhydraten gestillt, gerät man leicht in einen Teufelskreis. Also, hier darf man ein bisschen zurückhaltender sein.

Auch Fett ist nicht gleich Fett. Es liefert zwar generell mehr als doppelt so viel Energie wie Kohlenhydrate und Eiweiße, aber wer es deshalb einseitig als Dickmacher abstempelt und meidet wie der Steinzeitmensch die Bitterpflanze, der verpasst etwas. Fett ist ein enorm wichtiger Bestandteil der Ernährung und zu wenig Fett bedeutet definitiv Mangelernährung. Fette unterstützen das Immunsystem, wirken positiv auf den Gemütszustand und günstig auf Stoffwechselprozesse.

Ganz grob gesagt sind ungesättigte Fettsäuren (etwa in Nüssen und kalt gepressten Pflanzenölen) gesättigten Fettsäuren (in Wurst und Butter) vorzuziehen. Bestimmte Verhältnisse mehrfach ungesättigter Fettsäuren zu gesättigten Fettsäuren haben sich als positiv für die Herzgesundheit erwiesen, solche finden sich etwa in Distel- und Sonnenblumenöl. Essenzielle Fettsäuren wie die Omega-3-Fettsäuren senken den Blutfett- und Cholesterinspiegel. Keine empfehlenswerte Sache sind Lebensmittel mit Fetten, die umgangssprachlich als Transfette bezeichnet werden und als formbare und hitzestabile Industriefette in billigen Chips, Keksen und Fertigsuppen stecken. Durch starkes Erhitzen von Ölen kommt es ebenfalls zur Transfettsäurenbildung. Sie sehen: Der Spruch »Fett macht fett« bewahrheitet sich nur, wenn man zu viel davon isst. Aber das gilt auch für alle anderen Nährstoffe.

Was sagt uns das alles? Ernährungspyramiden hin oder her, am Ende kann nur hochwertige Ernährung gesunde Ernährung sein und hochwertig ist Nahrung nur in bester Qualität. Glücklicherweise gibt es entsprechende Produkte aus ökologisch-biologischer Produktion mittlerweile nicht mehr nur im Reformhaus, Naturkostladen und Bio-Supermarkt. Auch in den Regalen sämtlicher Lebensmittelketten und sogar beim Discounter kann man fündig werden. Achten Sie aber überall auf geprüfte Ware, die durch ein Bio-Siegel ausgewiesen ist. Bio-Siegel dürfen nur auf solchen Produkten verwendet werden, die mindestens der Europäischen Öko-Verordnung entsprechen. Sie erkennen diese an dem seit 2001 eingeführten sechseckigen Siegel mit der Aufschrift »Bio nach EG-Öko-Verordnung« und dem seit 2010 gültigen EU-Biosiegel: einem aus Sternen geformten Blatt.

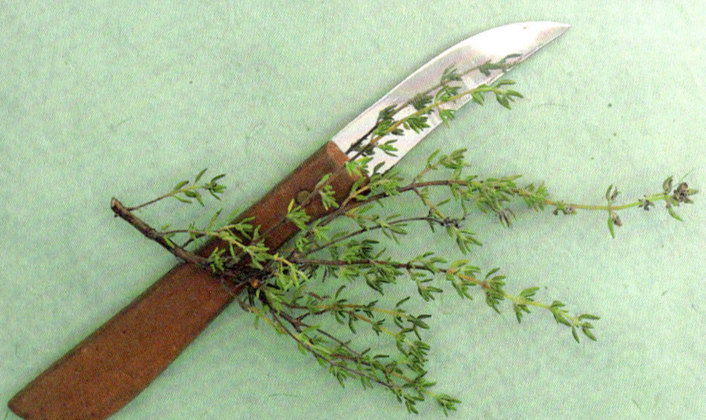

SIE HABEN ES SELBST IN DER HAND

Jetzt kommt das Wichtigste: Sie selbst. Sie müssen sich besser kennen lernen. Das kann ich Ihnen nicht ersparen. Ich habe es ja bereits angesprochen: Dass Sie dieses Buch zur Hand nehmen, legt den Verdacht nahe, dass Sie sich noch nicht wohlfühlen. Vielleicht empfinden Sie sich als zu dick oder zu unförmig, sind unzufrieden mit Ihrem Speiseplan oder suchen mehr Abwechslung auf dem Teller. Auf jeden Fall ist das Thema Essen noch nicht optimiert. Finden Sie heraus, woran es liegt! Hier ein paar Gedanken, was für das Wohlgefühl rund um die Nahrungsaufnahme alles eine Rolle spielt:

- Fettverbrennung, Verdauung, Verträglichkeit einzelner Lebensmittel – all dies ist höchst individuell und ob Sie sich dem angepasst ernähren, entscheidet darüber, ob der Körper fröhlich seine Arbeit tut oder ob er sich abmüht, seinen Alltag nicht geregelt kriegt und entsprechend aussieht. Was Sie über Nahrung wissen, reicht noch nicht. Was für Sie selbst gesund ist, wissen, nein, bemerken Sie nur selbst.
- Stichwort: Unverträglichkeiten. Wissen Sie wirklich, was Sie vertragen und was nicht – und warum? Nehmen wir zum Beispiel an, Sie wollen schon lange auf vollwertige Ernährung umsteigen, greifen aber immer wieder zu Weißmehlprodukten, weil Ihr Verdauungsapparat rebelliert, wenn Sie ihm Vollkornbrötchen geben. Natürlich braucht der Körper eine Zeit lang, bis er sich von einer vorzugsweise auf Weißmehl beruhenden Kohlenhydratzufuhr auf Vollkornbrot und Ähnliches umgestellt hat. Aber es gibt auch Menschen, die vertragen tatsächlich nur sehr eingeschränkt kohlenhydratreiche Ballaststoffe. Um optimale Wohlfühl-Werte zu erzielen, steigt diese Gruppe also besser auf lösliche Ballaststoffe um, wie Pektin, Inulin oder bestimmten Stärkeformen in Gemüse, Früchten und Nüssen. Die Konsequenz aus einem mangelnden Wohlgefühl beim Verzehr von Vollkornprodukten ist also keinesfalls die völlige Rückkehr zu Weißmehl. Sorgen Sie stattdessen für ein Upgrade der Ernährung mit Ballaststoffen.
- Sehr wichtig für den Wohlfühl-Faktor und ebenfalls höchst individuell ist die optimale Essenszeit. Allgemein gilt: Sie werden sich definitiv am wohlsten fühlen, wenn Sie sich zwischen den Mahlzeiten genügend Zeit zum Verdauen geben. Dazu lohnt es, sich ein wenig damit zu befassen, wie lange sich Magen und Darm um die Verwertung der Leckereien kümmern müssen. Früchte brauchen nur etwa 30 bis 45 Minuten, pflanzliche Mahlzeiten bis zu 4 Stunden und Mahlzeiten mit tierischen Produkten ungefähr 10 Stunden, ehe sie verdaut sind. Daraus lassen sich viele Gründe für Wohlsein und Unwohlsein ableiten, die Sie womöglich noch nicht entlarvt haben. Dazu gehört zum Beispiel der Fehler, nach einer schweren Mahlzeit noch ein wenig Obst als Dessert zu essen. Die eigentlich leicht verdaulichen Früchtchen müssen nun sehr lange warten, bis sie endlich an die Reihe kommen, und die bis dahin schon ablaufenden Gärprozesse tun dem Körper und Ihrem Wohlbefinden nicht gut.

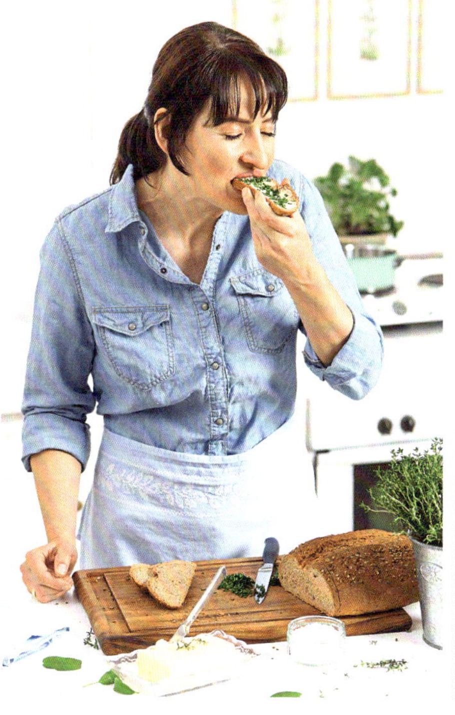

- Zur Üppigkeit der jeweiligen Mahlzeit je nach Essenszeitpunkt existieren alle möglichen Empfehlungen. Ich kenne zwei gertenschlanke Damen, von denen die eine nie morgens, die andere nie abends isst. Und Damen mit allen möglichen Essenszeitengewohnheiten zwischen diesen Extremen kenne ich auch; sie haben ebenfalls alle eine super Figur. Also bitte keine Dogmen. Halten Sie sich an das, was Ihnen gut tut:. Für die einen trifft die alte Weisheit zu: Iss morgens wie ein Kaiser, mittags wie ein König und abends wie ein Bettelmann. Die Nächsten möchten sich nicht vorstellen, auf die gesellige Abendmahlzeit mit allen Familienmitgliedern zu verzichten. Wenn das Ihre Wohlfühlzeiten sind: Okay. Wenn Sie aber morgens nur deshalb lediglich mit einem Kaffee in den Tag starten, weil Sie denken: »Jede gesparte Mahlzeit heißt gesparte Kalorien«, ist Vorsicht geboten. Vermutlich werden Sie dann beim Mittagessen erst recht zuschlagen. Den Nachmittag verbringen Sie mit schlechtem Gewissen und irgendeinem Knabberzeug in der Schreibtischschublade, zu dem Sie ab und zu greifen und dabei Ihre Hand zum Mund führen, als könnten Sie das an Ihren eigenen Augen vorbei tun. Abends essen Sie stolz nur wie ein Vögelchen. Achtung, das ist nicht Ihr Wohlfühl-Ich, das Sie da füttern, und deshalb klappt es auch nicht. Sie essen völlig an Ihren wahren Bedürfnissen vorbei. Trauen Sie sich Varianten durchzuprobieren. Sie werden erstaunt sein: Der Rhythmus, den Sie Ihren Körper allein finden lassen, ist genau der, der Sie schlank macht. Es gibt keine allgemeingültige »Schlank-Zeit«.

TIPPS UND TRICKS – UND FRAGEN OHNE ANTWORTEN

Was Ratschläge für den Weg zur Wohlfühl-Ernährung angeht, wenden Sie sich vertrauensvoll an Ihren Körper. Erforschen Sie sich, arbeiten Sie sich vor zu Ihrem Ernährungs-Ich. So lange, bis Sie ernährungstechnisch alles von sich wissen. Verheimlichen Sie sich nichts, seien Sie schonungslos ehrlich zu sich selbst. Ihr Körper bemerkt es immer, wenn Sie ihn betrügen, und straft Sie mit Unwohlsein.

Hier ein paar Anregungen für Fragen, mit denen Sie Ihr Ernährungs-Ich kennen lernen:

- Nach welchem Essen verspüren Sie ein unangenehmes Völlegefühl?
- Welche Nahrungsmittelkombinationen bekommen Ihnen und welche nicht?
- Können Sie unterscheiden, wann Sie aus Hunger essen und wann Sie aus anderen Gründen zugreifen, etwa aus Stress oder Frust?
- Wann bekommen Sie Heißhungerattacken? Klären Sie die Ursachen.
- Fällt Ihnen etwas ein, wie Sie sich in solchen Momenten »abreagieren« könnten?
- Was essen Sie gerne, aber schlechten Gewissens?
- Was essen Sie nur deshalb, weil es angeblich gesund ist?
- Essen Sie regelmäßig oder unregelmäßig?
- Haben Sie Essgewohnheiten, die Sie selbst als schlecht einstufen?
- Wie viele Ihrer Gedanken drehen sich den Tag über ums Essen?
- Sind diese Gedanken vorwiegend angenehm oder geprägt von der Angst, zu viel oder das Falsche zu essen?

Sie werden feststellen, wie viele Ihrer Essgewohnheiten Ihnen nicht gut tun. Finden Sie heraus, woran es konkret liegt: Falsches Lebensmittel? Schlechte Qualität? Falscher Verzehrzeitpunkt? Falsche Kombination? Falsche Menge? Und ändern Sie es:

- Brechen Sie mit Gewohntem, probieren Sie Neues aus, stellen Sie einmal alles auf den Kopf und horchen Sie in sich hinein.
- Essen Sie eine Woche so, wie Sie noch nie gegessen haben: Verändern Sie die Zusammensetzung Ihrer Mahlzeiten, die Portionen, die Abstände, kombinieren Sie die Nährstoffgruppen anders. Was tut gut, was nicht?
- Testen Sie sich so lange durch gesunde Lebensmittel, bis Sie für Ihre geliebten Dickmacher bessere, weil gesündere Alternativen gefunden haben. »Gibt's nicht« gibt's nicht.
- Achten Sie auf die Verdauungszeiten der Speisen. Sie müssen Ihrem Organismus genügend Zeit zwi-

schen den Mahlzeiten lassen, sonst kommt es zu einer Störung der Darmflora durch Gärprozesse und Ähnliches. Zusätzlich ist es ungünstig, wenn Sie schnell verdauliche Speisen den schwer verdaulichen hinterherschicken. Besser ist es umgekehrt, dann entsteht kein »Verdauungsstau«.

- Kennen Sie noch das Sättigungsgefühl? Lassen Sie es einmal wieder durchdringen. Es braucht etwa zehn Minuten nach dem letzten verzehrten Bissen, bis es Ihnen sagt: Danke, jetzt ist es genug. Essen Sie nicht darüber hinweg.
- Trinken Sie viel – immer ein wenig über den Durst. Die besten Getränke sind Mineralwasser und ungesüßte (Kräuter-)Tees. Säfte und Smoothies sind flüssige Nahrung, keine Getränke.
- Kombinieren Sie möglichst Leichtes mit Schwerem und nicht Schweres mit Schwerem, also Fleisch mit Salat, nicht mit Nudeln oder Kartoffeln.
- Je früher Sie vor dem Schlafengehen aufhören zu essen, umso unerheblicher ist es, wie viel (oder wie viele Kalorien) sie zuvor gegessen haben.
- Heißhungerattacke und nur ungesunde Snacks in Reichweite? Springen Sie doch zur Abwechslung 50-mal Seil oder machen Sie den Hampelmann. Dann Zähne putzen und Sie haben garantiert keinen Hunger mehr, sondern Durst.
- Ärgern Sie Ihre Psyche nicht mit Verboten. Sie rächt sich wie ein kleines Kind, das alles, was es nicht tun soll, erst recht machen will. Wenn Sie sich ernsthaft glauben machen, dass Sie alles dürfen, dann macht Sie das schon entspannt genug, um es nicht unbedingt umsetzen zu müssen.
- Prüfen Sie, wie vermeintlich ungesunde Lieblingsspeisen abgewandelt oder mit »Gesundheits-Upgrade« weiter auf Ihrem Speiseplan stehen bleiben können. Beispiel Schokolade: Je höher der Kakaoanteil (am besten 70 Prozent und mehr), desto mehr Kakao und desto weniger Zucker enthält sie. Ein Riegel dunkle Schokolade hat so viel Flavonoide wie sechs Äpfel, macht lange satt und stimmungsaufhellend wirkt er auch noch.
- Und ganz wichtig: Streuen Sie in und auf jede Mahlzeit ein paar frische Kräuter!

NACHHALTIGER KONSUM

- Zum Wohlfühlen gehört zweifellos, dass der schöne Zustand nicht auf Kosten anderer erreicht wird. Wer auf Produkte aus artgerechter Tierhaltung, auf umweltverträgliche Verpackung und Fair Trade achtet, hilft mit, dass wir durch Nahrungsbeschaffung weder Umwelt noch Mensch oder Tier über Gebühr schaden. Es gibt ein gutes Gefühl, hier ein wenig wachsam zu sein.
- Ich selbst verliere mein Wohlgefühl, wenn ich mir vorstelle, dass Tiere gequält wurden und unter unwürdigen Umständen zu Tode gekommen sind, nur um auf meinem Teller zu landen. Wenn es in der Pfanne nach Einlegen des Fleisches zischt und spritzt, dann weiß ich: Hier wurde das Tier rasant auf sein Schlachtgewicht gemästet. Das Fleisch hat keine schöne, hochwertige Konsistenz, sondern enthält vor allem Wasser, das jetzt erst einmal eilig verdampft. Bio-Fleisch sieht anders aus und schmeckt anders.
- Wenn wir schon beim Handel mit Nahrungsmitteln sind: Viele Menschen rund um den Erdball leben davon, aber viele nicht gut. Fair-Trade-Standards formulieren Mindestanforderungen, die auch Kleinbauern und Beschäftigten in den ärmsten Ländern der Welt einen Preis über Weltmarktniveau garantieren und ihnen ermöglichen, die Kosten einer nachhaltigen Produktion zu decken. Fair-Trade-Ware ist besonders gekennzeichnet und ich finde es ehrlich gesagt ein schönes Gefühl, zu wissen, dass von meinem Kauf alle etwas haben.
- Für zweifelhafte Einschweiß-Ware spricht oftmals nur eins: der Preis.

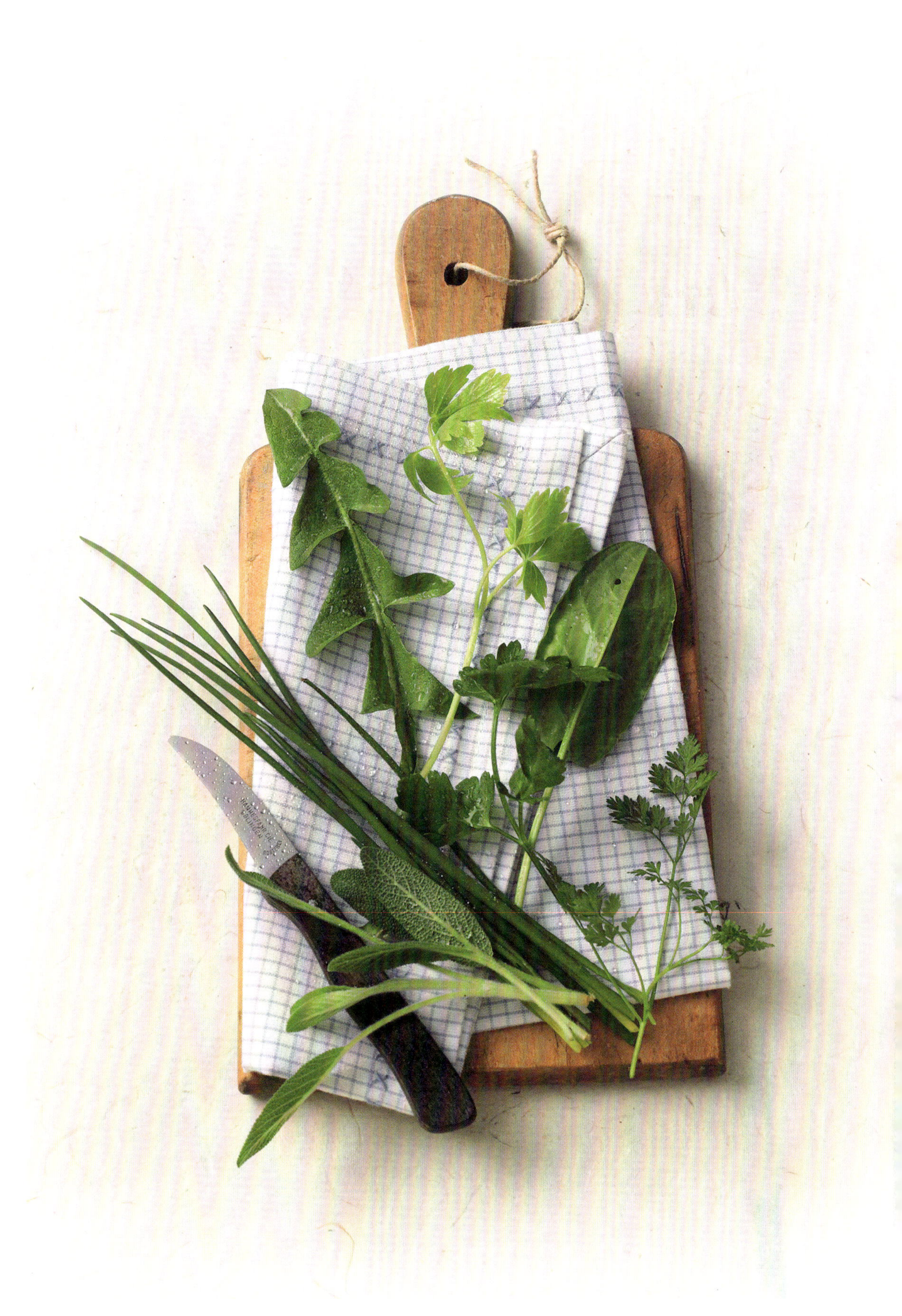

DIE WICHTIGSTEN SCHLANK-KRÄUTER

Kräuter gibt es viele, aber welche helfen wirklich beim Abnehmen? Auf den folgenden Seiten finden Sie alphabetisch sortiert meine 42 liebsten »Helferchen«. Einige sind vermutlich alte Bekannte für Sie, aber ich bin mir sicher, dass auch ein paar unbekannte Schätze dabei sind. Und wer hätte gedacht, dass selbst auf der Wiese nebenan so manches wohlschmeckende »Küchenkraut« gedeiht?

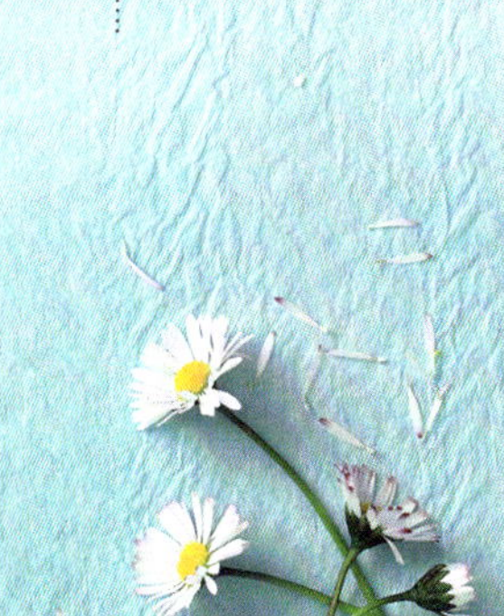

PFLANZENPORTRÄTS VON A–Z

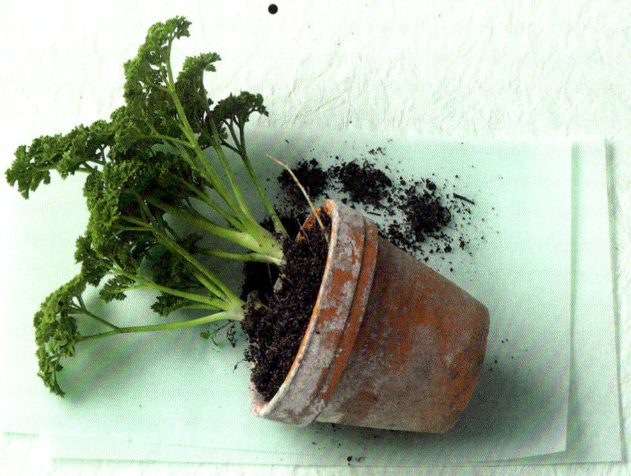

Wenn ich auf dem Markt einkaufe, bekomme ich schon vom bloßen Anblick der unzähligen frischen Kräuter, die dort angeboten werden, Appetit und es juckt mich in den Fingern, ein neues Rezept auszuprobieren. Gut, der Geruch und Geschmack von frisch geernteten Kräutern lässt sich leider nicht auf Papier bannen. Aber ich verspreche Ihnen, dass schon die Fotos auf den nächsten Seiten Lust auf meine schlanke Kräuterküche machen.

DIE PFLANZENSTECKBRIEFE

Die einzelnen Pflanzenporträts in diesem Kapitel sind alle nach dem gleichen Prinzip aufgebaut:

- Name
- Vorkommen
- Aussehen
- Verwendung
- Geschmack
- Schlank-Wirkung

DEUTSCHER NAME

So wird die Pflanze in weiten Teilen des deutschsprachigen Raums bezeichnet. Und so nenne auch ich sie in den Rezepten.

BOTANISCHE BEZEICHNUNG

Weil viele traditionelle Kräuter je nach Region unterschiedliche Namen haben und um Verwechslungsmöglichkeiten auszuschließen, finden Sie bei jeder einzelnen Pflanze unter dem deutschen Namen auch noch die korrekte botanische Bezeichnung. Diese besteht in der Regel aus zwei lateinischen Namen, die Gattung und Art angeben. Diese »binäre Nomenklatur« geht auf den schwedischen Naturforscher Carl von Linné (1707–1778) zurück.

VORKOMMEN

Hier erfahren Sie, aus welchem Winkel unserer Erde die Heilpflanze ursprünglich stammt, aber auch, wo sie heute kultiviert wird.

AUSSEHEN

Unter diesem Stichpunkt beschreibe ich kurz und knackig die wichtigsten äußeren Merkmale der Pflanze, zum Beispiel: Wie hoch wird sie? Wie sehen die Blätter aus? Wann erscheinen die Blüten und welche Farben haben sie?

WAS WIRD VERWENDET?

Bei den meisten Kräutern zupft man einfach die Blättchen vom Stängel. Es gibt aber auch solche, bei denen man die Blüte, die Samen, die Wurzel oder gleich das ganze Kraut verwenden kann. Daher erfahren Sie hier, welche Pflanzenteile traditionell zum Einsatz kommen, weil sie erfahrungsgemäß am meisten Aroma haben oder den höchsten Anteil an Wirkstoffen aufweisen.

WIE SCHMECKT ES?

Über Geschmack lässt sich bekanntlich streiten. Trotzdem habe ich versucht, das Aroma jedes Krauts zu beschreiben – wie ich es schmecke. Am besten probieren Sie es einfach selbst aus!

WAS KANN ICH DAMIT MACHEN?

Jetzt geht es an die Küchenpraxis, denn unter diesem Stichpunkt finden Sie alle Rezepte aus diesem Buch, für die dieses Kraut oder Gewürz verwendet wird. Naja, manchmal findet es sich auch in so vielen Rezepten, dass ich beim besten Willen nicht alle unterkriegen würde, wie zum Beispiel bei der Petersilie. In diesem Fall habe ich einfach exemplarisch diejenigen Gerichte ausgewählt, in denen das Aroma der Pflanze besonders zum Tragen kommt. Wenn sich eine Pflanze darüber hinaus noch für eine andere schnelle Zubereitung eignet (zum Beispiel für einen tollen Tee), habe ich Ihnen auch das noch dazugeschrieben.

WIE HILFT ES BEIM ABNEHMEN?

Ich habe es ja schon im ersten Kapitel erwähnt: Wissenschaftliche Belege für die Schlankwirkung von Kräutern gibt es nicht gerade in rauen Mengen. Trotzdem habe ich alle wichtigen Informationen für Sie gesammelt, denn viele andere Eigenschaften der grünen Küchenwunder sind schon lange bekannt. Und ziemlich viele davon haben einen erheblichen Einfluss auf Stoffwechsel, Fettverbrennung und Co.

KÜCHENTIPP

Manche Kräuter sind besonders empfindlich, verlieren zum Beispiel schnell ihr Aroma oder lassen sich nicht trocknen. Solche wissenswerten Kleinigkeiten, die für die Wirkung und den Geschmack eines Gerichts enorm wichtig sind, habe ich hier für Sie gesammelt.

VORSICHT-KASTEN

Wenn Sie bei der Zubereitung oder Anwendung einer bestimmten Pflanze etwas beachten müssen (zum Beispiel, weil sie in der Schwangerschaft ungeeignet ist oder bei bestimmten Krankheiten nicht zum Einsatz kommen sollte), erfahren Sie dies hier.

ABWECHSLUNG MUSS SEIN

Kräuter enthalten viele verschiedene Wirkstoffe, die dem Körper einfach gut tun. Allerdings sollte er auch nicht zu viel davon abbekommen. Daher gilt beim Kochen mit Kräutern dieselbe Regel wie bei (Heil-)Kräutertees: Nehmen Sie eine Sorte nicht täglich über 4–6 Wochen ein, sonst kann es zu unerwünschten Nebenwirkungen kommen. Außerdem könnte ein Gewöhnungseffekt entstehen, wodurch die positive Wirkung nachlässt. Also: Schießen Sie sich nicht so sehr auf ein Kraut ein, sondern wechseln Sie ab und mischen Sie die verschiedenen Sorten bunt durcheinander. Mit den Rezepten ab Seite 103 fällt es Ihnen sicher leicht, für Abwechslung zu sorgen.

BÄRLAUCH

Allium ursinum

VORKOMMEN

Wächst überwiegend in Wäldern, in ganz Europa.

AUSSEHEN

Bärlauch ist ein Zwiebelgewächs mit langgestielten, lanzettförmigen grünen Blättern. Man kann ihn leicht mit dem Maiglöckchen oder der Herbstzeitlose verwechseln, die beide sehr giftig sind. Wenn Sie das Kraut also selbst pflücken möchten und unsicher sind, ob es sich wirklich um Bärlauch handelt, zerreiben Sie einfach ein Blatt zwischen den Fingern und riechen daran. Bärlauch verströmt den typischen Knoblauchduft. Wenn Sie lieber kein Risiko eingehen wollen, kaufen Sie die Blätter auf dem Wochenmarkt oder im Bioladen.

WAS WIRD VERWENDET?

Die frischen Blätter.

WIE SCHMECKT ER?

Man schmeckt dem Kraut seine Verwandtschaft zum Knoblauch deutlich an. Bärlauchfans behaupten allerdings, dass sein Geschmack viel »feiner« ist und eher an eine Mischung aus Schnittlauch, Lauch und Knoblauch erinnert. Ich kann dem nur zustimmen, aber ich zähle halt auch zu den Fans. Unumstritten ist auf jeden Fall, dass man sein Umfeld nicht mit der typischen »Knoblauchfahne« belästigt. 1:0 für den Bärlauch.

WAS KANN ICH DAMIT MACHEN?

Kräuter-Quark-Brötchen (Seite 103), Maikräutersuppe mit Gänseblümchen (Seite 116), Marinierter Handkäse mit Bärlauch-Vinaigrette (Seite 146).

WIE HILFT ER BEIM ABNEHMEN?

Es gibt Leute, die meinen, schon der Name würde auf die Wirkkraft des Bärlauchs hinweisen: Wenn die Bären aus dem Winterschlaf erwachen, legen sie weite Strecken zurück, um diese Pflanze zu fressen und in kürzester Zeit wieder »bärenstark« zu werden.

Bärlauch macht also stark, aber macht er auch schlank? Der hohe Gehalt an Eisen und Vitamin C bringt nicht nur das Immunsystem in Schwung, sondern auch die Fettverbrennung auf Hochtouren. Außerdem enthält er wie sein »großer Bruder« Knoblauch den Wirkstoff Allicin, der antibakteriell wirkt und die Gefäße vor Arteriosklerose schützt. Der Wirkstoff Adenosin erweitert die Gefäße und wirkt sich deshalb positiv bei Migräne, Bluthochdruck und Durchblutungsstörungen aus, und diese Runde geht wieder an den Bärlauch. Sein Adenosingehalt ist 20-mal höher als beim Knoblauch.

KÜCHENTIPP

Verwenden Sie Bärlauch immer frisch, er verliert schnell an Nährstoffen. Es gibt ihn nur, je nach Wetter, von Mitte Februar bis Ende Mai. Nach der Blüte ist er nicht mehr genießbar.

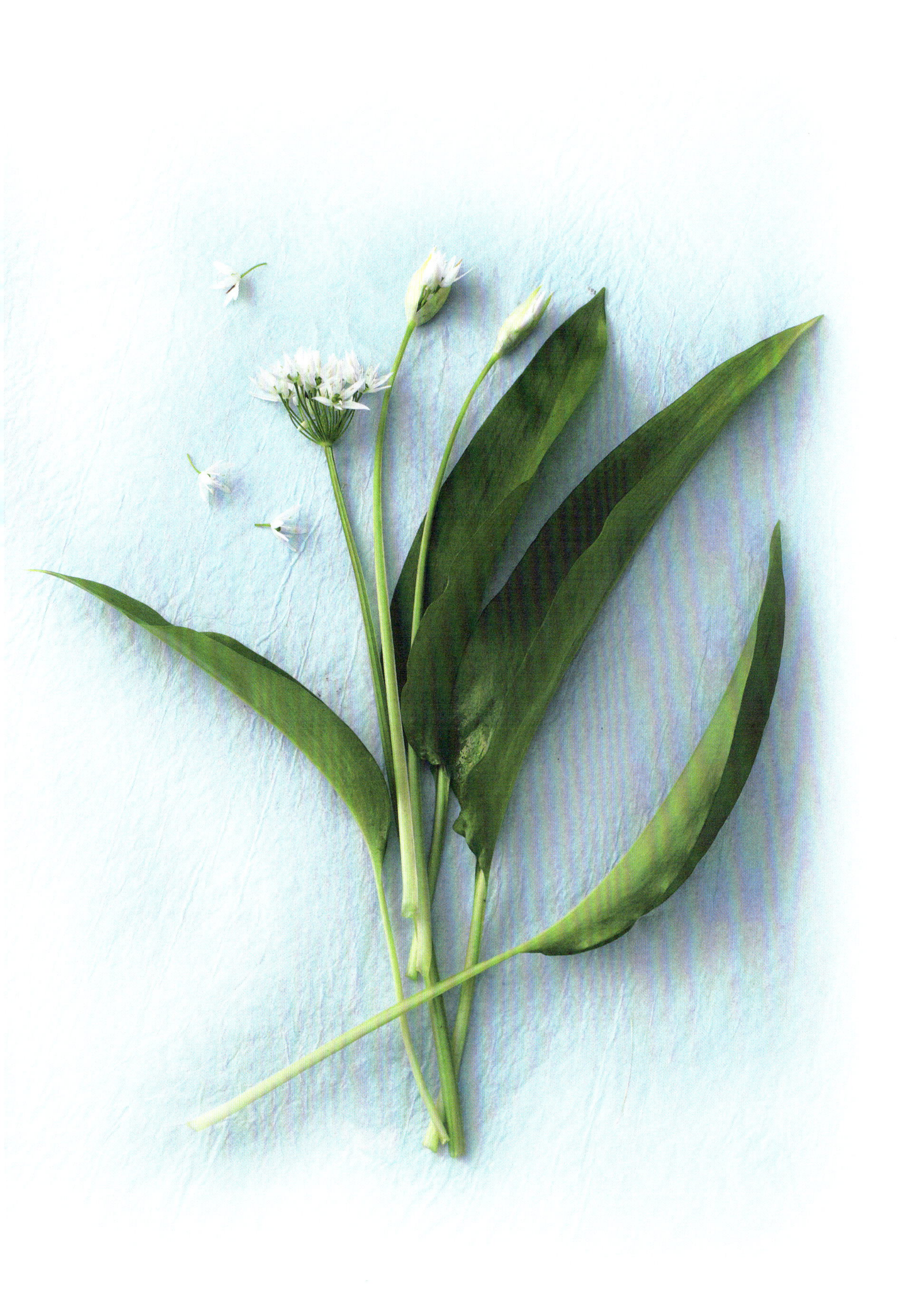

BASILIKUM

•

Ocimum basilicum

VORKOMMEN

Ursprünglich stammt das Kraut aus Indien, heute wird es auf der ganzen Welt kultiviert.

AUSSEHEN

Basilikum ist eine einjährige, bis zu 50 cm hohe Pflanze mit langgestielten, eiförmigen Blättern. Es gibt sehr viele verschiedene Unterarten.

WAS WIRD VERWENDET?

Die Blätter.

WIE SCHMECKT ES?

Ein wenig süß mit einer leichten Schärfe, manch einen erinnert das Aroma von Basilikum entfernt an den Geschmack von Nelken.

WAS KANN ICH DAMIT MACHEN?

Vollkornbrot mit Kräuter-Hüttenkäse (Seite 108), Gedämpfte Kalbsmedaillons im Kräuter-Gemüsebett (Seite 131), Mediterranes Ofengemüse-Hähnchen (Seite 134), Steinbeißer mit Salsa verde (Seite 136), Kräuter-Linguine mit Muscheln und Garnelen (Seite 137), Basilikum-Pancakes mit Birnenkompott (Seite 140), Kräuter-Antipasti-Gemüse mit Feta (Seite 151), Rinder-Carpaccio mit Kräutersauce (Seite 158), Gebeizter Lachs mit Basilikum (Seite 162), Tomaten-Mozzarella-Spieße (Seite 171), Joghurt-Basilikum-Mousse mit Erdbeeren (Seite 176).

WIE HILFT ES BEIM ABNEHMEN?

Da man Basilikum heute in jedem Supermarkt kaufen kann und es vermutlich jeder schon dutzende Male auf Tomaten und Mozzarella gegessen hat, traut man ihm heilkräutermäßig irgendwie nicht viel zu. Völlig zu Unrecht!
Beim Abnehmen erfüllt das Kraut drei wichtige Aufgaben: Es entwässert den Körper, kurbelt die Fettverbrennung an und wirkt ausgleichend und beruhigend auf die Psyche. Diese Fähigkeiten verdankt Basilikum den in ihm enthaltenen ätherischen Ölen Linalool, Eugenol und Estragol sowie seinen Gerbstoffen und Flavonoiden. Die machen es übrigens auch zum Heilkraut der Wahl bei Wechseljahrsbeschwerden, Migräne, Verdauungsbeschwerden und Husten.

VORSICHT

Das ätherische Öl Estragol steht in Verdacht, in großen Mengen krebsfördernd zu wirken. Wissenschaftliche Beweise gibt es dafür zwar nicht. Trotzdem sollten Sie vorsichtshalber nicht über Monate hinweg täglich einen ganzen Strauch Basilikum essen. Auch schwangere Frauen sollten das Kraut nur in kleinen Mengen genießen, weil zu viel davon Krämpfe in der Gebärmutter auslösen kann.

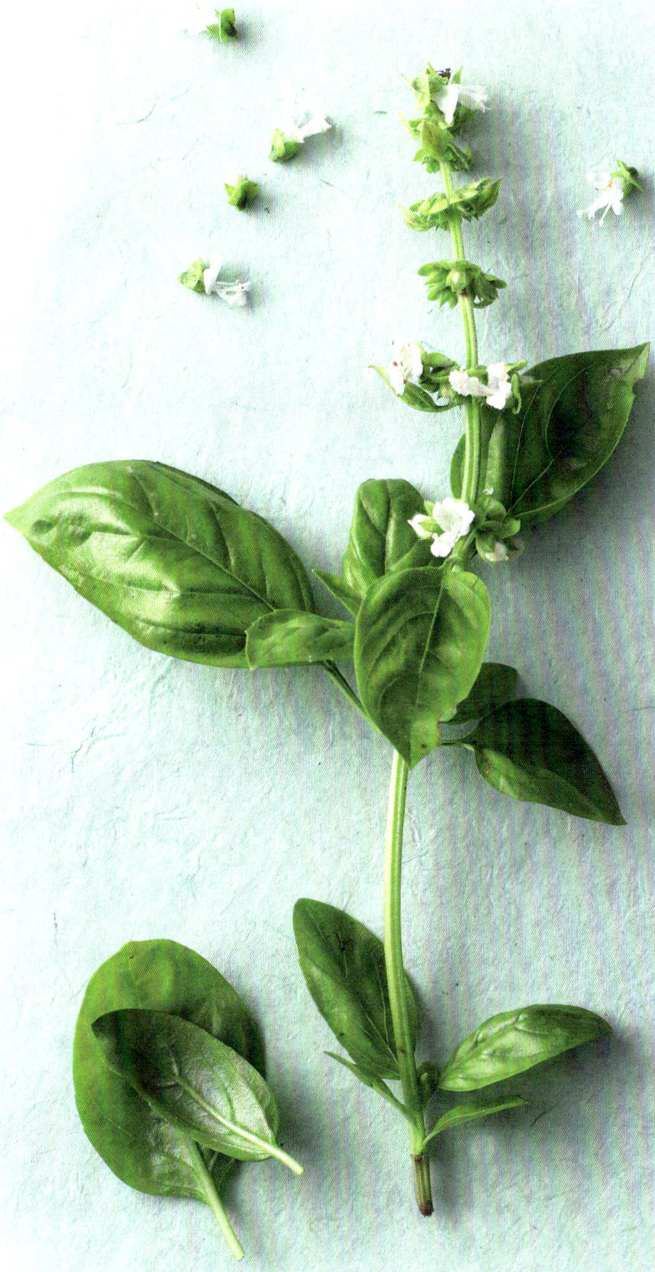

BEIFUSS

•

Artemisia vulgaris

VORKOMMEN
Wächst in Asien, von wo dieses Kraut vermutlich ursprünglich stammt, und in ganz Europa. Meist wächst es ganz unscheinbar auf Schutthalden, Verkehrsinseln und Straßenrändern.

AUSSEHEN
Beifuß ist eine bis zu 200 Zentimeter hoch wachsende mehrjährige Staude. Die doppelt gefiederten Blätter sitzen an einem braun-rötlichen Stängel. Ihre Oberfläche ist grün, die Unterseite weiß gefilzt. Von Juli bis September bilden sich unauffällige gelb- bis braun-rötliche Blüten.

WAS WIRD VERWENDET?
Die Triebspitzen mit den noch geschlossenen Blütenkörbchen. Wenn die Blüten aufgehen, ist der Geschmack zu bitter.

WIE SCHMECKT ER?
Der Geschmack ist etwas herb und bitter, ähnlich dem Wermut, mit dem er eng verwandt ist, aber weniger intensiv als bei diesem.

WAS KANN ICH DAMIT MACHEN?
Kartoffel-Paprika-Gulasch mit Beifuß (Seite 122), Kräuter-Antipasti-Gemüse mit Feta (Seite 151).

WIE HILFT ER BEIM ABNEHMEN?
Beifuß wird im Volksmund auch Gänsekraut genannt, denn in einem Gericht darf er auf keinen Fall fehlen: im Gänsebraten. Aber auch in anderen fettigen, schwer verdaulichen Speisen macht er sich gut. Und damit sind wir auch schon bei seinen Stärken: Beifuß regt kräftig die Verdauung an, insbesondere die Fettverdauung. Die in ihm enthaltenen Bitterstoffe regen die Bildung von Magensaft und Gallenflüssigkeit an und sorgen so für eine leichte, schnelle Verdauung. Genau das sollten Sie sich zunutze machen. Darüber hinaus entspannt das Kraut den Magen-Darm-Trakt und verhindert so Koliken und Darmkrämpfe. Wohl bekomm‘s!

VORSICHT
Wenn Sie gegen Beifußpollen allergisch sind, sollten Sie auch in der Küche die Finger von diesem Kraut lassen.

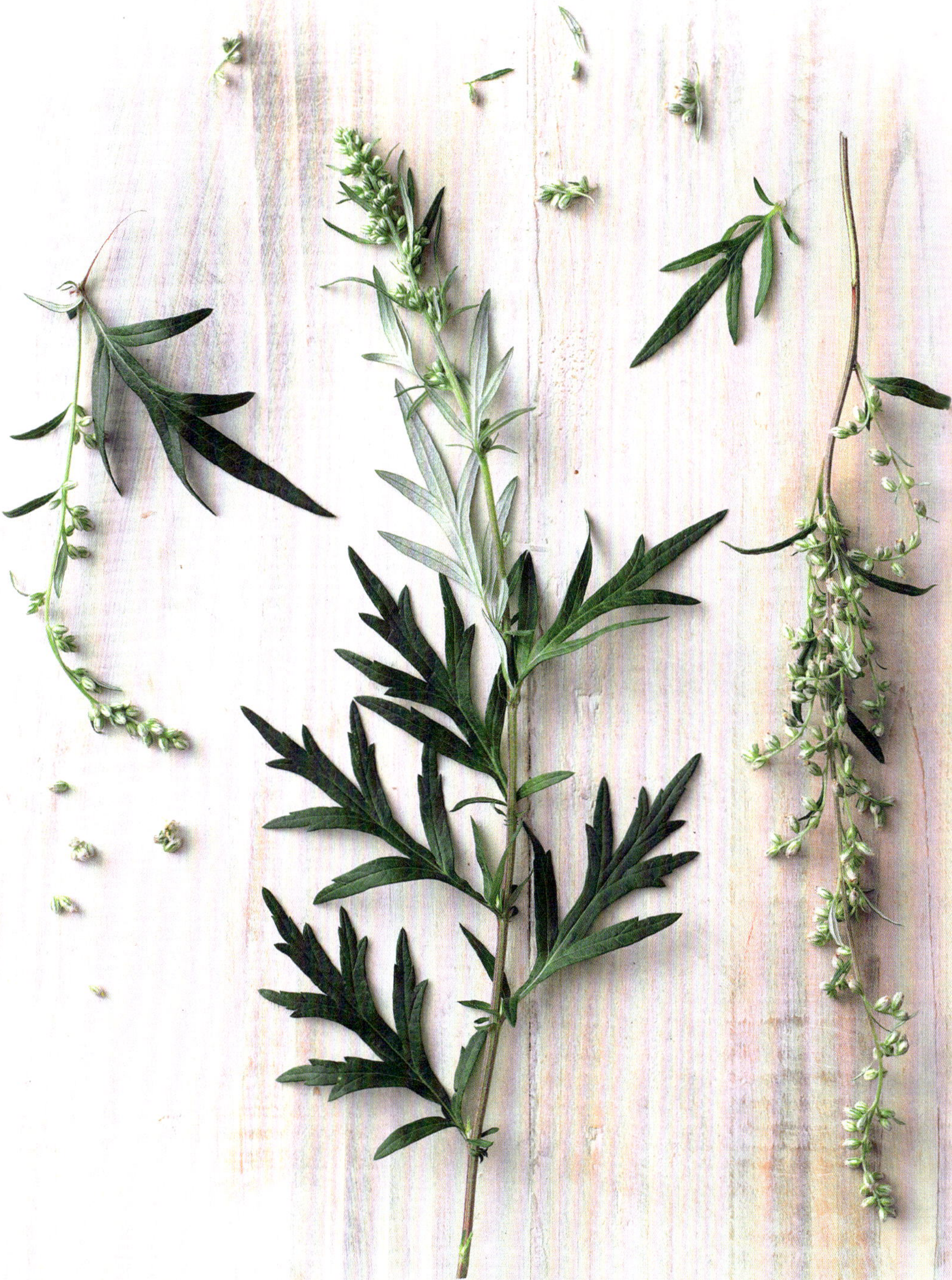

BORRETSCH

•

Borago officinalis

VORKOMMEN
Stammt ursprünglich aus dem Mittelmeerraum, wächst mittlerweile jedoch auch in Ost-, Mittel- und Westeuropa, in Asien und Amerika.

AUSSEHEN
Borretsch ist eine einjährige Pflanze, die bis zu 100 Zentimeter hoch wachsen kann. Die bis zu 20 Zentimeter langen, eiförmigen Blätter sind wie auch der Stängel von einem rauen Filz überzogen. Die sternförmigen leuchtend blauen, bei manchen Sorten auch weißen oder violettfarbenen Blüten erscheinen von Mai bis September.

WAS WIRD VERWENDET?
Blüten und junge, zarte Blätter.

WIE SCHMECKT ER?
Sowohl der Duft, den Kraut und Blüten verströmen, als auch ihr Geschmack erinnern an Gurken. Außerdem schmeckt Borretsch leicht salzig und ein wenig nach Zwiebeln.

WAS KANN ICH DAMIT MACHEN?
Vollkornbrot mit Kräuter-Hüttenkäse (Seite 108), Frühlingsgemüse mit Grüner Sauce (Seite 118), Mangold-Borretsch-Risotto (Seite 129), Borretsch-Sandwich mit Avocadocreme (Seite 155).
Oder Sie geben einfach eine Handvoll Blüten in den Gurkensalat – nicht umsonst heißt Borretsch im Volksmund auch »Gurkenkraut«.

WIE HILFT ER BEIM ABNEHMEN?
Borretsch regt den Stoffwechsel an, wirkt entgiftend und reinigt das Blut. Das Kraut soll außerdem helfen, die Stimmung aufzuhellen – was man ja grundsätzlich immer gut gebrauchen kann und wenn man Gewicht verlieren möchte erst recht. So steht schon in einem Kräuterbuch aus dem 17. Jahrhundert: »Borretsch gibt dem Hypochonder neue Lebenskraft und muntert den fleißigen Studenten auf.« Falls Sie jetzt aber auf die Idee kommen sollten, jeden Tag ein Schüsselchen voll Borretsch zu essen, muss ich allerdings abraten. Die Blätter enthalten Alkaloide, die in großen Mengen und über einen längeren Zeitraum verzehrt die Leber schädigen können. Denken Sie also bitte daran: Die Dosis macht das Gift. Oder Sie verwenden nur die Blüten. Sie sind fast frei davon.

KÜCHENTIPP

Trocknet man Borretsch, verliert er sein Aroma und seine Heilwirkung. Verwenden Sie ihn daher auf jeden Fall immer frisch oder frieren Sie Blüten und junge Blätter gleich nach der Ernte ein.

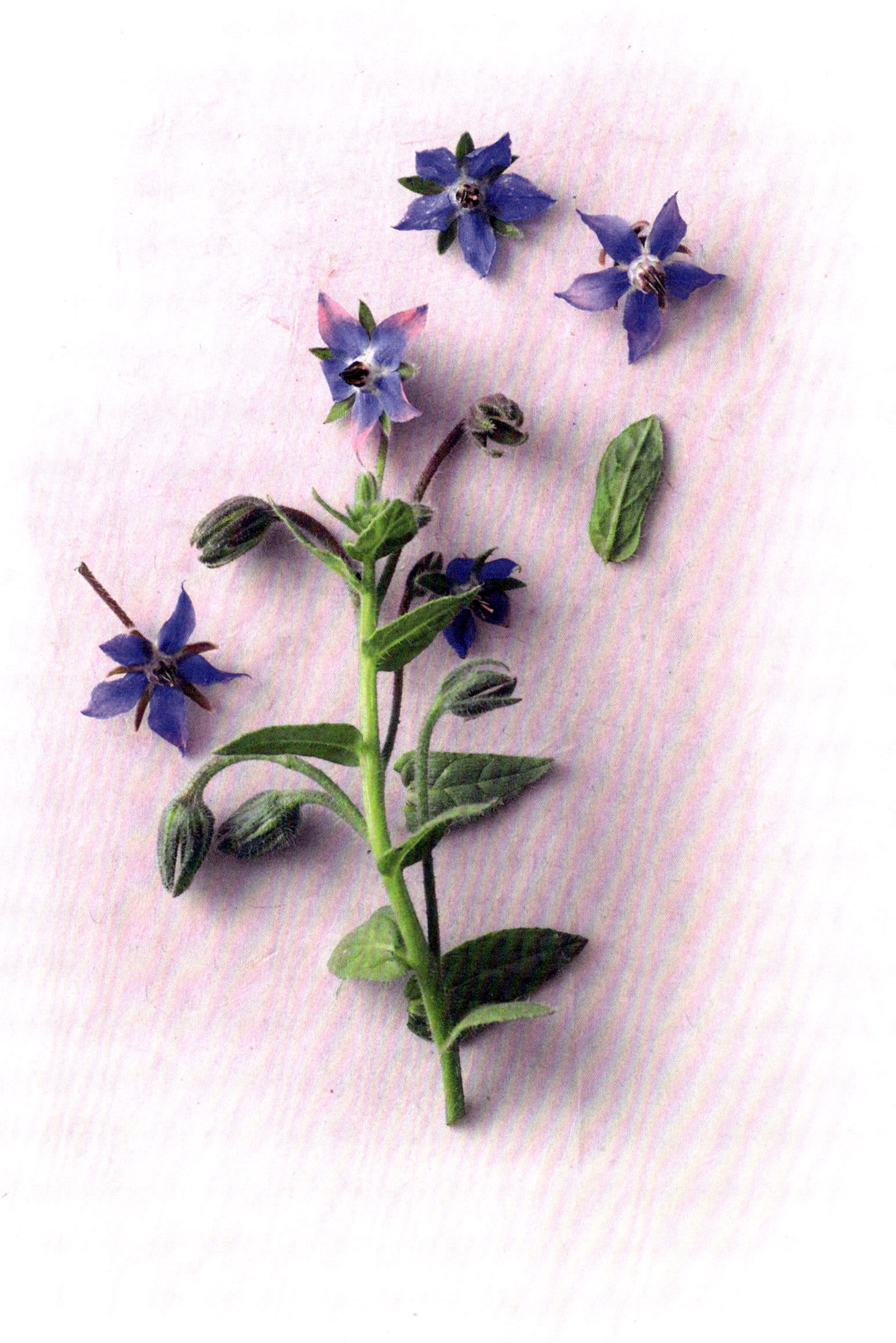

KRÄUTER ANBAUEN

•

Wenn Sie das ganze Jahr über schnellen Zugriff auf frisches Grün haben wollen, dann holen Sie Ihre Lieblingskräuter einfach gleich ins Haus. Solange Sie Wasser haben und Fenster, durch die Licht hereinkommt, sind alle Voraussetzungen für eine ertragreiche Ernte erfüllt. Das einzige Problem: Nicht jeder hat einen grünen Daumen und manchmal fehlt einfach die Zeit, sich großartig um die Pflanzen zu kümmern. Um dem abzuhelfen, habe ich verschiedene Pflanzkombinationen zusammmengestellt, sodass für jeden das Richtige dabei ist.

FÜR EILIGE UND ANFÄNGER

Sie hatten mit dem Gärtnern bisher so viel am Hut wie Vampire mit dem Tageslicht, aber Sie möchten den Start in die Kräuterwelt wagen? Super! Die gute Nachricht ist, dass man es sich tatsächlich ganz einfach machen kann. Das einfachste Kräuter-»Level« ist, sich ein paar Kräuter im Topf aus dem Supermarkt zu holen – die sind nämlich oft besser als ihr Ruf. Die Tatsache, dass sie zu Hause manchmal schnell eingehen, liegt eher an den viel zu kleinen Töpfen mit viel zu wenig Erde als an der Qualität der Pflanzen selbst. Daher kommt nun der »arbeitsintensive« Teil: Sie topfen die Kräuter um! Dazu brauchen Sie einen ausreichend großen Blumentopf, in dem die Wurzeln noch Platz haben, sich auszuweiten, einen entsprechend großen Untersetzer, Kräutererde (diese Investition ist durchaus sinnvoll, da viele Kräuter nährstoffarme Böden bevorzugen; spezielle Kräutererde ist auf ihre Bedürfnisse abgestimmt) und ein paar Kieselsteine oder eine Tonscherbe.

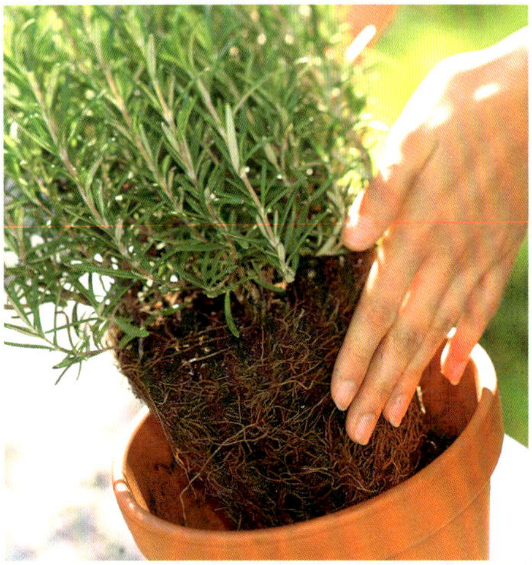

Legen Sie zuerst die Kieselsteine oder die Scherbe über das Abzugsloch des Topfs, so kann überschüssiges Gießwasser gut ablaufen und staut sich nicht (dadurch würden die Wurzeln zu faulen beginnen). Füllen Sie nun eine Schicht Erde ein und stellen Sie die Pflanze darauf, ehe Sie weiter bis auf 1 bis 2 Zentimeter unterhalb des Topfrandes Erde auffüllen. Drücken Sie die Erde etwas an und gießen Sie sie ein wenig. Wenn Sie ganz auf Nummer sicher gehen wollen, warten Sie noch etwa acht Wochen, bis die Pflanze genug neue Blätter gebildet hat, bevor Sie anfangen zu ernten.

Außerdem ideal für Kräuter-Neulinge: Ziehen Sie Ihre eigene Kresse. Dazu brauchen Sie noch nicht einmal Erde, sondern lediglich ein flaches Schälchen, etwas Watte und Kressesamen (die gibt es meist auch im Supermarkt). Legen Sie die Watte in das Schälchen und gießen Sie so viel Wasser an, dass sie schön nass ist. Nun streuen Sie die Kressesamen aus, stellen die Schale auf die Fensterbank und warten erst einmal einfach ab. Nach zwei bis drei Tagen lassen sich schon die ersten Keimlinge bestaunen. Ernten können Sie, sobald die Pflänzchen eine Höhe von circa 5 Zentimetern erreicht haben. Schmeckt auf dem Brot, im Salat, auf der Suppe und, und, und.

FÜR FORTGESCHRITTENE OHNE TERRASSE/GARTEN

Wenn Sie schon ein bisschen Erfahrung in puncto Gärtnern und etwas mehr Platz haben, empfehle ich Ihnen, einjährige Kräuter selbst zu ziehen. Gut geeignet für die Anzucht im Topf sind zum Beispiel Basilikum, Kerbel, Dill, Kapuzinerkresse, Portulak und Koriander.

Alles was Sie brauchen, um loszulegen, sind verschiedene Töpfe oder Saatschalen, Anzuchterde und Kräutersamen – am besten Bioware. Denn anders als bei großen Saatgutherstellern, die hauptsächlich auf maximalen Ertrag züchten, findet man bei Biosaatgut noch alte, robuste Sorten. Diese wären sonst zum einen vom Aussterben bedroht, zum anderen sind sie für die Geschmacksvielfalt wichtig. Unterstützen Sie die Arbeit der Bioanbieter, damit wir nicht irgendwann nur noch Nahrung mit Einheitsgeschmack kennen.

Wenn Sie alles beisammenhaben, befüllen Sie die Pflanzgefäße mit Anzuchterde und säen die Kräuter dünn aus. Saatzeit, Abstände und alle weiteren Informationen erhalten Sie auf der Rückseite des Samentütchens. Denken Sie außerdem daran, dass Sie Kräuter im Topf häufiger gießen müssen als Gartenkräuter. Düngen müssen Sie dagegen kaum. Denn die Erde enthält zum einen bereits alle wichtigen Pflanzennährstoffe, zum anderen sind Kräuter meist recht anspruchslos. Zu großer Nährstoffreichtum kann dann der Pflanze eher schaden als gut tun. Allenfalls wenn sich gelbe Blätter bilden, sollten Sie ein bisschen düngen. Was dagegen alle Kräuter im Übermaß brauchen, ist reichlich Tageslicht. Daher ist die Fensterbank, insbesondere wenn sie in kurzer Reichweite der Küche ist, ein guter Standort.

Auch verschiedene mehrjährige Kräuter sind für das »Topfleben« sehr gut geeignet, wie Thymian, Salbei, Rosmarin, Liebstöckel, Lorbeer, Majoran, Oregano und Schnittlauch. Je nach Klima brauchen sie aber einen Winterschutz oder müssen in der kalten Jahreszeit nach drinnen.

FÜR FORTGESCHRITTENE MIT TERRASSE/GARTEN

Wenn Sie einen Garten haben, können Sie sich natürlich mit Kräuterbeeten und Töpfen austoben. Der Kräutervielfalt sind dann keine Grenzen gesetzt. Vielleicht probieren Sie es sogar einmal mit einer Kräuterspirale, in der Pflanzen aus verschiedenen Klimazonen optimale Wachstumsbedingungen vorfinden. Auch Hochbeete sind eine attraktive Variante, besonders wenn das Knien auf der Erde Sie bisher vom Gärtnern abgehalten hat. Im Internet oder in der Fachliteratur finden Sie zahlreiche Anleitungen, was bei diesen Anlagen beachtet werden sollte.

Welche Kräuter Sie ins Beet setzen, ist in erster Linie Geschmackssache. Denn fast alle Arten lassen sich problemlos mischen. Voraussetzung für gutes Wachstum ist jedoch, dass die zusammen gepflanzten Kräuter ähnliche Böden brauchen. Lediglich Pfefferminze und Kamille, Basilikum und Melisse, Estragon und Dill vertragen sich nicht so gut und behindern sich gegenseitig im Wachstum. Liebstöckel und Pfefferminze halte ich gerne in Töpfen, da sie dazu neigen, sich schnell auszubreiten. Obwohl: Das kann, wenn Sie diese Kräuter lieben, ja durchaus auch sein Gutes haben.

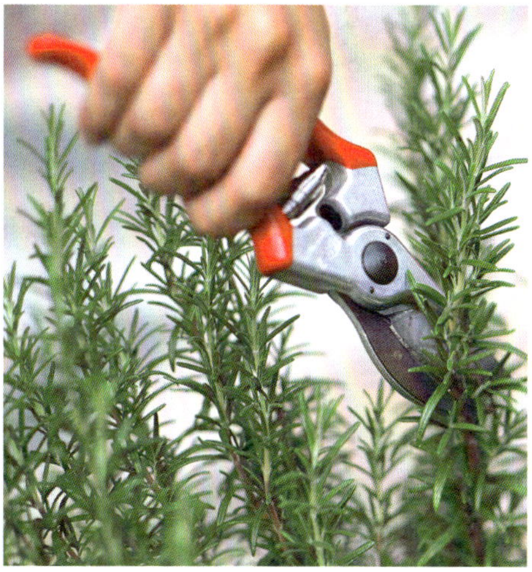

BRENNNESSEL

•

Urtica dioica

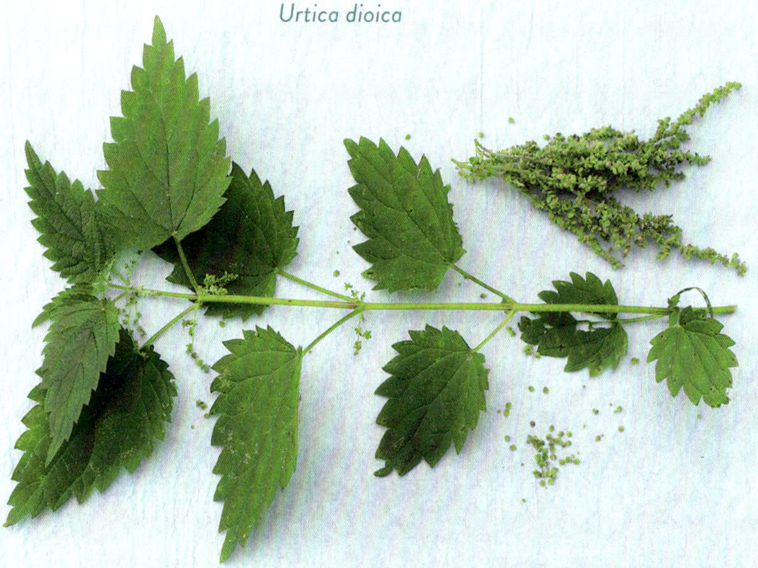

VORKOMMEN
Die Brennnessel ist weltweit verbreitet. Es gibt über 30 verschiedene Arten.

AUSSEHEN
Einjährige oder ausdauernde Staude von bis zu 150 Zentimeter Höhe. Die Blätter sind herzförmig und besitzen einen grob gesägten Rand. Die Blütezeit erstreckt sich von Juli bis Oktober.

WAS WIRD VERWENDET?
Das ganze Kraut, Wurzel und Samen. Beim Ernten und Verarbeiten Gummihandschuhe tragen!

WIE SCHMECKT SIE?
Brennnesseln haben einen herb-frischen Geschmack, der etwas an Spinat erinnert.

WAS KANN ICH DAMIT MACHEN?
Kräuter-Quark-Brötchen (Seite 103), Maikräutersuppe mit Gänseblümchen (Seite 116), Pellkartoffeln mit Frühlingskräuter-Quark (Seite 120), Brennnessel-Quark-Quiche (Seite 126), Gänseblümchensalat mit Brennnessel-Käse-Nocken (Seite 149), Taboulé mit Wildkräutern (Seite 156).

WIE HILFT SIE BEIM ABNEHMEN?
Jetzt muss ich mich zusammenreißen, damit meine Begeisterung nicht mit mir durchgeht: Die Brennnessel gehört wegen ihrer vielen positiven Eigenschaften zu meinen absoluten Lieblingskräutern. Toll, dass sie auch beim Abnehmen hilft. Sie weist eine stark entgiftende Wirkung auf, regt die Verdauung und den Stoffwechsel an, ist reich an pflanzlichem Eiweiß und besitzt damit einen hohen Sättigungseffekt, und sie befreit den Körper von Schlacken. Zugleich steckt die Brennnessel voller Mineralien wie Kalzium, Kieselsäure und insbesondere Kalium, was sie zu einem sehr basischen »Gemüse« macht. Sie enthält außerdem viel Eisen, Flavonoide (die verleihen ihr die entwässernde Eigenschaft) sowie Vitamin C, B und K.

BRUNNENKRESSE

Nasturtium officinale

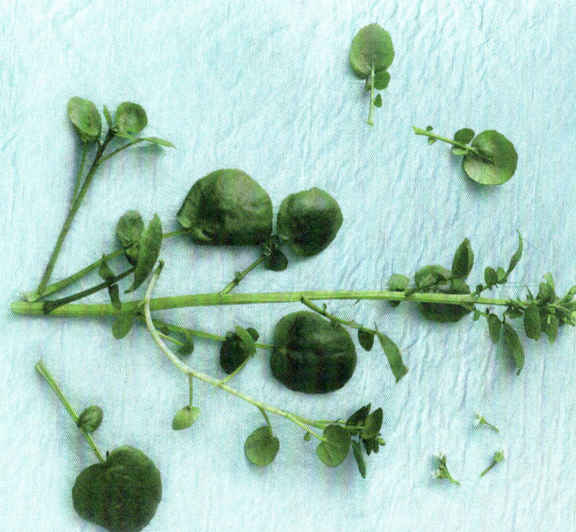

VORKOMMEN

Ursprünglich in Europa, Nordafrika und Asien beheimatet, heute fast überall auf der Welt. Brunnenkresse wächst immer dort, wo sauberes Wasser langsam fließt, an Quellen, Brunnen, Bächen. Wo sie wächst, so der Volksmund, kann man das Wasser bedenkenlos trinken.

AUSSEHEN

Mehrjährige, bis zu 70 Zentimeter hohe Pflanze mit verzweigten Stängeln und dunkelgrünen, fleischigen, oberseitig glänzenden Blättern. Zwischen Juni und September bilden sich kleine weiße Blüten.

WAS WIRD VERWENDET?

Die Blätter.

WIE SCHMECKT SIE?

Brunnenkresse hat einen leicht bitteren, säuerlichen und aufgrund der enthaltenen Senföle leicht scharfen Geschmack.

WAS KANN ICH DAMIT MACHEN?

Miso-Suppe mit Gartenkräutern (Seite 115), Maikräutersuppe mit Gänseblümchen (Seite 116), Frühlingsgemüse mit Grüner Sauce (Seite 118), Brunnenkresse-Gazpacho (Seite 144), Kräutersalat mit Thymian-Ziegenkäse (Seite 148), Kartoffel-Brunnenkresse-Salat (Seite 157), Ingwer-Tatar-Bällchen mit Rote-Bete-Salat (Seite 159), Kräuter-Krabben (Seite 173).

WIE HILFT SIE BEIM ABNEHMEN?

Brunnenkresse wirkt entgiftend und hilft, Schlacken aus dem Körper auszuscheiden. Das hat den äußerst wünschenswerten Nebeneffekt, dass die Haut von innen gereinigt wird: Das Hautbild verbessert und verfeinert sich, die Faltenbildung nimmt ab. Dass das Kraut auch noch viel Vitamin C enthält und als pflanzliches Antibiotikum gilt, tritt da leicht in den Hintergrund. Wenn Sie von all dem profitieren wollen, müssen Sie Brunnenkresse unbedingt frisch verwenden. Getrocknet verliert sie an Wirkkraft.

DILL

•

Anethum graveolens

VORKOMMEN
Ursprünglich aus Zentralasien und dem östlichen Mittelmeerraum stammend, ist das Kraut heute auf der ganzen Welt verbreitet.

AUSSEHEN
Dill ist eine einjährige, zartgliedrige Pflanze, die bis zu 100 Zentimeter hoch wachsen kann. Sie hat dreifach fiederteilige Blätter und gelbe Blütendolden, die einen Durchmesser von bis zu 15 Zentimetern erreichen können. Nach der Blütezeit, die von Juli bis September andauert, bilden sich eiförmige, etwa 5 Millimeter große Samen.

WAS WIRD VERWENDET?
Blätter und Samen.

WIE SCHMECKT ER?
Dillblätter haben einen leicht süßlichen, würzigen und erfrischenden Geschmack. Das Aroma der Samen erinnert eher an Kümmel.

WAS KANN ICH DAMIT MACHEN?
Kräuter-Quark-Brötchen (Seite 103), Kräuterrührei mit Schinken (Seite 113), Grünes Kartoffelpüree mit Räuchermakrele (Seite 121), Dill-Forelle aus dem Ofen (Seite 139), Kräutersalat mit Thymian-Ziegenkäse (Seite 148), Kräutermatjes mit Gurken-Mango-Salat (Seite 165), Bunte Gemüsesticks mit Tahin-Kräuter-Dip (Seite 169), Gefüllte Minipaprika (Seite 172), Kräuter-Krabben (Seite 173).

WIE HILFT ER BEIM ABNEHMEN?
Der Schlüssel zur besseren Figur liegt auch hier in der verdauungsfördernden Eigenschaft des Dills. Eine gute Verdauung ist nun einmal das A und O eines aktiven Stoffwechsels und somit auch des erfolgreichen Abnehmens!
Was Dill so besonders macht, ist die Tatsache, dass er gleichzeitig krampflösend auf den Magen-Darm-Bereich und beruhigend auf die Psyche wirkt. Abnehmen und dabei völlig entspannt bleiben – das bringt nur Mutter Natur unter einen Hut. Und das ist noch nicht alles: Dill erreicht bei den Mineralien Kalium und Kalzium Spitzenwerte, fördert bei Stillenden die Milchbildung und hat entzündungshemmende Eigenschaften. Mehr geht wohl nicht.

KÜCHENTIPP

Die Wirkstoffe des Dills verflüchtigen sich leicht. Kochen Sie das empfindliche Kraut daher nicht lange mit, sondern geben Sie es erst kurz vor dem Servieren ganz frisch über die Speisen.

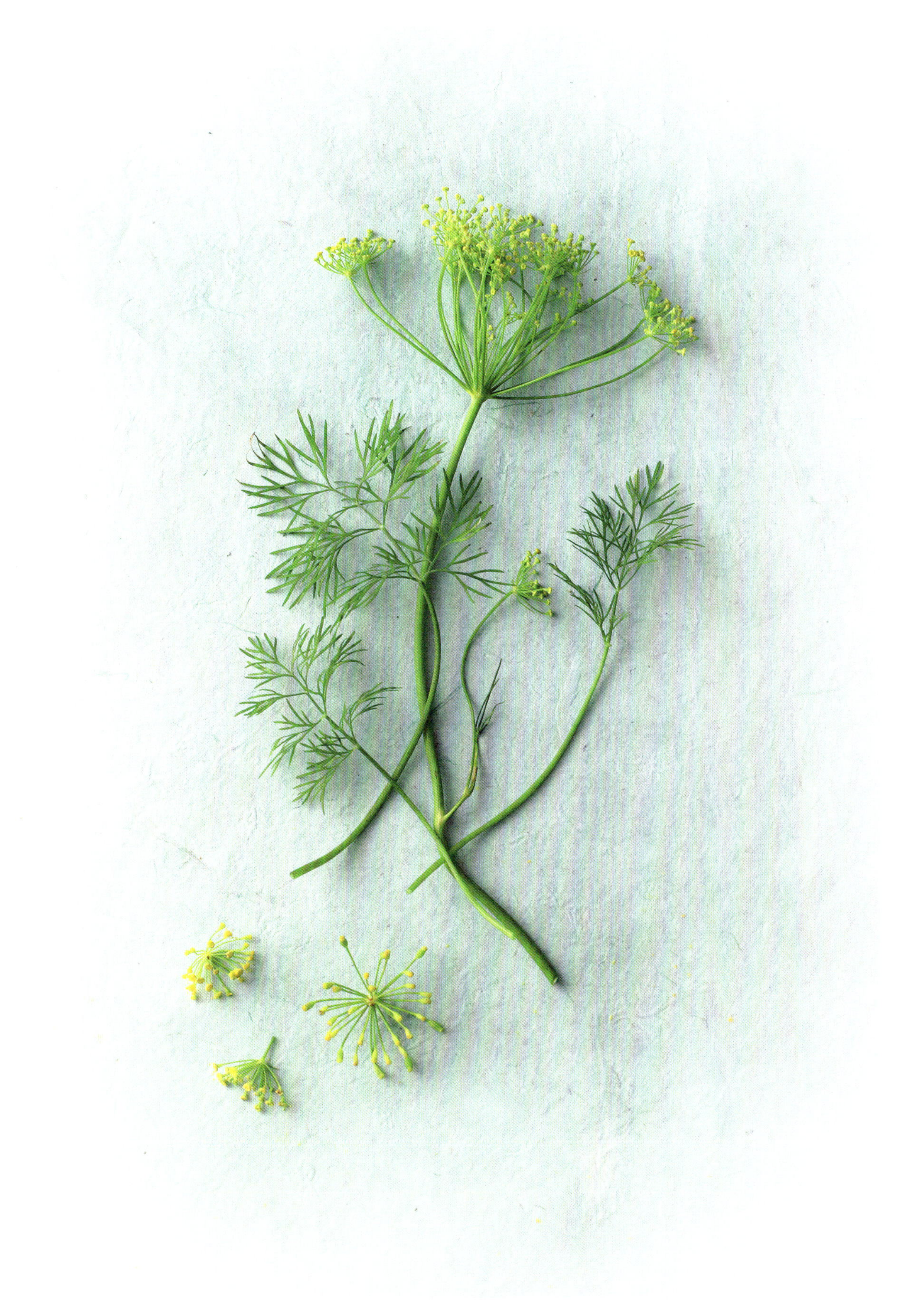

ESTRAGON

•

Artemisia dracunculus

VORKOMMEN

Woher die Pflanze ursprünglich stammt, ist bis heute nicht genau geklärt. Man vermutet aber, dass Estragon sich von Sibirien oder Arabien ausgebreitet hat. Als Wildpflanze wächst er heute vor allem in Südeuropa und Asien.

AUSSEHEN

Die mehrjährige Pflanze, die eine Höhe von bis zu 120 Zentimetern erreichen kann, hat viele dünne, buschig verzweigte Stängel mit länglichen, schmalen Blättern. Die kleinen, grünlichen, kugelförmigen Blüten gehen zwischen Mai und September auf. Man unterscheidet zwischen Russischem und Französischem Estragon. Erster enthält weniger ätherisches Öl und ist daher weniger aromatisch, dafür aber bis etwa -10 °C winterhart. Letzter ist zwar sehr aromatisch, aber nicht frosthart.

WAS WIRD VERWENDET?

Stängel und Blätter; allerdings sollte man bis zur Blüte warten, dann ist das Aroma am intensivsten.

WIE SCHMECKT ER?

Estragon enthält ähnliche ätherische Öle wie Fenchel und Anis. Daher erinnert sein Geschmack an diese Pflanzen.

WAS KANN ICH DAMIT MACHEN?

Kräuterrührei mit Schinken (Seite 113), Miso-Suppe mit Gartenkräutern (Seite 115), Pellkartoffeln mit Frühlingskräuter-Quark (Seite 120), Gedämpfte Kalbsmedaillons im Kräuter-Gemüsebett (Seite 131), Überbackenes Lachsfilet mit Estragon (Seite 138), Spargel mit Ei und Estragon-Vinaigrette (Seite 150), Bunte Gemüsesticks mit Tahin-Kräuter-Dip (Seite 169), Gefüllte Minipaprika (Seite 172), Grapefruit-Moringa-Eistee (Seite 182).

WIE HILFT ER BEIM ABNEHMEN?

Estragon enthält Bitterstoffe, die die Magensäfte und die Produktion von Gallenflüssigkeit anregen und so die Verdauung unterstützen. Darüber hinaus sagt man ihm nach, dass er den Stoffwechsel und die Nierentätigkeit anregt und so die Entschlackung fördert. Estragon ist außerdem reich an Vitamin C, Kalium und Phytosterolen, die den Menstruationszyklus harmonisieren und bei Wechseljahrsbeschwerden helfen.

VORSICHT

Ältere Studien an Tieren ergaben, dass das im Estragon enthaltene Estragol in hohen Dosen krebserzeugend sein kann. Daher wird Estragon heutzutage nur noch als Küchenkraut und nicht mehr als Heilkraut verwendet. Neuere Untersuchungen können die karzinogene Wirkung zwar nicht bestätigen. Dennoch rät man schwangeren und stillenden Frauen davon ab, größere Mengen dieses Krauts zu verzehren.

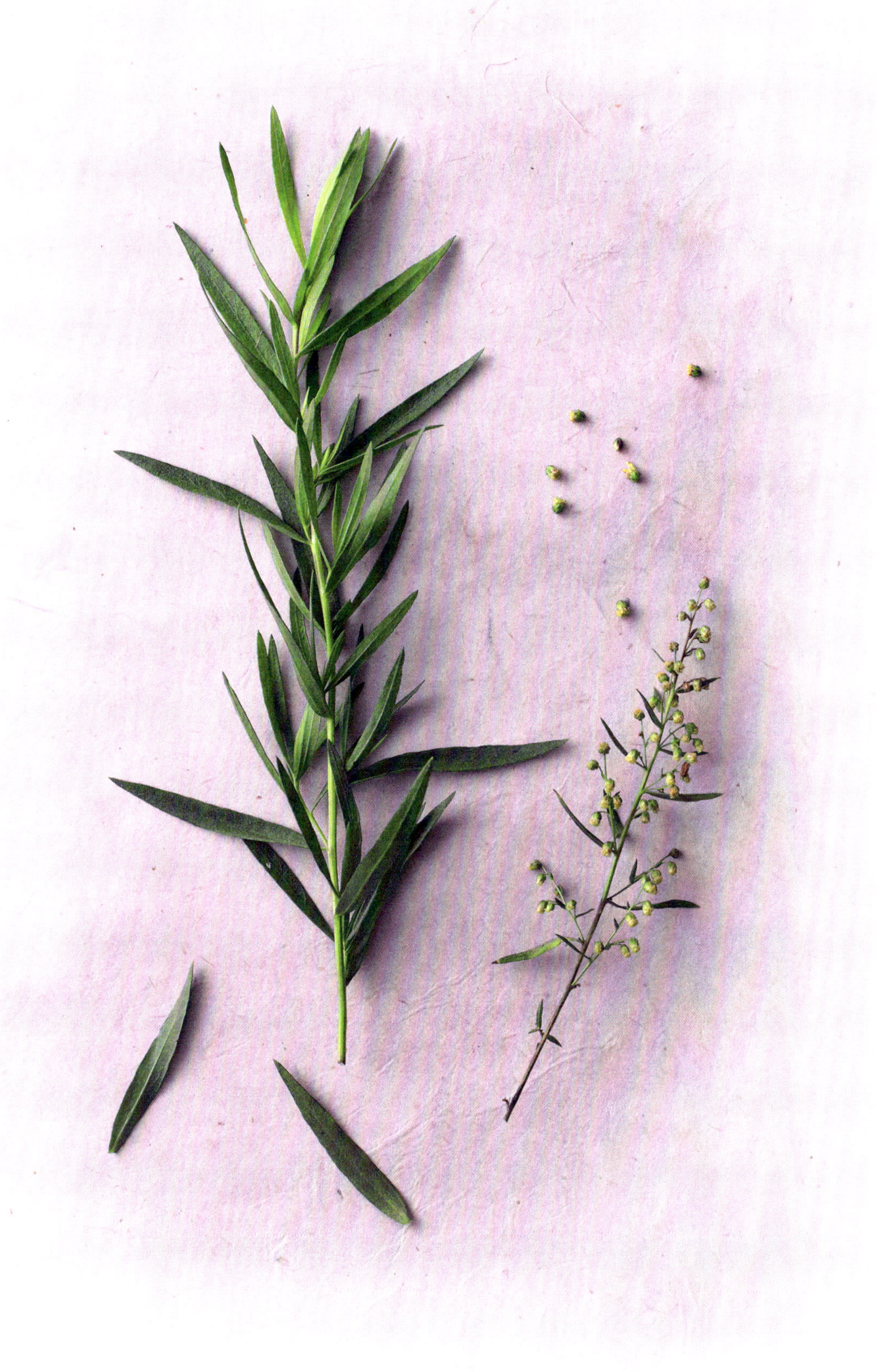

GÄNSEBLÜMCHEN

Bellis perennis

VORKOMMEN

In Mittel- und Nordeuropa verbreitet, auf Wiesen, Weiden und Rasen.

AUSSEHEN

Mehrjährige Pflanze, aus deren Blattrosette mit ihren eiförmigen, leicht behaarten Blättern ein kurzer, aufrechter Stängel entspringt, an dessen Ende eine Blüte sitzt: Um einen Korb aus gelben Röhrenblüten reihen sich viele kleine weiße Zungenblüten. Das Blümchen blüht bei entsprechend milder Witterung ab März bis in den November hinein. Die Hauptblüte- und Erntezeit ist jedoch April und Mai.

WAS WIRD VERWENDET?

Blütenköpfchen und Kraut.

WIE SCHMECKT ES?

Pflückt man Gänseblümchen zu Frühlingsbeginn, schmecken sie noch sehr zart und leicht. Je mehr es in den späten Sommer hineingeht, desto mehr Schärfe haben sie und desto bitterer sind sie.

WAS KANN ICH DAMIT MACHEN?

Beerenmüsli mit Minze (Seite 111), Maikräutersuppe mit Gänseblümchen (Seite 116), Gänseblümchensalat mit Brennnessel-Käse-Nocken (Seite 149), Taboulé mit Wildkräutern (Seite 156).
Die geschlossenen Knospen können Sie wie Kapern in Essig einlegen: Essig mit einer Prise Salz aufkochen, Knospen kurz hineingeben und das Ganze heiß in Schraubgläser füllen.

WIE HILFT ES BEIM ABNEHMEN?

Gänseblümchen regen durch ihre Bitterstoffe die Leberfunktion an und fördern so die Entgiftung und den Abtransport von Schlackenstoffen. Sie reinigen das Blut, versorgen den Körper mit Vitamin C und entwässern, deswegen wurden sie früher auch gerne bei Rheuma und Gicht angewendet. Gänseblümchentee wurde häufig wegen seiner auswurffördernden Eigenschaft als Hustenmittel eingesetzt. Er fördert aber auch die Entschlackung. Einfach 2 Handvoll frische Blüten mit 250 Milliliter kochendem Wasser übergießen und zugedeckt 10 Minuten ziehen lassen. Dann abseihen.

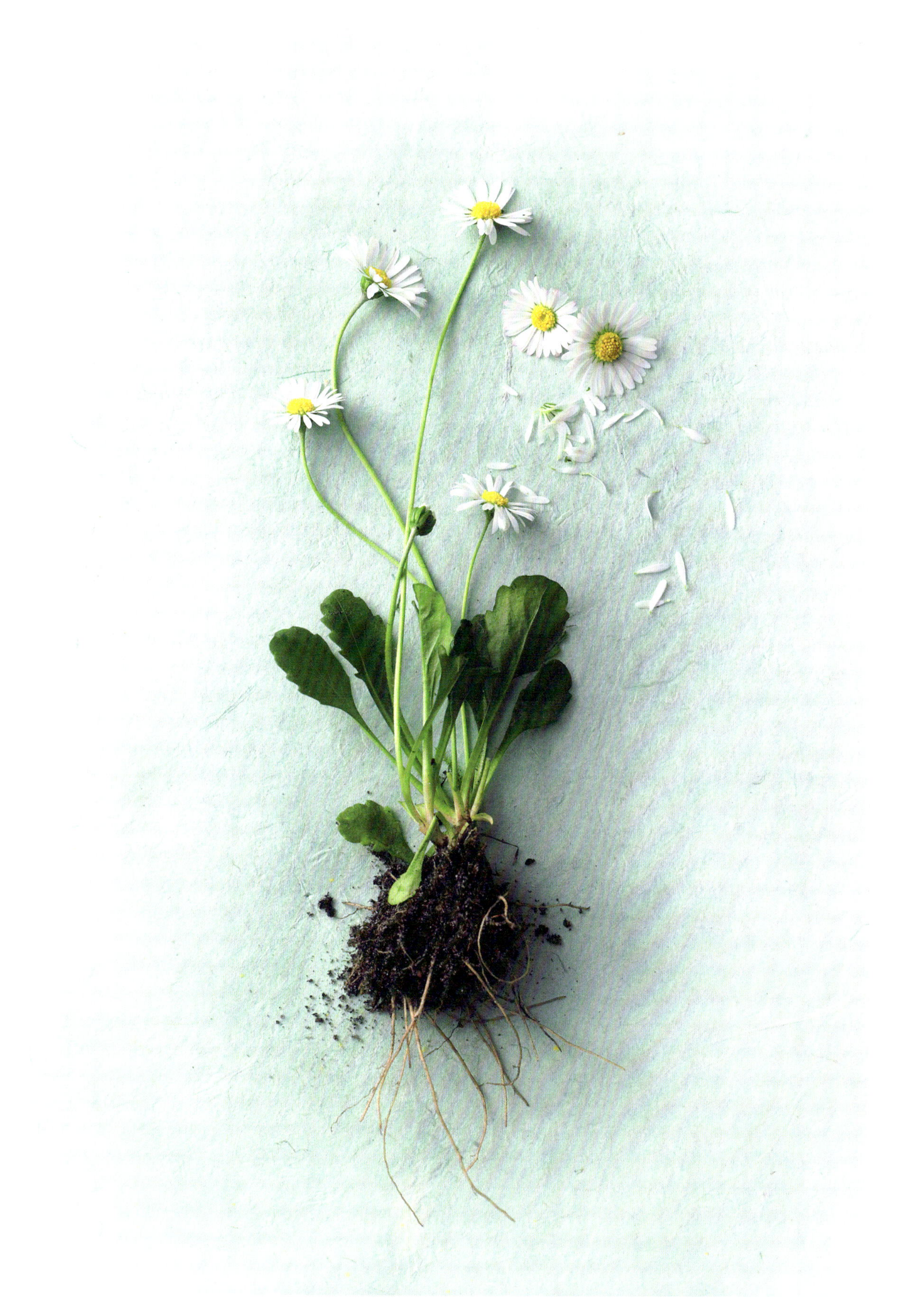

HAUHECHEL

•

Ononis spinosa

VORKOMMEN
Mitteleuropa, Nordafrika und Westasien.

AUSSEHEN
Der Hauchechel ist ein holziger, dorniger, bis zu 80 Zentimeter hoher Halbstrauch mit kräftiger Pfahlwurzel und unangenehmem Geruch. An den aufrechten, verzweigten, drüsig behaarten, rötlichen Stängeln sitzen dreizählig gefiederte, kahle oder leicht behaarte Blättchen und Sprossdorne. Aus den Blattachseln entspringen von Juli bis Oktober einzelne rosa-weiße Schmetterlingsblüten. Sie haben einen angenehmen Duft.

WAS WIRD VERWENDET?
Wurzeln, junge Triebe und Blüten.

WIE SCHMECKT ER?
Sagen wir mal so: Hauhechel hat sich nicht aufgrund seines Geschmacks einen Platz in diesem Buch ergattert, denn der ist nicht jedermanns Sache, weshalb die Dosis eher gering gehalten werden sollte. Das Kraut schmeckt herb, etwas süßholzartig und scharf.

WAS KANN ICH DAMIT MACHEN?
Gebeizter Lachs mit Basilikum (siehe Seite 162), Mate-Tee-Punsch (siehe Seite 182).

WIE HILFT ER BEIM ABNEHMEN?
Der eine oder andere kennt Hauhechel vielleicht schon aus den gängigen Blasen- und Nierentees, darin hat er nämlich seinen festen Platz. Für uns spielt es aber weniger eine Rolle, dass sein Wirkstoff Spinonin das Bakterienwachstum hemmt, die Nierentätigkeit anregt und entwässert. Wir nutzen ihn wegen seiner blutreinigenden und stoffwechselanregenden Eigenschaften: Stoffwechselprodukte, die der Körper nicht benötigt, werden vermehrt ausgeschieden. Das ist besonders während einer Gewichtsreduktion wünschenswert (siehe ab Seite 184). Dass er zusätzlich noch Blase und Niere durchspült, das nehmen wir als schönen Nebeneffekt gerne in Kauf.

VORSICHT
Bei einer Herz- oder Nierenschwäche darf man Hauhechel nicht anwenden. Das Kraut regt diese Organe an, was bei einer eingeschränkten Leistung nicht gerade wünschenswert ist.

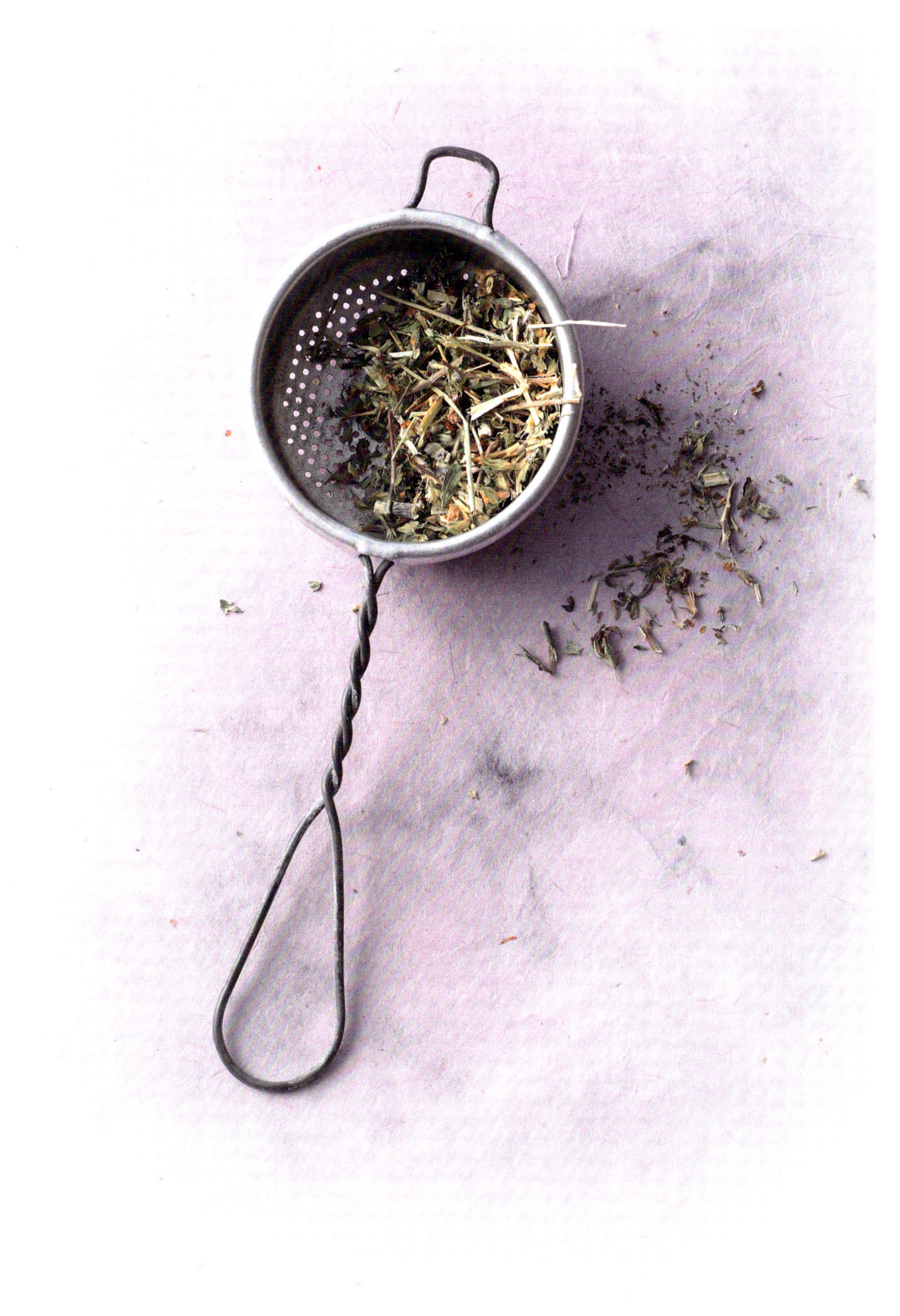

INGWER

•

Zingiber officinale

VORKOMMEN
Stammt ursprünglich wohl aus dem tropischen Südostasien, heute sind die Hauptanbaugebiete China, Indien, Jamaika und Westafrika.

AUSSEHEN
Ingwer ist eine mehrjährige Staude, die bis zu 1 Meter hoch wachsen kann und einen reich verzweigten, gelblich braunen Wurzelstock hat. Die langen, schmalen Blätter können bis zu 20 Zentimeter lang werden. Im Sommer bilden sich gelbe bis grüne Blüten.

WAS WIRD VERWENDET?
Die Wurzel.

WIE SCHMECKT ER?
Ingwer hat einen angenehmen fruchtig-scharfen Geschmack.

WAS KANN ICH DAMIT MACHEN?
Exotischer Obstsalat mit Ingwer-Joghurt (Seite 110), Möhren-Ingwer-Suppe mit Moringa (Seite 117), Ingwer-Filetsteak in Pergament (Seite 130), Pikante kalte Kefirsuppe (Seite 145), Ingwer-Tatar-Bällchen mit Rote-Bete-Salat (Seite 159), Rhabarber-Gewürz-Clafoutis (Seite 167), Sauerampfer-Apfel-Smoothie (Seite 180), Ginger-Beer mit Ingwer (Seite 183).

WIE HILFT ER BEIM ABNEHMEN?
Ingwer unterstützt den Körper beim Abnehmen, weil er die Magensäfte und Verdauungsenzyme anregt und so die Verdauung ankurbelt. Gleichzeitig wirkt er entkrampfend und entblähend. Zu etwas ganz Besonderem macht ihn: Man hat auch bei einer täglichen großen Dosis über einen langen Zeitraum keine Nebenwirkungen feststellen können (Ausnahme siehe Kasten).
Die Zahl der weiteren positiven Eigenschaften von Ingwer ist groß. Er stärkt das Immunsystem, verbessert die Fließeigenschaft des Bluts, wirkt schleimlösend, wärmt, hilft gegen Übelkeit und durch seine antientzündlichen Wirkstoffe gegen Rheuma und Arthrose.

VORSICHT

In der Schwangerschaft sollten Sie Ingwer nur in Maßen genießen, weil zu viel davon vorzeitige Wehen auslösen kann. Wenn Sie an Gallensteinen leiden und/oder Medikamente zur Hemmung der Blutgerinnung einnehmen, sollten Sie vor Gebrauch mit Ihrem Arzt sprechen.

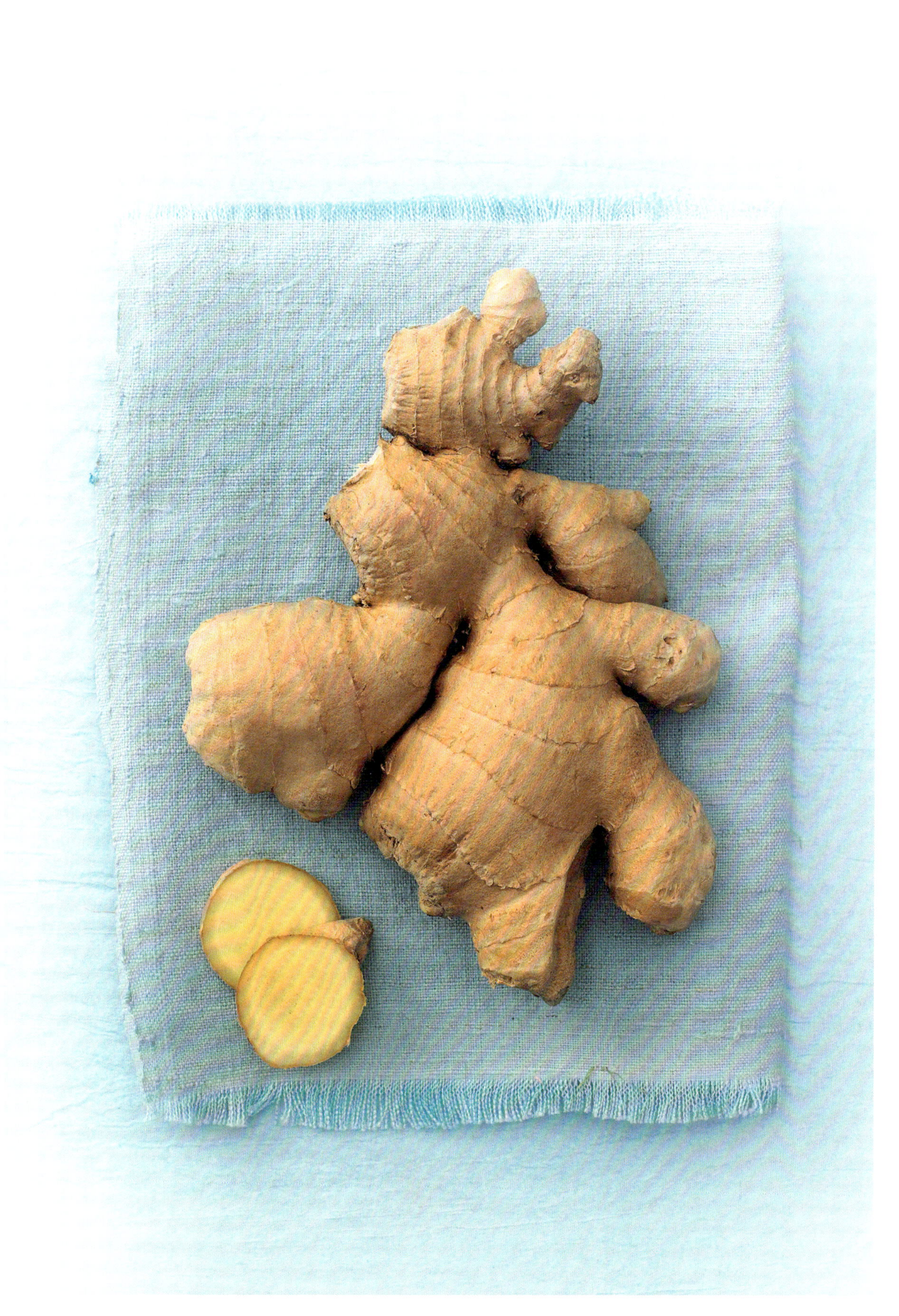

KAPUZINERKRESSE

Tropaeolum majus

VORKOMMEN
Ursprünglich stammt die Kapuzinerkresse aus Süd- und Mittelamerika, heutzutage gedeiht sie überall in Europa.

AUSSEHEN
Einjährige, bis zu 60 Zentimeter hohe Pflanze, wobei die kletternden Sorten locker auch mehr schaffen. Den runden Stängeln entspringen, was in der Pflanzenwelt ungewöhnlich ist, nahezu kreisrunde Blätter. Von Juni bis Oktober erscheinen viele glockenförmige, bis zu 5 Zentimeter große und sehr dekorative orangefarbene, rote oder gelbe Blüten.

WAS WIRD VERWENDET?
Blüten und Blätter.

WIE SCHMECKT SIE?
Die Blätter wie auch die Blüten haben einen würzigen, leicht scharfen Geschmack, der an Gartenkresse erinnert, mit der diese Pflanze aber nicht verwandt ist.

WAS KANN ICH DAMIT MACHEN?
Avocado-Erdbeer-Salat mit Kapuzinerkresse (Seite 112), Fischsalat mit Kapuzinerkresse (Seite 164). Die geschlossenen Knospen und unreifen Samen können wie Kapern in einem Essigsud eingelegt werden (siehe auch Seite 46).

WIE HILFT SIE BEIM ABNEHMEN?
Die Kapuzinerkresse ist berühmt für ihren hohen Gehalt an Vitamin C und ihre Senföle, die gerade als »natürliche Antibiotika« für Furore sorgen. Mittlerweile untermauern Studien die Wirkung dieser Heilpflanze bei Erkältung, Nasennebenhöhlen- und Blasenentzündung. Und so darf die Pflanze im Rahmen einer Gewichtsreduktion als Immunsystem-Booster natürlich auf keinen Fall fehlen! Nicht zuletzt regt Vitamin C die Fettverbrennung und den Stoffwechsel an und ist daher auch beim Abnehmen wichtig.

VORSICHT

In großen Mengen verzehrt, kann Kapuzinerkresse zu Magen- und Darmproblemen führen, weil ihre Wirkstoffe diese Organe überreizen. Eine Überdosis müssen Sie bei der Verwendung frischer Kapuzinerkresse jedoch nicht befürchten. Diese Gefahr besteht nur bei entsprechenden Präparaten.

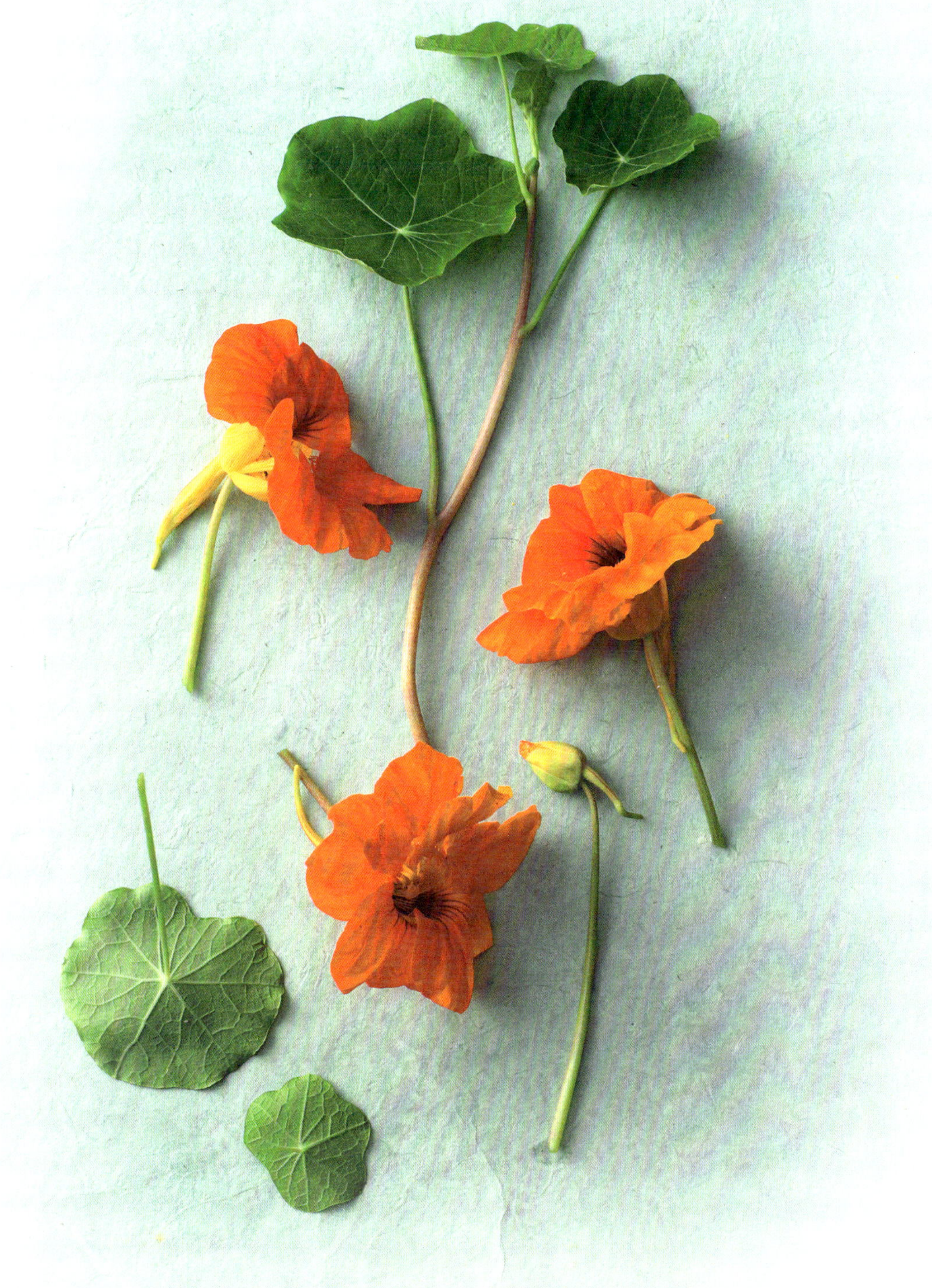

KARDAMOM

•

Elettaria cardamomum

VORKOMMEN
Ursprünglich stammt die Pflanze aus Südindien und Sri Lanka, heute wird sie in ganz Südostasien, in Tansania und Guatemala angebaut.

AUSSEHEN
Mehrjährige, schilfartige Pflanze, die eine Höhe von bis zu 3 Metern erreichen kann. Sie hat leuchtend grüne, lanzettförmige, bis zu 70 Zentimeter lange Blätter. Zwischen Januar und Mai bilden sich weiße Blüten, die sich zu Kapselfrüchten entwickeln, die die Samen enthalten.

WAS WIRD VERWENDET?
Die Samen.

WIE SCHMECKT ER?
Kardamom hat einen süßlichen, leicht scharfen Geschmack, der ein bisschen an Eukalyptus erinnert. Da man ihn hierzulande überwiegend aus der Weihnachtsbäckerei kennt, erinnert das Aroma zwangsläufig auch an Lebkuchen.

WAS KANN ICH DAMIT MACHEN?
Möhren-Sesam-Aufstrich auf Vollkornbrötchen (Seite 109), Kaltgerührtes Pu-Erh-Tee-Pflaumenmus (Seite 107), Orientalischer Kichererbseneintopf (Seite 123), Basilikum-Pancakes mit Birnenkompott (Seite 140), Würzig geröstete Nüsse und Mandeln (Seite 174), Aprikosen-Kardamom-Sorbet (Seite 178), Heidelbeer-Moringa-Lassi (Seite 180), Pu-Erh-Gewürztee (Seite 182)

WIE HILFT ER BEIM ABNEHMEN?
Mit seinen ätherischen Ölen regt Kardamom die Verdauung an, wirkt Blähungen entgegen und stärkt die Milz. Er ist ein fester Bestandteil der Ayurvedischen Medizin, wo man ihn schätzt, weil er die schleimbildende Wirkung von Milch und die negative Wirkung des Kaffees auf die Magenschleimhaut neutralisiert. Daher findet man ihn dort als Gewürz sowohl in Kaffee als auch in Tee (Chai). Außerdem, so die Ayurvedische Lehre, stärkt Kardamom die Klarheit und die Lebensfreude. Das motiviert beim Abnehmen.

KÜCHENTIPP

Da das Aroma und die Wirkkraft des Kardamoms schnell verfliegen, sollten Sie nur richtig grüne (keine blassgelben) Kapseln kaufen und diese selbst mit dem Fingernagel öffnen. Nehmen Sie die schwarzen Samen heraus und zerstoßen Sie sie kurz im Mörser. Bereits gemahlenes Kardamompulver ist zwar praktisch, hält aber nicht lange.

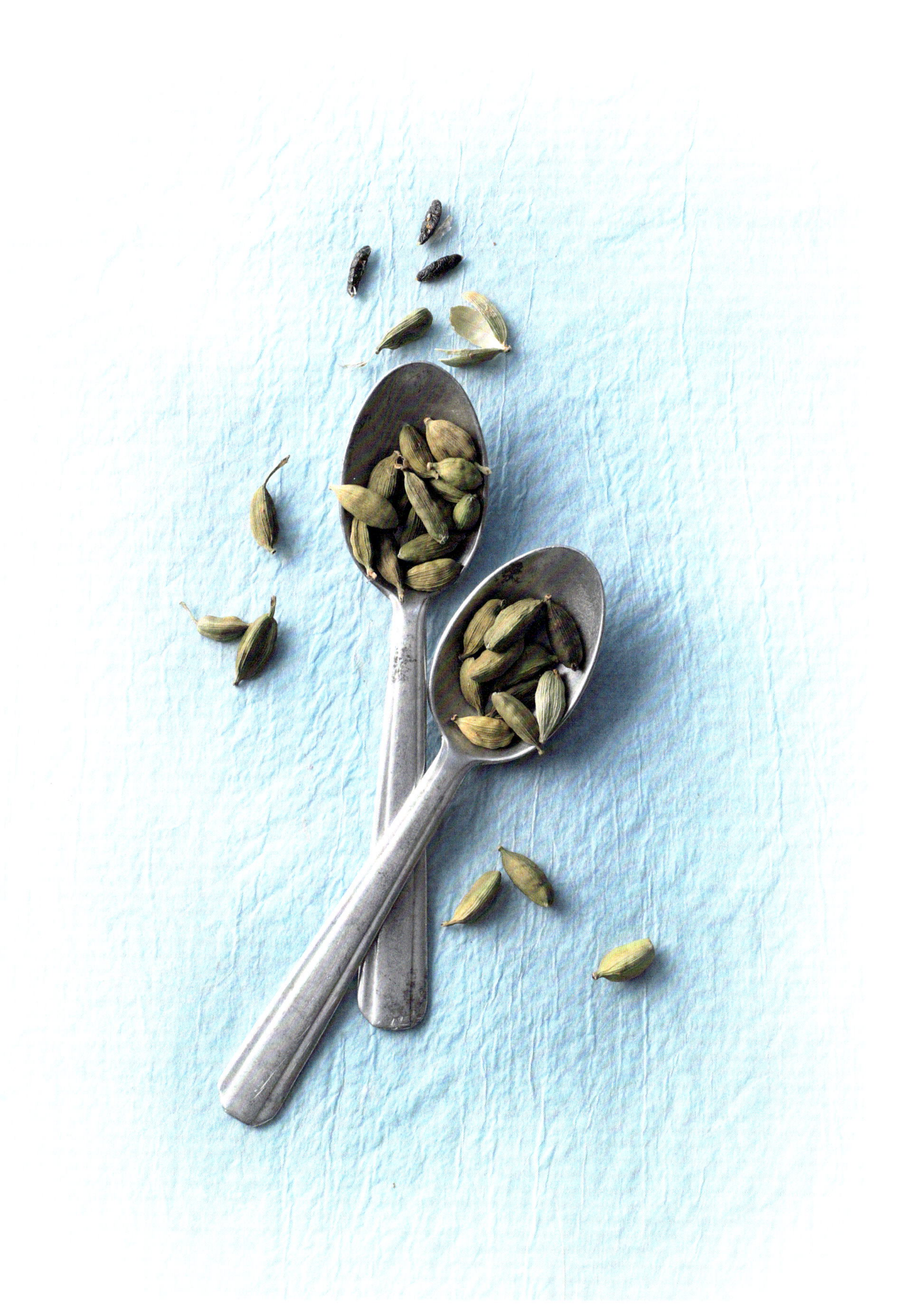

KRÄUTER KONSERVIEREN

Frisch geerntete Kräuter sind immer für den direkten Gebrauch bestimmt, da ihr Aroma und auch ihre Inhaltsstoffe oft schnell verfliegen. Wer aber auch außerhalb der Saison von Kräutern profitieren möchte, der hat verschiedene Möglichkeiten, sie haltbar zu machen.

VORBEREITUNG

Wenn Sie Kräuter konservieren wollen, müssen Sie bei der Ernte darauf achten, dass Sie nur unversehrte, gesunde Triebspitzen abschneiden. Die beste Tageszeit dazu ist der späte Vormittag, wenn das Wetter schon ein paar Tage sonnig, zumindest aber trocken war. Dann ist die Konzentration der ätherischen Öle hoch und die Pflanze neigt nicht durch zu viel Feuchtigkeit zum Schimmeln.

Egal, was Sie mit Ihren Kräutern anstellen wollen: Zuerst müssen Sie sie vorsichtig waschen und trocknen. Dazu halten Sie sie ganz kurz unter fließendes Wasser, legen sie dann auf ein Geschirrtuch und tupfen sie mit einem Stück Küchenpapier trocken. Bei empfindlichen Blättern oder Blüten,

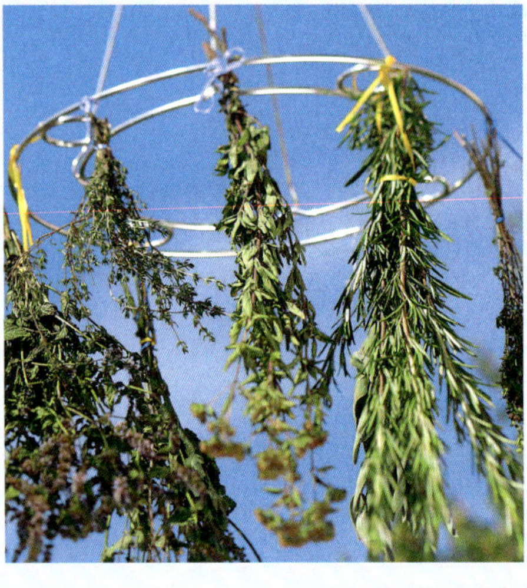

wie zum Beispiel Dill oder Kapuzinerkresse- und Borretschblüten, ist weniger mehr. Hier reicht es schon, sie auszuschütteln und von Staub und eventuell kleinen Insekten zu befreien – sonst erkennen Sie Ihr Kraut nach der Wäsche gar nicht wieder. Ja, und dann kann es eigentlich losgehen.

TROCKNEN

Das Trocknen ist eine ebenso schöne wie bewährte Methode, Kräuter haltbar zu machen. Allerdings eignet es sich nicht für jedes Kraut. Zarte Kräuter mit einem feinen Aroma wie zum Beispiel Dill, Estragon, Sauerampfer oder Basilikum verlieren stark an Aroma und werden »dünn« und fade. Mediterrane Kräuter wie Rosmarin, Thymian und Salbei sind dagegen gut geeignet, genauso wie Beifuß, Kamille, Bohnenkraut und Pfefferminze.

Die erste Trockenmethode, die ich Ihnen vorstellen möchte, ist mit Sicherheit die dekorativste: das Trocknen von Kräutersträußen. Dazu binden Sie die Kräuter mit einem Bindfaden zu kleinen Sträußen zusammen – klein, damit die Luft überall gut drankommt und sich kein Schimmel bildet. Anschließend hängen Sie die Sträußchen kopfüber an einen warmen Ort mit wenig Luftfeuchtigkeit, zum Beispiel auf den Dachboden. Nach circa drei Wochen sollten die Sträuße getrocknet sein. Nun können sie in Schraubgläsern oder anderen Dosen luftdicht verpackt werden und auf ihre Verwendung im Kochtopf warten.

Die zweite Methode, das Trocknen im Backofen, nimmt etwas weniger Zeit in Anspruch. Sie verteilen dazu die vorbereiteten Kräuter auf einem mit Backpapier ausgelegten Backblech. Achten Sie darauf, dass der Abstand zwischen den Kräutern groß genug ist, damit sich auch hier wieder keine feuchten Stellen bilden. Stellen Sie den Backofen jetzt auf 30 Grad Umluft ein und lassen Sie die Ofentür einen Spalt breit geöffnet (Kochlöffel hineinklemmen), damit die Feuchtigkeit entweichen kann. Prüfen Sie, ob die Kräuter richtig trocken sind und rascheln – das kann durchaus drei bis vier Stunden dauern. Danach können Sie sie luftdicht verpacken. Theoretisch können Sie getrocknete Kräuter bis zu zwei Jahren lagern, ehe sie ihr Aroma verlieren. Aber wenn Sie viel mit Kräutern kochen, wird der Vorrat sicher nicht so lange halten.

EINLEGEN IN ESSIG ODER ÖL

Auch für diese Methode bereiten Sie die Kräuter wieder wie oben beschrieben vor. Anschließend geben Sie sie – in ganzen Stielen oder gehackt, pur oder gemischt – in ein großes Einmachglas oder eine Flasche und füllen das Gefäß mit einem guten, kalt gepressten Öl auf. Ideal ist zum Beispiel Olivenöl oder, wenn Sie dessen Geschmack nicht so gern mögen, ein geschmacksneutrales Pflanzenöl wie Sonnenblumenöl. Verschließen Sie das Gefäß und lassen Sie das Ganze dann an einem dunklen Platz ziehen, damit die Kräuter ihre Inhaltsstoffe und ihr Aroma an das Öl abgeben. Nach zwei bis drei Wochen können Sie das Öl dann verwenden. Damit es länger hält, gieße ich es immer durch einen Filter in eine dunkle Flasche. Lichtgeschützt aufbewahrt hält es sich darin circa ein Jahr. Sie können die Kräuter aber auch in der Flasche lassen, das sieht sehr hübsch aus. Allerdings sollten Sie das Öl dann recht bald verbrauchen.
Die Herstellung von Kräuteressig ist identisch, nur dass Sie die Kräuter nicht mit Öl, sondern mit einem guten Essig übergießen, zum Beispiel mit Apfelessig oder Weißweinessig.

EINFRIEREN

Tiefgefrorene Kräuter kommen dem frischen Original am nächsten, da Geschmack, Aussehen und Inhaltsstoffe weitgehend erhalten bleiben. Die Vorbereitung bleibt Ihnen zwar auch hier nicht erspart, aber danach wird es ganz unkompliziert! Sie können die Kräuter als Strauß in einem Gefrierbeutel einfrieren, sie hacken und in Dosen oder Beutel abfüllen oder einen Kräuterwürfel im Eiswürfelbehälter herstellen. Dazu füllen Sie den Behälter zu zwei Drittel mit gehackten Kräutern, füllen dann mit Wasser auf und stellen das Ganze in den Gefrierschrank. Am Ende der Garzeit können Sie ganz einfach einen gefrorenen Würfel ins Gericht geben und kurz noch mitziehen lassen. Tiefgefrorene Kräuter halten sich cira sechs Monate.

EINSALZEN

Bei dieser Methode hilft das Konservierungsmittel Salz, die Farb- und Aromastoffe der Kräuter zu bewahren. Wollen Sie es ausprobieren? Dann bereiten Sie 100 Gramm frische Kräuter wie oben beschrieben vor und hacken sie anschließend fein. Nun wiegen Sie 50 Gramm Meersalz ab und füllen dieses abwechselnd mit den gehackten Kräutern in mehreren Lagen in ein Schraubglas. Die oberste Schicht sollte auf jeden Fall aus Salz bestehen und nochmal richtig fest angedrückt werden. Das Ganze sollte dann mindestens zwölf Stunden ziehen, ehe Sie das Kräutersalz verwenden. Fest verschlossen und an einem dunklen Ort lichtgeschützt aufbewahrt, hält es sich mehrere Monate.
So ein selbst gemachtes Kräutersalz ist perfekt für Suppen, Saucen und Salate, aber auch für Fleisch- und Fischgerichte.

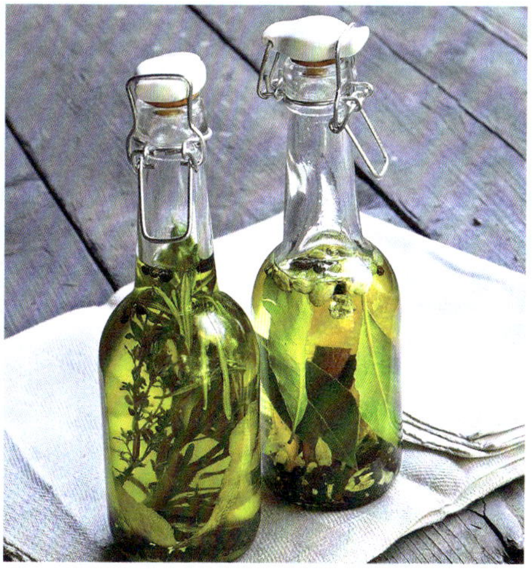

KERBEL

Anthriscus cerefolium

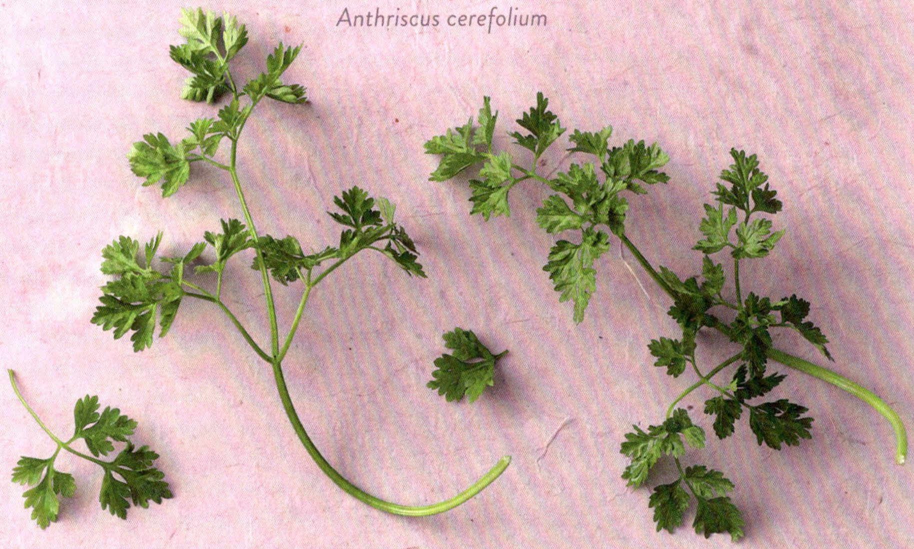

VORKOMMEN
Ursprünglich Westasien, Südeuropa und Kaukasus, heute fast überall in Europa.

AUSSEHEN
Einjährige, bis zu 70 Zentimeter hohe Pflanze mit leicht behaarten Stängeln und hellgrünen, feinfiedrigen, weichen, zarten Blättern. Die weißen Doldenblüten erscheinen von Ende Mai bis August.

WAS WIRD VERWENDET?
Das ganze Kraut.

WIE SCHMECKT ER?
Kerbel hat einen süßlichen Geschmack, der an eine Mischung aus Petersilie und Anis erinnert.

WAS KANN ICH DAMIT MACHEN?
Kräuter-Quark-Brötchen (Seite 103), Maikräutersuppe mit Gänseblümchen (Seite 116), Frühlingsgemüse mit Grüner Sauce (Seite 118), Grünes Kartoffelpüree mit Räuchermakrele (Seite 121), Zitronen-Kerbel-Penne mit Spargel (Seite 125), Gemüse-Weizen mit Liebstöckel (Seite 128), Gedämpfte Kalbsmedaillons im Kräuter-Gemüsebett (Seite 131), Kräutersalat mit Thymian-Ziegenkäse (Seite 148), Kräutermatjes mit Gurken-Mango-Salat (Seite 165).

WIE HILFT ER BEIM ABNEHMEN?
Wenn Sie Gewicht verlieren möchten, ist Kerbel ein wahres Wunderkraut. Er sorgt dafür, dass Zellstoffwechsel, Kreislauf und Fettverbrennung in Schwung kommen und regt gleichzeitig die Nierentätigkeit an. Seine Inhaltsstoffe helfen, Schadstoffe abzutransportieren. Außerdem enthält Kerbel reichlich Eisen, Magnesium, Kalium, Zink, Flavonoide, Glykoside und Gerbstoffe, die den Magen-Darm-Bereich beruhigen und entgiften, sowie »gute« ungesättigte Fettsäuren, die nicht dick machen, sondern für den Stoffwechsel unerlässlich sind. Schon kleinste Mengen Kerbel reichen, um diese Wirkung zu entfalten.

KNOBLAUCH

Allium sativum

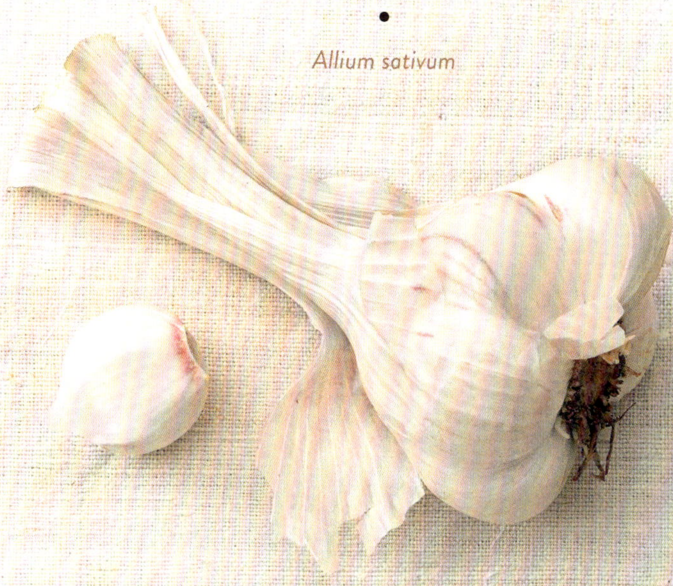

VORKOMMEN
Ursprünglich in Südeuropa und dem Nahen Osten, heute sind China, Indien, Südkorea, Russland und die USA die größten Exportländer.

AUSSEHEN
Mehrjährige 30 bis 90 Zentimeter große Pflanze mit bläulich grünen Blättern und weißen oder rosafarbenen Blüten (Juli bis August). Die unterirdische Knolle mit bis zu 20 Zehen wird von einer weißen, dünnen Haut umgeben.

WAS WIRD VERWENDET?
Die Knolle, im Frühjahr auch die zarten Blätter.

WIE SCHMECKT ER?
Charakteristisches, intensives Knoblaucharoma.

WAS KANN ICH DAMIT MACHEN?
Zum Beispiel Orientalischer Kichererbseneintopf (Seite 123), Mediterranes Ofengemüse-Hähnchen (Seite 134), Steinbeißer mit Salsa verde (Seite 136), Dill-Forelle aus dem Ofen (Seite 139), Brunnenkresse-Gazpacho (Seite 144), Kräuter-Antipasti-Gemüse mit Feta (Seite 151), Würzig geröstete Nüsse und Mandeln (Seite 174), Süßkartoffel-Kräuter-Chips (Seite 175), Tomaten-Kräuter-Shake (Seite 181) – und noch viel, viel mehr (siehe Rezepte ab Seite 103).

WIE HILFT ER BEIM ABNEHMEN?
Knoblauch enthält Vitamin A, B, C, Selen, Jod, Kalium, Eisen, Kalzium, Zink und Magnesium. Von besonderer Bedeutung ist auch der Inhaltsstoff Allicin, der eine antibiotische und antimykotische (pilztötende) Wirkung hat, nachweislich den Cholesterinspiegel senkt und vor Krebs schützen soll. Knoblauch bekämpft freie Radikale und verhindert so die Entstehung von Herzinfarkt, Schlaganfall und Arteriosklerose. Und, fast hätte ich es vergessen: Er unterstützt auch das Abnehmen, weil er Verdauung und Stoffwechsel anfeuert. Gegen die »Fahne«: frisches Basilikum oder Kardamomsamen kauen.

KURKUMA

•

Curcuma longa

VORKOMMEN
Südostasien und Indien.

AUSSEHEN
Mehrjährige Pflanze mit langgestielten, kräftigen, langen, lanzettlichen Blättern und weißer, gelber oder rosafarbener Blütenähre. Der knollige Wurzelstock ist fleischig und innen kräftig orange gefärbt.

WAS WIRD VERWENDET?
Die Wurzel.

WIE SCHMECKT ES?
Das Aroma ist pfeffrig-frisch, der Geschmack scharf und etwas bitter – wenn Kurkuma wohldosiert ist. Gibt man zu viel davon ins Essen, kann es schnell modrig-moschusartig schmecken.

WAS KANN ICH DAMIT MACHEN?
Ingwer-Filetsteak in Pergament (Seite 130), Hirseauflauf mit Thymian (Seite 141), Würzig geröstete Nüsse und Mandeln (Seite 174), Pikante kalte Kefirsuppe (Seite 145).

WIE HILFT ES BEIM ABNEHMEN?
Kurkuma regt die Galle und die Lebertätigkeit an und bringt somit die Fettverbrennung kräftig auf Touren. Auch Magenschmerzen und Blähungen, die auf einer gestörten Fettverdauung basieren, werden durch Kurkuma gelöst. Die in dieser Hinsicht wichtigsten Inhaltsstoffe sind die Curcuminoide, die auch den Cholesterinspiegel und den Blutzuckerspiegel senken und die Entzündungswerte bei Rheuma und Arthritis zurückfahren. Wissenschaftler haben schon viele Studien über Kurkuma gemacht und sie überschlagen sich vor Lob und setzen große Hoffnung in dieses Gewürz. Gerade in der Krebsforschung und in der Alzheimerforschung sieht man Potenzial. Denn Kurkuma soll krebsschützende Eigenschaften besitzen, das Tumorwachstum hemmen, vor Alzheimer schützen und vielleicht sogar bereits vorhandene Symptome verbessern können. Auch bei einer sehr hohen Dosierung über einen langen Zeitraum ließen sich keine Nebenwirkungen feststellen.
Auch der Figur tut das leuchtend gelbe Gewürz gut: Es animiert die Gallenblase, mehr Gallenflüssigkeit zu produzieren, wodurch die Verdauung stark angeregt wird. Außerdem gehört Kurkuma zu den Bitterstoffen, die das Hungergefühl dämpfen und den Stoffwechsel anregen.

KÜCHENTIPP

Damit sich die im Kurkuma enthaltenen Wirkstoffe lösen, braucht es etwas Fett. Im Gegensatz zu vielen anderen Kräutern und Gewürzen verflüchtigen sich die Inhaltsstoffe und Aromen nur langsam, sodass Sie Kurkuma auch längere Zeit mitgaren können. ½ bis 1 Teelöffel am Tag können Sie bedenkenlos verzehren.

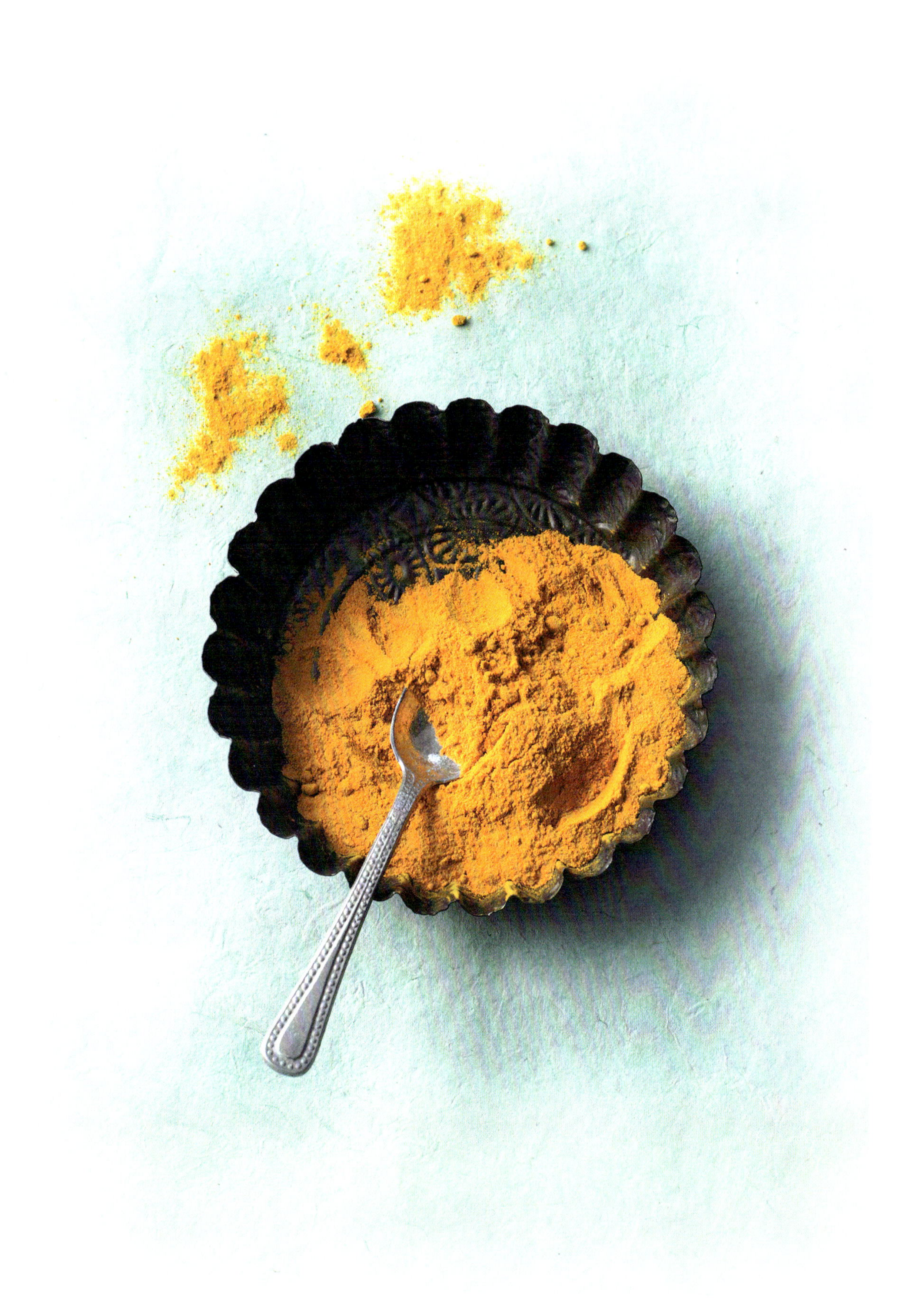

LIEBSTÖCKEL

Levisticum officinale

VORKOMMEN

Man vermutet, dass das Kraut ursprünglich aus Persien stammt. Heute wird es in Europa und Nordamerika kultiviert.

AUSSEHEN

Mehrjährige Pflanze mit weichen, grobgesägten Blättern. Sie kann eine Wuchshöhe von bis zu 2 Metern erreichen und bildet von Juli bis August kompakte, kräftige, gelbliche Doldenblüten, aus denen sich zwischen August und September die Samen entwickeln.

WAS WIRD VERWENDET?

In der Küche die Blätter, in der Naturheilkunde die Wurzel und die Samen.

WIE SCHMECKT ES?

Liebstöckel wird auch »Maggikraut« genannt, da sein Geschmack und auch sein Geruch an das bekannte Würzmittel erinnern. Bestandteil desselben ist es allerdings nicht. Erinnert geschmacklich außerdem an Knollensellerie.

WAS KANN ICH DAMIT MACHEN?

Gemüse-Weizen mit Liebstöckel (Seite 128).

WIE HILFT ES BEIM ABNEHMEN?

Liebstöckel hat eine entwässernde, harntreibende Wirkung, weswegen er häufig als »Durchspülungstherapie« bei entzündlichen Erkrankungen der ableitenden Harnwege verwendet wird. Außerdem fördert er die Menstruation und stärkt das Herz. Früher sprach man ihm darüber hinaus eine aphrodisierende Wirkung zu, die sich allerdings nicht wissenschaftlich belegen lässt.

Auch wenn es ums Abnehmen geht, hilft das Kraut, weil seine ätherischen Öle und Cumarine verdauungsfördernd wirken und bei Völlegefühl, Blähungen und saurem Aufstoßen Linderung schenken.

VORSICHT

In der Schwangerschaft sollten Sie auf dieses Gewürz verzichten, da es wehenfördernd wirkt. Auch Menschen mit eingeschränkter Nierenfunktion sollten Liebstöckel nicht einnehmen.

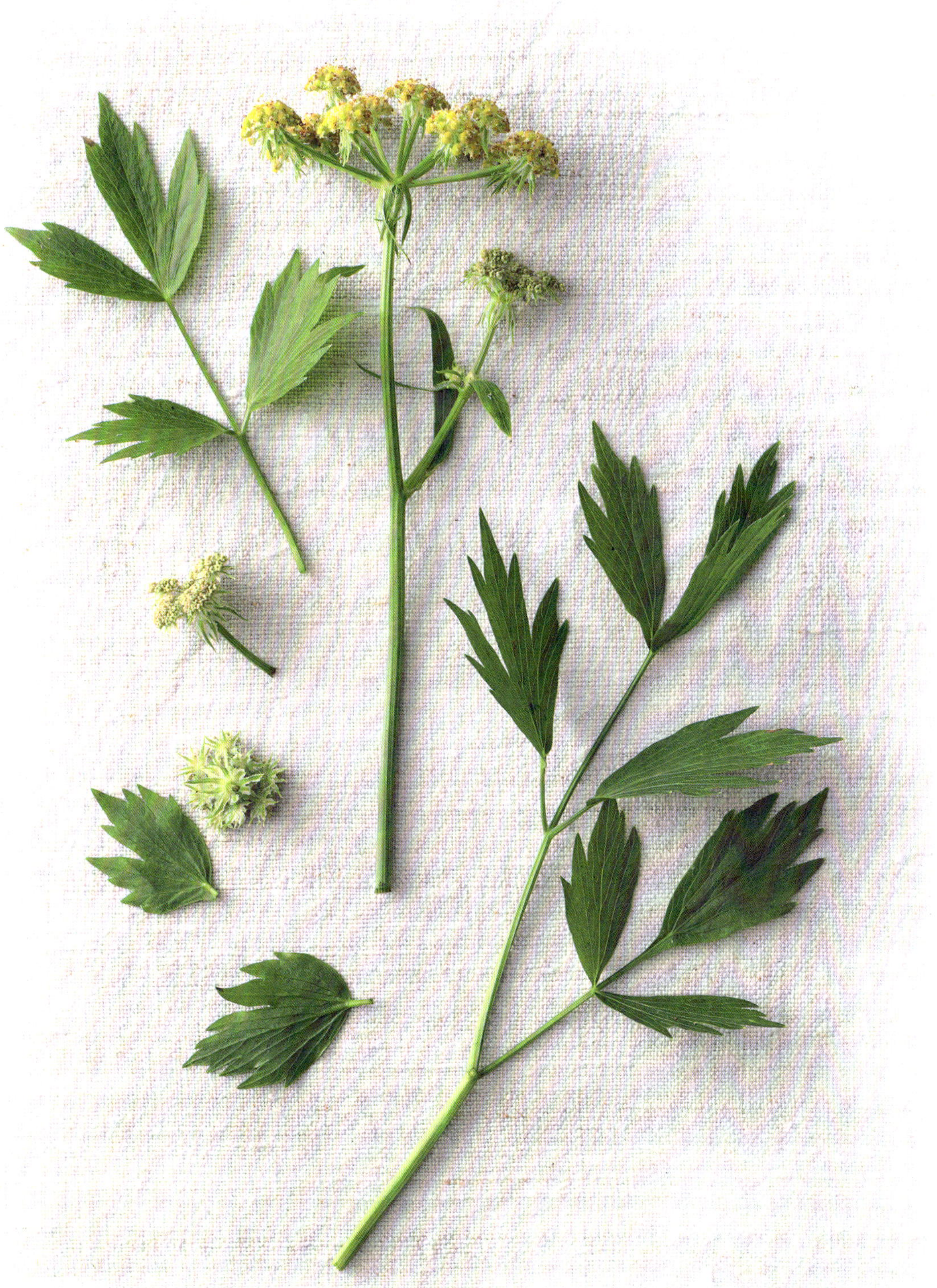

LÖWENZAHN

•

Taraxacum officinale

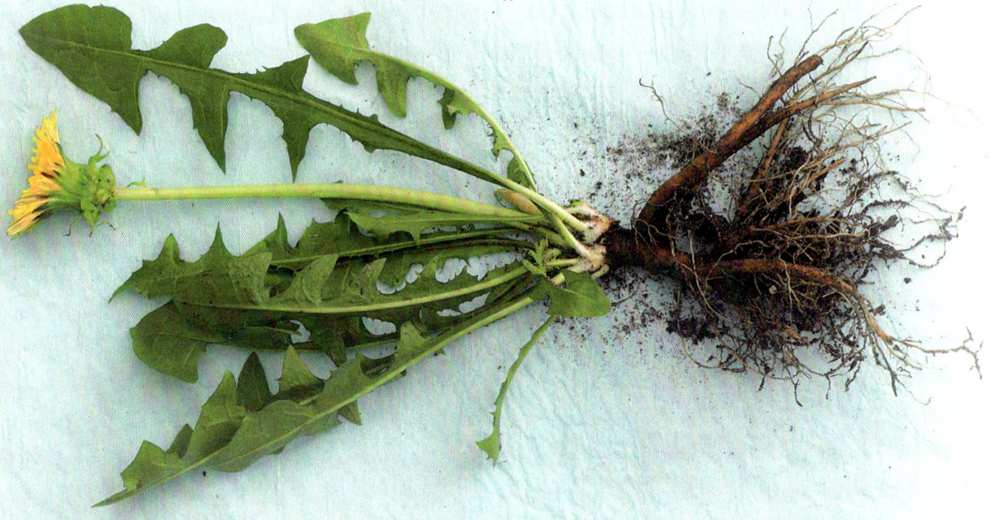

VORKOMMEN

Stammt ursprünglich aus Westasien und Europa. Mittlerweile findet man ihn allerdings auf der gesamten nördlichen Erdhalbkugel.

AUSSEHEN

Der Name dieser Pflanze kommt von den in einer Rosette angeordneten tief eingeschnittenen, gezähnten Blättern, die an die Zähne eines Löwen erinnern. Die hohlen, weißen, milchsafthaltigen Blütenstängel tragen von April bis in den Herbst hinein leuchtend gelbe Blütenkörbchen, die nach dem Verblühen zur »Pusteblume« werden. Die mehrjährige Pflanze hat bis zu 1 Meter lange Pfahlwurzeln.

WAS WIRD VERWENDET?

Blätter, Blüten und Wurzel.

WIE SCHMECKT ER?

»Wilde« Löwenzahnblätter von der Wiese sind intensiv grün und schmecken nussig und würzig bitter. Beim Gemüsehändler finden Sie auch kultivierten, mit wenig Licht angebauten Löwenzahn. Er ist meist gelb bis hellgrün und deutlich weniger bitter. Reicher an Nährstoffen ist natürlich die Wildform.

WAS KANN ICH DAMIT MACHEN?

Kräuter-Quark-Brötchen (Seite 103), Pellkartoffeln mit Frühlingskräuter-Quark (Seite 120), Taboulé mit Wildkräutern (Seite 156), Tomaten-Kräuter-Shake (Seite 181).

WIE HILFT ER BEIM ABNEHMEN?

Löwenzahn ist das klassische »Entgiftungskraut« und deswegen Bestandteil der meisten Frühjahrskuren. Seine Stärke: Er entwässert, stärkt Leber und Galle und transportiert Schlacken und Giftstoffe aus dem Körper. Und das wirkt sich nicht nur positiv auf das Körpergewicht aus, sondern auch auf Haut, Haare, Nägel und das Bindegewebe. Wer hätte diesem »Unkraut« so viel Beauty-Potenzial zugetraut!

MATE

•

Ilex paraguariensis

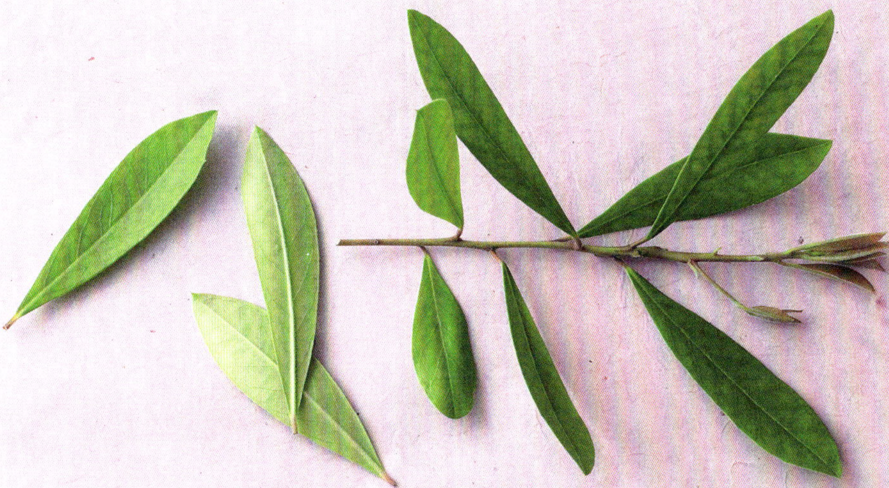

VORKOMMEN

Südamerika.

AUSSEHEN

Immergrüner Strauch oder Baum von bis zu 12 Meter Höhe. Seine ovalen, am Rand gekerbten Blätter können bis zu 20 Zentimeter lang werden. Zur Blütezeit erscheinen Büschel von 30 bis 40 kleinen weißen Blüten. Aus ihnen entwicklen sich knapp 1 Zentimeter große rot-violette Früchte.

WAS WIRD VERWENDET?

Die Blätter – in Südamerika meist die grünen, naturbelassenen, in Europa die braunen, gerösteten.

WIE SCHMECKT ER?

Leicht rauchig und etwas bitter. Manche Menschen beschreiben den Geschmack aber auch als grasähnlich. Gießen Sie Matetee am besten mit heißem, aber nicht mehr kochendem Wasser auf, dann bilden sich kaum Bitterstoffe.

WAS KANN ICH DAMIT MACHEN?

Zitronen-Mate-Muffins mit Kirschen (Seite 179), Mate-Tee-Punsch (Seite 182).

WIE HILFT ER BEIM ABNEHMEN?

Mate unterstützt das Abnehmen auf dreifache Weise: Er regt die Produktion der Magensäfte an und fördert so die Verdauung. Dann kurbelt er den Stoffwechsel und die Fettverbrennung an und zum Schluss drosselt er auch noch das Hungergefühl, was beim Abnehmen ja grundsätzlich nie schadet. Und obwohl der Tee Koffein enthält, riskiert man kein Herzflattern oder Zittern wie von zu viel Kaffee.

VORSICHT

In geringen Mengen schützt Mate, laut einer Studie der Uni Illinois, sogar vor Darmkrebs, im Übermaß allerdings kann er krebsfördernd wirken.

MEERRETTICH

•

Armoracia rusticana

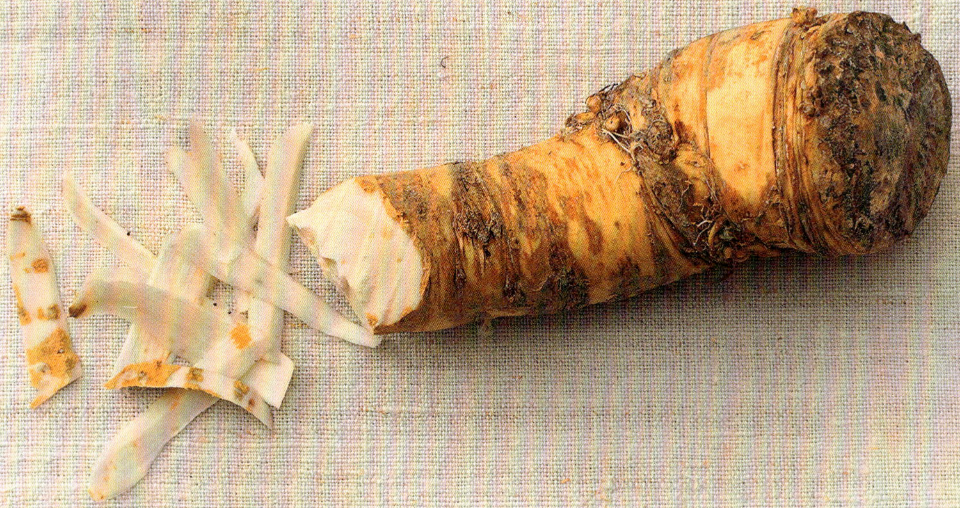

VORKOMMEN
Ursprünglich in Russland und der Ukraine beheimatet, wo er noch heute wild wächst. Wird mittlerweile aber weltweit angebaut.

AUSSEHEN
Ausdauernde Pflanze, die eine Höhe von bis zu 150 Zentimetern erreichen kann. Die großen ovalen Blätter sind am Rand gekerbt, die weißen Blüten, die sich von Mai bis Juli zeigen, sind in Trauben angeordnet. Die fleischige, robuste Wurzel wird vom Herbst bis ins nächste Frühjahr geerntet.

WAS WIRD VERWENDET?
Die Wurzel.

WIE SCHMECKT ER?
Ziemlich scharf; allerdings lässt die Schärfe im Laufe der Zeit nach, weshalb Sie frischen Meerettich nicht länger als vier Wochen im Kühlschrank aufheben sollten.

WAS KANN ICH DAMIT MACHEN?
Spargel mit Ei und Estragon-Vinaigrette (Seite 150), Lachs-Bagel mit Meerrettich (Seite 154), Ingwer-Tatar-Bällchen mit Rote-Bete-Salat (Seite 159), Gebeizter Lachs mit Basilikum (Seite 162).

WIE HILFT ER BEIM ABNEHMEN?
Die in ihm enthaltenen Senföle sorgen dafür, dass der Stoffwechsel aktiviert und die Verdauung angeregt wird. Auch bei Darmpilzinfektionen mit Candida albicans, die bei übergewichtigen Menschen häufiger vorkommen, ist seine pilztötende Fähigkeit hoch geschätzt. Meerrettich baut gleichzeitig die Darmflora auf und gleicht sie aus.

KÜCHENTIPP

Arbeiten Sie bei der Zubereitung zügig. Schon nach circa 10 Minuten verflüchtigen sich die ätherischen Öle.

MINZE

Mentha

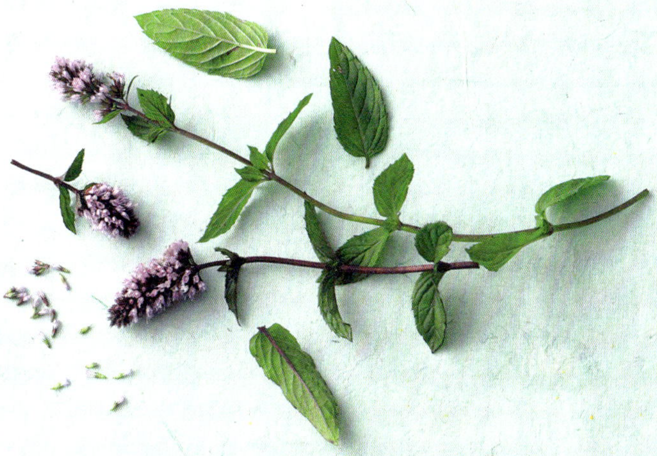

VORKOMMEN
In allen gemäßigten Klimazonen.

AUSSEHEN
Die mehrjährige, je nach Sorte jedoch nicht immer winterharte Pflanze kann bis zu 80 Zentimeter hoch werden. An den aufrechten oder kriechenden vierkantigen Stängeln sitzen länglich-ovale Blätter. Von Mai bis September zeigen sich lilafarbene Blüten. Charakteristisch ist der intensive Duft.

WAS WIRD VERWENDET?
Die Blätter.

WIE SCHMECKT SIE?
Wie Zahnpasta und Kaugummi – zuerst leicht brennend, dann kühlend und erfrischend.

WAS KANN ICH DAMIT MACHEN?
Beerenmüsli mit Minze (Seite 111), Exotischer Obstsalat mit Ingwer-Joghurt (Seite 110), Pikante kalte Kefirsuppe (Seite 145), Vietnamesische Reispapierrollen (Seite 152), Rhabarber-Gewürz-Clafoutis (Seite 167), Aprikosen-Kardamom-Sorbet (Seite 178), Erdbeer-Minze-Smoothie (Seite 180), Ginger-Beer mit Ingwer (Seite 183).

WIE HILFT SIE BEIM ABNEHMEN?
Minze regt die Produktion von Gallensäften und damit die Fettverdauung an. Außerdem entkrampft sie den Bauchraum und wirkt so Blähungen entgegen. Eine Tasse Pfefferminztee vor dem Schlafengehen sorgt für eine angenehme Nachtruhe und unterstützt so indirekt den Fettabbau. Denn im Schlaf schüttet der Körper das Wachstumshormon HGH aus, das nicht nur für die Zellregeneration zuständig ist, sondern auch den Fettabbau fördert. Um diesen positiven Effekt zu nutzen, überbrühen Sie einfach 1 Esslöffel frische oder getrocknete Pfefferminzblätter mit 250 Milliliter kochendem Wasser, lassen den Tee zugedeckt 10 Minuten ziehen und seihen ihn dann ab.

MORINGA

•

Moringa oleifera

VORKOMMEN
Ursprünglich in der Himalaya-Region Indiens, heute wächst der Baum in allen tropischen und subtropischen Teilen dieser Welt.

AUSSEHEN
Schnell wachsender Baum; in seiner Heimat wächst Moringa bis zu 8 Meter im Monat – mit gefiedertem Blattwerk und hellgrünem Laub. Die weißen bis cremefarbenen Blüten verströmen einen veilchenartigen Duft. Die schmalen, langen Früchte erinnern vom Aussehen an Stangenbohnen.

WAS WIRD VERWENDET?
Alles – die Blätter, Blüten, Früchte, Rinde und Samen ebenso wie die Wurzel.

WIE SCHMECKT ES?
Moringa wird auch Meerrettichbaum genannt, weil es vom Geschmack und Schärfe an diese Wurzel erinnert. Die Blätter, die man hierzulande meistens verwendet, haben zusätzlich noch eine leichte Grasnote.

WAS KANN ICH DAMIT MACHEN?
Kräuterrührei mit Schinken (Seite 113), Möhren-Sesam-Aufstrich auf Vollkornbrötchen (Seite 109), Möhren-Ingwer-Suppe mit Moringa (Seite 117), Grünes Kartoffelpüree mit Räuchermakrele (Seite 121), Brennnessel-Quark-Quiche (Seite 126), Überbackenes Lachsfilet mit Estragon (Seite 138), Brunnenkresse-Gazpacho (Seite 144), Lachs-Bagel mit Meerrettich (Seite 154), Gefüllte Minipaprika (Seite 172), Heidelbeer-Moringa-Lassi (Seite 180), Tomaten-Kräuter-Shake (Seite 181), Grapefruit-Moringa-Eistee (Seite 182).

WIE HILFT ES BEIM ABNEHMEN?
Moringa ist ein wahres Wunder der Natur! Es enthält unter anderem:

- 2-mal so viel pflanzliches Eiweiß wie Soja,
- 7-mal so viel Vitamin C wie Orangen,
- 4-mal so viel Vitamin A wie Möhren,
- 3-mal so viel Eisen wie Spinat,
- 4-mal so viel Kalzium wie Milch und
- 3-mal so viel Kalium wie Bananen.

Aber warum hilft Moringa dabei, abzunehmen? Das liegt an seinem hohen Anteil an pflanzlichem Eiweiß, das für ein wohliges Sättigungsgefühl sorgt. Laut neuesten Untersuchungen (Diogenes Interventionsstudie 2007) hilft Eiweiß zudem dabei, schlank zu bleiben, weil es den gefürchteten Jo-Jo-Effekt nach einer Diät nachhaltig verhindert.

VORSICHT

In der Schwangerschaft sollten Sie Moringa sicherheitshalber besser nicht einnehmen. Denn bisher liegen keine wissenschaftlichen Studien zu eventuellen Nebenwirkungen vor.

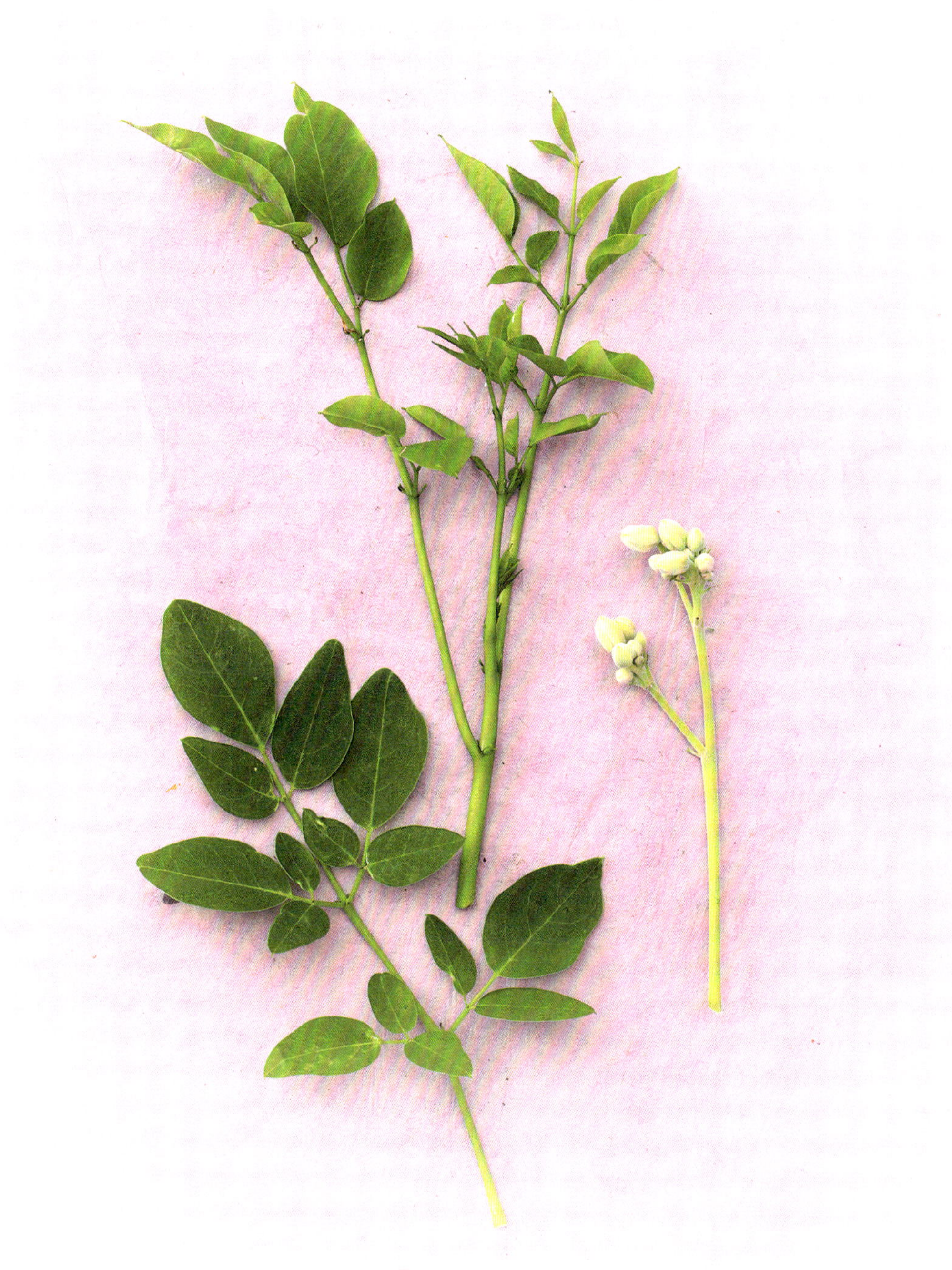

MEDITERRANE KRÄUTER

ANIS

Pimpinella anisum

VORKOMMEN

Ursprünglich im Orient, heute in ganz Europa.

AUSSEHEN

Einjährige Pflanze mit gefiederten Blättchen und weißen Blütendolden (Juni bis September).

WAS WIRD VERWENDET?

Die Samen.

WIE SCHMECKT ER?

Süßlich, mild.

WAS KANN ICH DAMIT MACHEN?

Wie wäre es mit Anis als Brotgewürz? Dazu einfach ½–1 TL gemahlenen Anis in den Teig kneten – macht das Brot bekömmlicher und leichter verdaulich.

WIE HILFT ER BEIM ABNEHMEN?

Die Heilpflanze des Jahres 2014 hilft gegen Beschwerden im Magen-Darm-Bereich, wie Blähungen, Völlegefühl und Krämpfe.

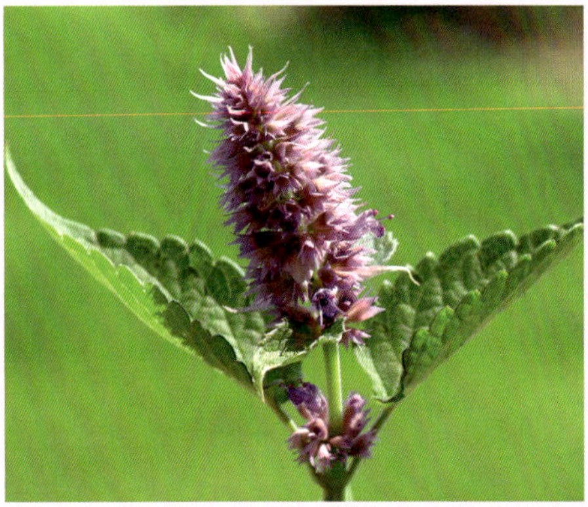

KORIANDER

Coriandrum sativum

VORKOMMEN

Stammt ursprünglich aus Ostasien und dem östlichen Mittelmeergebiet, heute weltweit verbreitet.

AUSSEHEN

Einjähriges, bis zu 80 Zentimeter hohes Kraut mit rundlichen bis dreigeteilten, später gefiederten Blättern. Im Juni/Juli erscheinen weiße bis blassrosafarbene Blütendolden, aus denen sich im Herbst kugelige, gelblich braune Samen bilden.

WAS WIRD VERWENDET?

Das ganze Kraut, Wurzel und Samen.

WIE SCHMECKT ER?

Kraut und Wurzel schmecken säuerlich scharf und leicht bitter, manche Menschen empfinden den Geschmack auch als seifig. Das Aroma der Samen ist leicht süßlich, gleichzeitig aber würzig-pikant.

WAS KANN ICH DAMIT MACHEN?

Kräuter-Vollkornbrot (Seite 104), Möhren-Ingwer-Suppe mit Moringa (Seite 117), Ingwer-Filetsteak in Pergament (Seite 130), Steinbeißer mit Salsa verde (Seite 136), Pikante kalte Kefirsuppe (Seite 145), Vietnamesische Reispapierrollen (Seite 152).

WIE HILFT ER BEIM ABNEHMEN?

Koriander schmeckt nicht nur außergewöhnlich, er hilft auch bei der Verdauung. Außerdem entkrampft er den Magen-Darm-Bereich, entbläht und hat eine entzündungshemmende Eigenschaft.

LAVENDEL

Lavandula angustifolia

VORKOMMEN
Weltweit, vor allem aber im Mittelmeerraum.

AUSSEHEN
Mehrjähriger Halbstrauch mit schmalen, 4–5 Zentimeter langen, dünnen, oft eingerollten Blättern von anfangs graublauer, später grüner Farbe. Die violetten Blütenähren stehen von Juni bis August in voller Pracht und verströmen einen intensiven Duft.

WAS WIRD VERWENDET?
Die Blüten.

WIE SCHMECKT ER?
Leicht herb-bitteres Aroma, erinnert an Rosmarin.

WAS KANN ICH DAMIT MACHEN?
Zum Beispiel Lavendel-Tee: 4 TL frische oder 2 TL getrocknete Blüten mit 250 ml kochendem Wasser übergießen und 10 Minuten ziehen lassen.

WIE HILFT ER BEIM ABNEHMEN?
Lavendel beruhigt den Geist, entspannt den Körper und vertreibt schlechte Laune. Das ist gut, wenn Sie in Stresssituationen dazu neigen, sich mit Essen zu beruhigen. Machen Sie sich stattdessen einfach einen Tasse Lavendel-Tee (Rezept siehe oben).

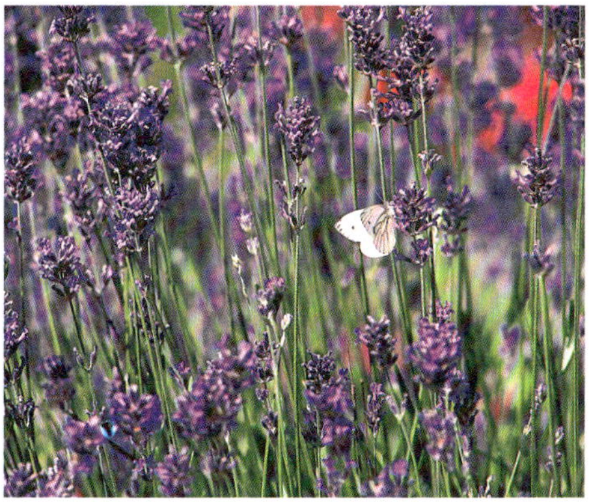

THYMIAN

Thymus vulgaris

VORKOMMEN
Ursprünglich Mittelmeerraum, heute ganz Europa.

AUSSEHEN
Mehrjähriger, teils verholzter Zwergstrauch. Die kleinen ovalen Blättchen sind an der Oberseite graugrün, an der Unterseite heller und flaumig behaart. Die blauvioletten bis hellroten Blüten erscheinen von April bis September.

WAS WIRD VERWENDET?
Die Blättchen.

WIE SCHMECKT ER?
Würzig-herb.

WAS KANN ICH DAMIT MACHEN?
Kräuter-Vollkornbrot (Seite 104), Himbeer-Thymian-Konfitüre (Seite 106), Pellkartoffeln mit Frühlingskräuter-Quark (Seite 120), Orientalischer Kichererbseneintopf (Seite 123), Kalbs-Saltimbocca mit Tomatenlinsen (Seite 132), Kürbis-Kräuter-Flammkuchen mit Schinken (Seite 133), Mediterranes Ofengemüse-Hähnchen (Seite 134), Hirseauflauf mit Thymian (Seite 141), Kräutersalat mit Thymian-Ziegenkäse (Seite 148), Kräuter-Antipasti-Gemüse mit Feta (Seite 151), Rinder-Carpaccio mit Kräutersauce (Seite 158), Hähnchenfilet mit Sauerampfercreme (Seite 160), Süßkartoffel-Kräuter-Chips (Seite 175), Tomaten-Kräuter-Shake (Seite 181).

WIE HILFT ER BEIM ABNEHMEN?
Die meisten werden Thymian eher aus der Husten-Abteilung kennen. Aber wenn man bedenkt, dass er in keinem der deftigen Mittelmeer-Eintöpfe fehlt, kann man sich vorstellen, dass er die Verdauung massiv unterstützt. Gerade bei fettigem, schwer verdaulichem Essen sorgen seine ätherischen Öle für eine schnelle Magen-Darm-Passage ohne Blähungen und Völlegefühl.

OREGANO

•

Origanum vulgare

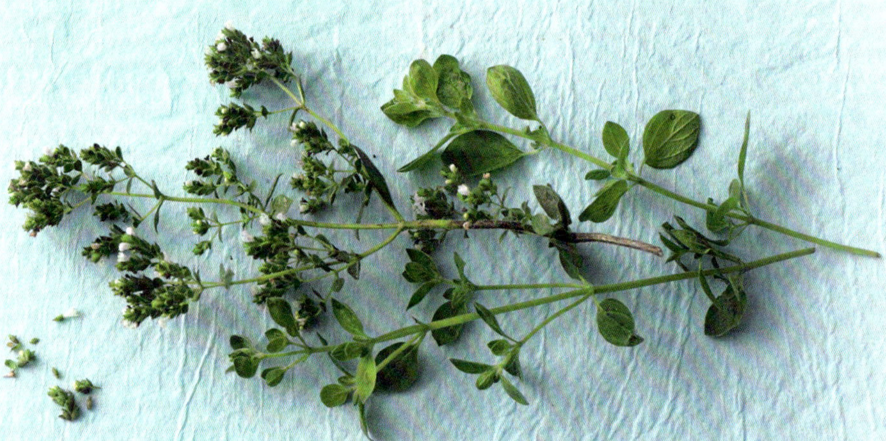

VORKOMMEN
Stammt ursprünglich aus dem Mittelmeerraum, wird heute aber weltweit in allen warmen und gemäßigten Breiten angebaut.

AUSSEHEN
Oregano ist ein ausdauernder Halbstrauch, der eine Höhe von bis zu 60 Zentimetern erreichen kann. Die kleinen länglich-ovalen, oben oft spitz zulaufenden und an den Rändern teils behaarten Blätter stehen gegeständig an den verzweigten Stängeln. Von Mai bis September bilden sich zahlreiche weißliche bis purpurfarbene Blüten.

WAS WIRD VERWENDET?
Blätter und Zweige.

WIE SCHMECKT ER?
Oregano hat einen würzig-aromatischen, ganz leicht bitteren Geschmack. In warmen Ländern wie Mexiko kann er eine intensive Schärfe entwickeln.

WAS KANN ICH DAMIT MACHEN?
Kräuterrührei mit Schinken (Seite 113), Brennnessel-Quark-Quiche (Seite 126), Kürbis-Kräuter-Flammkuchen mit Schinken (Seite 133), Kräutersalat mit Thymian-Ziegenkäse (Seite 148), Tomaten-Kräuter-Shake (Seite 181).

WIE HILFT ER BEIM ABNEHMEN?
Haben Sie sich schon mal gefragt, warum viele Italienerinnen trotz Pizza und Pasta so schlank sind? Das könnte am Oregano liegen, der so gut wie in keinem italienischen Gericht fehlen darf. Das Kraut kurbelt nämlich die Fettverdauung kräftig an.

VORSICHT

Vom Gebrauch ätherischen Oreganoöls ist in der Schwangerschaft abzuraten. Als Küchenkraut können Sie ihn jedoch in üblichen Mengen getrost verzehren.

PETERSILIE

•

Petroselinum crispum

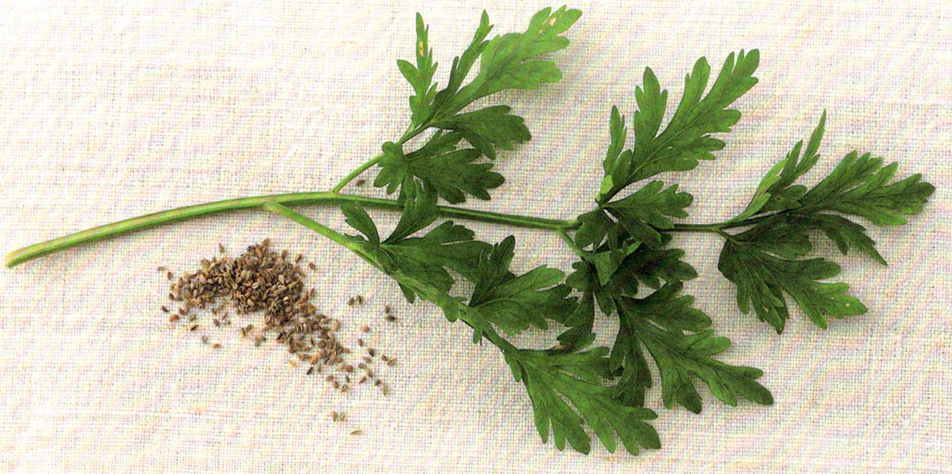

VORKOMMEN
Ganz Europa, vor allem im Mittelmeerraum.

AUSSEHEN
Die zweijährige Pflanze hat je nach Sorte dunkelgrüne glatte oder krause Blätter. Die gelbgrünen Blütendolden bilden sich von Juni bis Juli. Aus ihnen entwickeln sich im Herbst die kleinen eiförmigen, aromatischen Samenfrüchte.

WAS WIRD VERWENDET?
Blätter und Samen sowie die rübenförmige Wurzel.

WIE SCHMECKT SIE?
Das Kraut hat einen leicht bitteren und etwas scharfen Geschmack – wobei die krausen Sorten weniger aromaintensiv sind als glatte Petersilie.

WAS KANN ICH DAMIT MACHEN?
Zum Beispiel Kräuter-Vollkornbrot (Seite 104), Frühlingsgemüse mit Grüner Sauce (Seite 118), Orientalischer Kichererbseneintopf (Seite 123), Kalbs-Saltimbocca mit Tomatenlinsen (Seite 132), Kräuter-Linguine mit Muscheln und Garnelen (Seite 137), Rinder-Carpaccio mit Kräutersauce (Seite 158), Kräuter-Krabben (Seite 173) – und noch viel, viel mehr (siehe Rezepte ab Seite 103).

WIE HILFT SIE BEIM ABNEHMEN?
Petersilie regt die Verdauung an und bindet Giftstoffe, sodass sie ausgeschieden werden können. Stellen Sie sich also ruhig ein Töpfchen auf die Fensterbank und naschen Sie immer mal wieder ein Blättchen im Vorbeigehen. Das kurbelt die Entschlackung an.

VORSICHT

Bei akuter Nierenentzündung sollten Sie die Finger von dem Kraut lassen.

PORTULAK

•

Portulaca oleracea

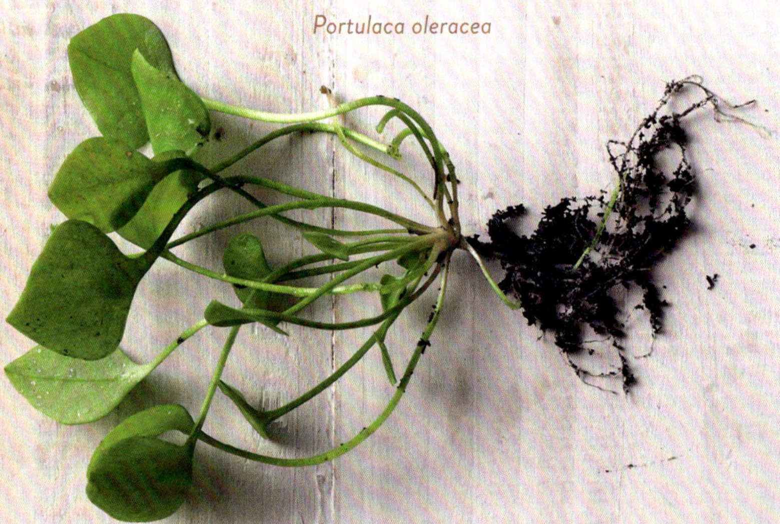

VORKOMMEN
Von Europa bis Vorderasien.

AUSSEHEN
Einjährige Pflanze mit roten, runden Stängeln. Die dunkelgrünen, dickfleischigen Blätter sind stumpf spatelförmig. Blüht im Juli gelb.

WAS WIRD VERWENDET?
Die frischen Blätter.

WIE SCHMECKT ER?
Interessant – wobei dieser Begriff hier einmal nicht als Synonym für »schrecklich« steht. Selbst die Sterneküche hat Portulak aufgrund seines säuerlich-nussigen Geschmacks für sich entdeckt.

WAS KANN ICH DAMIT MACHEN?
Spitzkohlnudeln mit Portulak-Pesto (Seite 124), Fruchtiger Portulaksalat (Seite 147), Kräutersalat mit Thymian-Ziegenkäse (Seite 148), Puten-Papaya-Salat mit Portulak (Seite 161), Grüner Gurken-Portulak-Drink (Seite 181).

WIE HILFT ER BEIM ABNEHMEN?
Portulak hat es richtig in sich. Er enthält Vitamin A, B, C und E, Mineralien wie Kalzium, Kalium, Magnesium, Eisen und Zink sowie viel Omega-3-Fettsäuren, die die Arterien geschmeidig halten und so vor Herzinfarkt und Schlaganfall schützen. Und beim Abnehmen hilft er auch noch, weil er die Verdauung stärkt und dem Körper viel natürliches Vitamin C zur Verfügung stellt. Und das wiederum wirkt sich äußerst günstig auf den Fettstoffwechsel aus.

KÜCHENTIPP

Verwenden Sie Portulak möglichst frisch und am besten roh. In warmen Speisen erst zum Schluss zugeben und nur ganz kurz mitgaren.

PU-ERH

•

Camellia sinensis

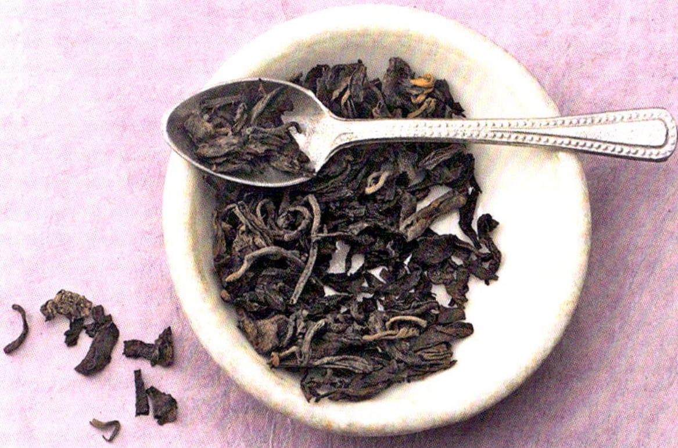

VORKOMMEN
Pu-Erh-Tee stammt aus der gleichnamigen Stadt in der chinesischen Provinz Yunnan.

AUSSEHEN
Immergrüner Strauch oder kleiner Baum mit glänzend grünen, ledrigen, an der Unterseite behaarten Blättern. Die weißen Blüten bilden sich je nach Standort im Herbst, Spätwinter oder Sommer.

WAS WIRD VERWENDET?
Die Blätter.

WIE SCHMECKT ER?
Pu-Erh-Tee hat einen kräftigen, erdigen Geschmack. Wem das zu intensiv ist, der kann den ersten Aufguss wegschütten und den zweiten, milderen trinken.

WAS KANN ICH DAMIT MACHEN?
Kaltgerührtes Pu-Erh-Tee-Pflaumenmus (Seite 107), Pu-Erh-Gewürztee (Seite 182), Rosmarin-Teedrink mit Pfirsich (Seite 183).

WIE HILFT ER BEIM ABNEHMEN?
Pu-Erh besitzt drei wichtige Eigenschaften: Er aktiviert die Leber und regt so die Entgiftung an, fördert die Fettverbrennung und senkt den Cholesterinspiegel im Blut. Wissenschaftlich untermauert sind diese Thesen zwar nicht, wir können uns aber auf 1700 Jahre chinesische Erfahrung verlassen.

VORSICHT
Pu-Erh-Tee enthält Koffein und sollte deshalb nur in Maßen getrunken werden (maximal drei Tassen am Tag).

ROSMARIN

•

Rosmarinus officinalis

VORKOMMEN
Ursprünglich stammt das Kraut aus dem Mittelmeerraum, heute wird es europaweit angebaut.

AUSSEHEN
Mehrjähriger, immergrüner Strauch, der bei entsprechendem Klima eine Höhe von bis zu 150 Zentimetern erreichen kann, in unseren Breiten jedoch nicht immer winterhart ist. Die langen, schmalen, ledrigen Blätter sind an der Oberseite dunkelgrün, an der Unterseite silbrig-weiß beflaumt. Sie erinnern optisch an Tannennadeln, aber ihr Duft lässt keine Verwechslung zu. Von März bis Mai, manchmal auch bis in den September hinein, bilden sich kleine hellblaue Blüten.

WAS WIRD VERWENDET?
Blätter und Blüten.

WIE SCHMECKT ER?
Rosmarin hat ein intensives Aroma. Der Geschmack ist würzig-herb mit einem Hauch von Schärfe, die ein wenig an Eukalyptus und Kampfer erinnert. Auch eine leicht bittere Note gehört dazu.

WAS KANN ICH DAMIT MACHEN?
Mediterranes Ofengemüse-Hähnchen (Seite 134), Kräuter-Antipasti-Gemüse mit Feta (Seite 151), Zitruscremesuppe mit Rosmarin (Seite 166), Tomaten-Mozzarella-Spieße (Seite 171), Süßkartoffel-Kräuter-Chips (Seite 175), Rosmarin-Apfel-Gelee mit Zimt-Joghurt (Seite 177), Rosmarin-Teedrink mit Pfirsich (Seite 183).

WIE HILFT ER BEIM ABNEHMEN?
Die in Rosmarin enthaltenen ätherischen Öle Borneol, Linalool, Camphen, Cineol und Kampfer sowie die Gerbstoffe, Bitterstoffe und Harze machen ihn äußerst wertvoll für die Verdauung. Das Kraut entkrampft den Magen-Darm-Trakt und sorgt dafür, dass der Blutzuckerspiegel nach einem Essen nicht zu schnell nach oben steigt. Außerdem kurbelt Rosmarin den Kreislauf an, erhöht den Blutdruck und steigert die Konzentrationsfähigkeit. Und einen Platz bei den pflanzlichen Antibiotika hat er auch ergattert, da er sowohl bakterien- als auch virentötende Eigenschaften besitzt.

VORSICHT

Schwangere und stillende Frauen sollten Rosmarin nur in geringen Mengen verwenden, da zu hohe Dosen Gebärmutterblutungen auslösen können. Aufgrund seiner munter machenden Wirkung sollten Sie Rosmarin zudem nicht unbedingt spätabends verzehren.

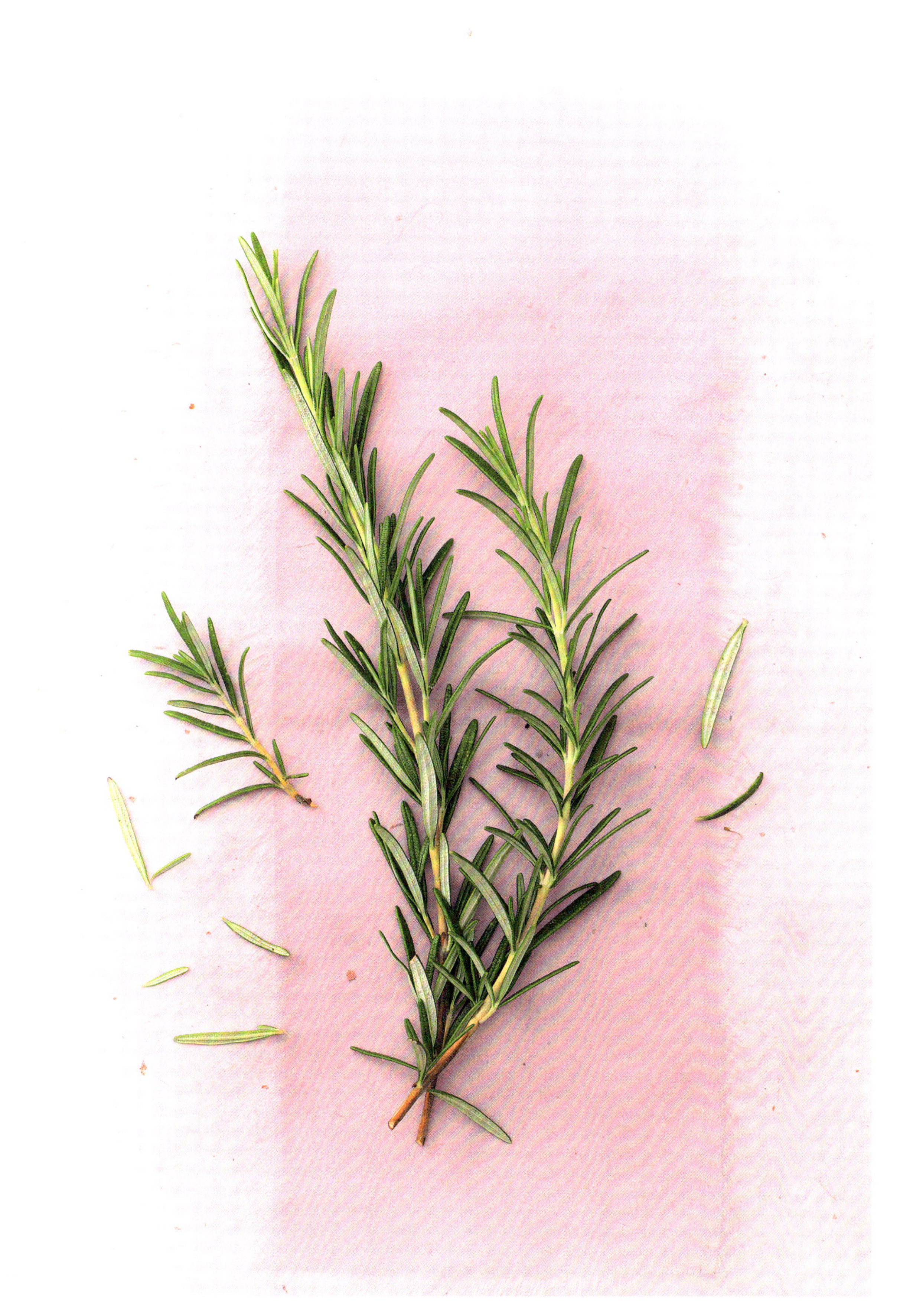

SALBEI

Salvia officinalis

VORKOMMEN

Seine Heimat war ursprünglich der Mittelmeerraum, heute kommt er in allen gemäßigten Klimaregionen vor.

AUSSEHEN

Meist ausdauernder, immergrüner Strauch, der eine Höhe von bis zu 80 Zentimetern erreichen kann. Die Blätter sind oval, filzig und ihre Farbe wechselt mit der Zeit von graugrün zu silbrig. Von Juni bis August bilden sich die blauen bis violetten Blüten.

WAS WIRD VERWENDET?

Die Blätter.

WIE SCHMECKT ER?

Schon der Geruch ist sehr aromatisch frisch. Der Geschmack von Salbei lässt sich jedoch schwer beschreiben und so reicht die Palette von würzig, pfeffrig, bitter und herb-holzig bis zu medizinisch und stechend. Darunter können Sie sich nichts vorstellen? Dann müssen Sie ihn einfach probieren.

WAS KANN ICH DAMIT MACHEN?

Kräuter-Vollkornbrot (Seite 104), Kalbs-Saltimbocca mit Tomatenlinsen (Seite 132), Süßkartoffel-Kräuter-Chips (Seite 175).

WIE HILFT ER BEIM ABNEHMEN?

Vielleicht haben Sie schon einmal bei Halsschmerzen auf Salbei zurückgegriffen und sich seine entzündungshemmende Eigenschaft zunutze gemacht. Aber das ist nur ein winziger Auszug aus seinem Heilrepertoire! So wird er auch bei Wechseljahrsbeschwerden, Hitzewallungen, Husten, Entzündungen im Mund- und Rachenraum, übermäßigem Schwitzen, Verdauungsbeschwerden und bei Blähungen eingesetzt. Wenn Sie Gewicht verlieren möchten, helfen nicht nur seine verdauungsfördernden Eigenschaften. Salbei vermag auch Stress zu lindern, die Psyche zu entspannen und so das allgemeine Wohlbefinden zu fördern. Das ist beim Abnehmen ein nicht zu unterschätzender Faktor.

VORSICHT

Wenn Sie stillen, sollten Sie auf Salbei lieber verzichten, weil seine Inhaltsstoffe die Milchproduktion hemmen.

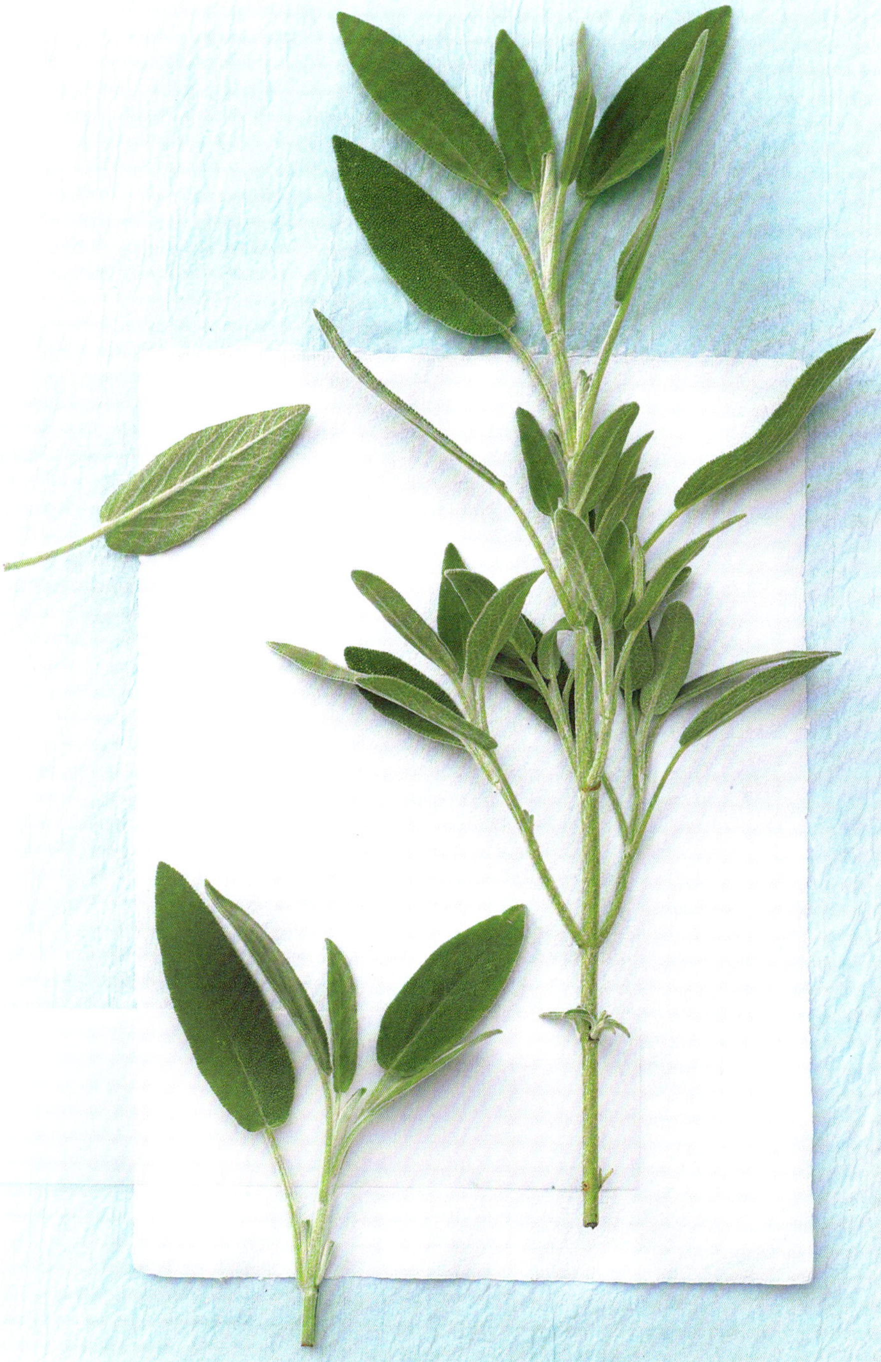

SAUERAMPFER

•

Rumex acetosa

VORKOMMEN

Europa und Asien.

AUSSEHEN

Mehrjährige, winterharte Pflanze, die bis zu 1 Meter hoch wachsen kann. Die glatten, pfeilförmigen Blätter sind dunkelgrün bis rötlich. Zwischen Mai und September bilden sich unscheinbare, anfangs grünliche, später rötliche Blüten.

WAS WIRD VERWENDET?

Die Blätter.

WIE SCHMECKT ER?

Sauerampfer hat einen angenehm sauren und frischen Geschmack, der gerne mit dem von Kiwis verglichen wird.

WAS KANN ICH DAMIT MACHEN?

Maikräutersuppe mit Gänseblümchen (Seite 116), Frühlingsgemüse mit Grüner Sauce (Seite 118), Taboulé mit Wildkräutern (Seite 156), Hähnchenfilet mit Sauerampfercreme (Seite 160), Kräutermatjes mit Gurken-Mango-Salat (Seite 165), Möhren-Rohkost auf Sauerampfer-Dickmilch (Seite 170), Sauerampfer-Apfel-Smoothie (Seite 180).

WIE HILFT ER BEIM ABNEHMEN?

Sauerampfer enthält deutlich mehr Vitamin C als andere Kräuter und wurde deswegen früher zur Behandlung von Skorbut eingesetzt. Außerdem enthält er die Vitamine B_1, B_2, B_6 und E, ist reich an Eisen sowie an Gerbstoffen, die die Verdauung fördern, das Blut reinigen und entschlacken. Wegen dieser reinigenden Wirkung verwendet man ihn auch gerne bei Hautunreinheiten und Akne.

VORSICHT

Sauerampfer enthält Oxalsäure, die in großen Mengen giftig wirkt. Es kann dann zu Nierenschäden oder Krämpfen kommen. Verwenden Sie das Kraut daher nicht in großen Mengen und/oder über einen längeren Zeitraum. Essen Sie außerdem nur die jungen, durchgängig grünen Blätter. Je höher der Rotanteil ist, desto höher ist auch der Oxalsäuregehalt – abgesehen davon, dass diese Bläter auch bitter sind.

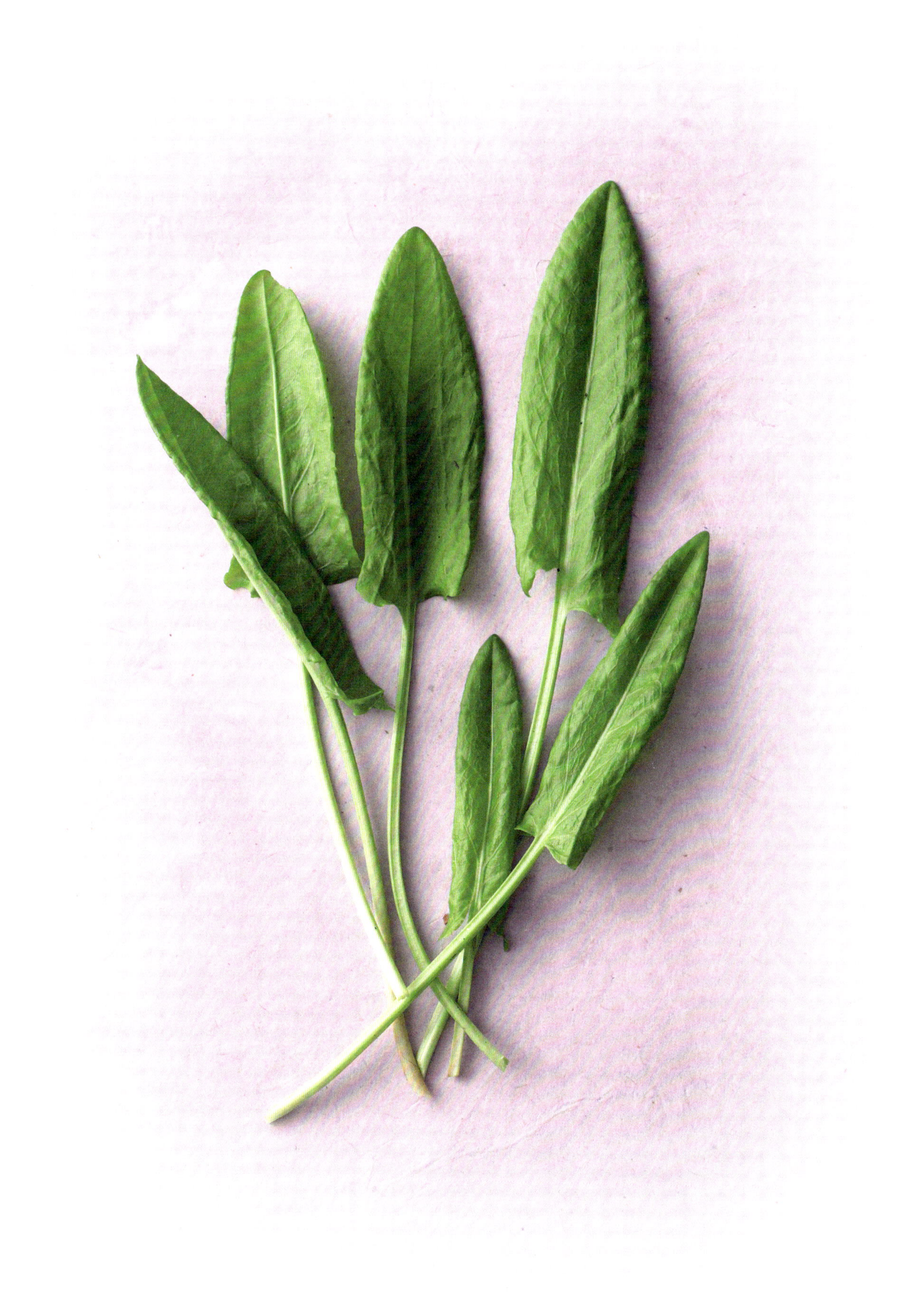

SCHAFGARBE

•

Achillea millefolium

VORKOMMEN

In allen gemäßigten Gebieten Europas und Asiens.

AUSSEHEN

Die mehrjährige, ausdauernde Pflanze kann eine Höhe von bis zu 70 Zentimetern erreichen. Den aufrechten, behaarten Stängeln entspringen längliche, mehrfach gefiederte Blätter. Zwischen Mai und Oktober bilden sich Scheindolden aus kleinen, weiß bis rosafarben überhauchten Blüten.

WAS WIRD VERWENDET?

Sowohl die Blätter als auch das ganze Kraut.

WIE SCHMECKT SIE?

Der Duft der Blüten ist recht würzig, der Geschmack ist allerdings etwas bitter. Dasselbe gilt für das ganze Kraut.

WAS KANN ICH DAMIT MACHEN?

Maikräutersuppe mit Gänseblümchen (Seite 116), Pellkartoffeln mit Frühlingskräuter-Quark (Seite 120), Taboulé mit Wildkräutern (Seite 156), Tomaten-Kräuter-Shake (Seite 181).

WIE HILFT SIE BEIM ABNEHMEN?

Schon Pfarrer Kneipp sagte: »Viel Unheil blieb den Frauen erspart, würden sie zur Schafgarbe greifen.« So reguliert sie eine zu starke oder schmerzhafte Menstruation, lindert Wechseljahrsbeschwerden, hilft bei Krampfadern und geschwollenen Beinen. Auch den Namen »Blutstillkraut« hat sie sich redlich verdient, da sie die Fähigkeit hat, Wunden zu desinfizieren und den Blutfluss zu stoppen. Zu den Abnehm-Kräutern gehört sie, weil sie die Verdauung fördert, die Produktion der Gallenflüssigkeit anregt und Krämpfe im Magen-Darm-Trakt löst. Auch wenn Sie einen empfindlichen Magen haben, profitieren Sie von einer Tasse Schafgarben-Tee. Denn die Wirkstoffe dieser Pflanze beruhigen die Magenschleimhaut und entkrampfen.

VORSICHT

Bei einer Allergie auf Korbblütler sollten Sie zunächst an einer kleinen Hautpartie testen, wie Ihr Immunsystem auf Schafgarbe reagiert.

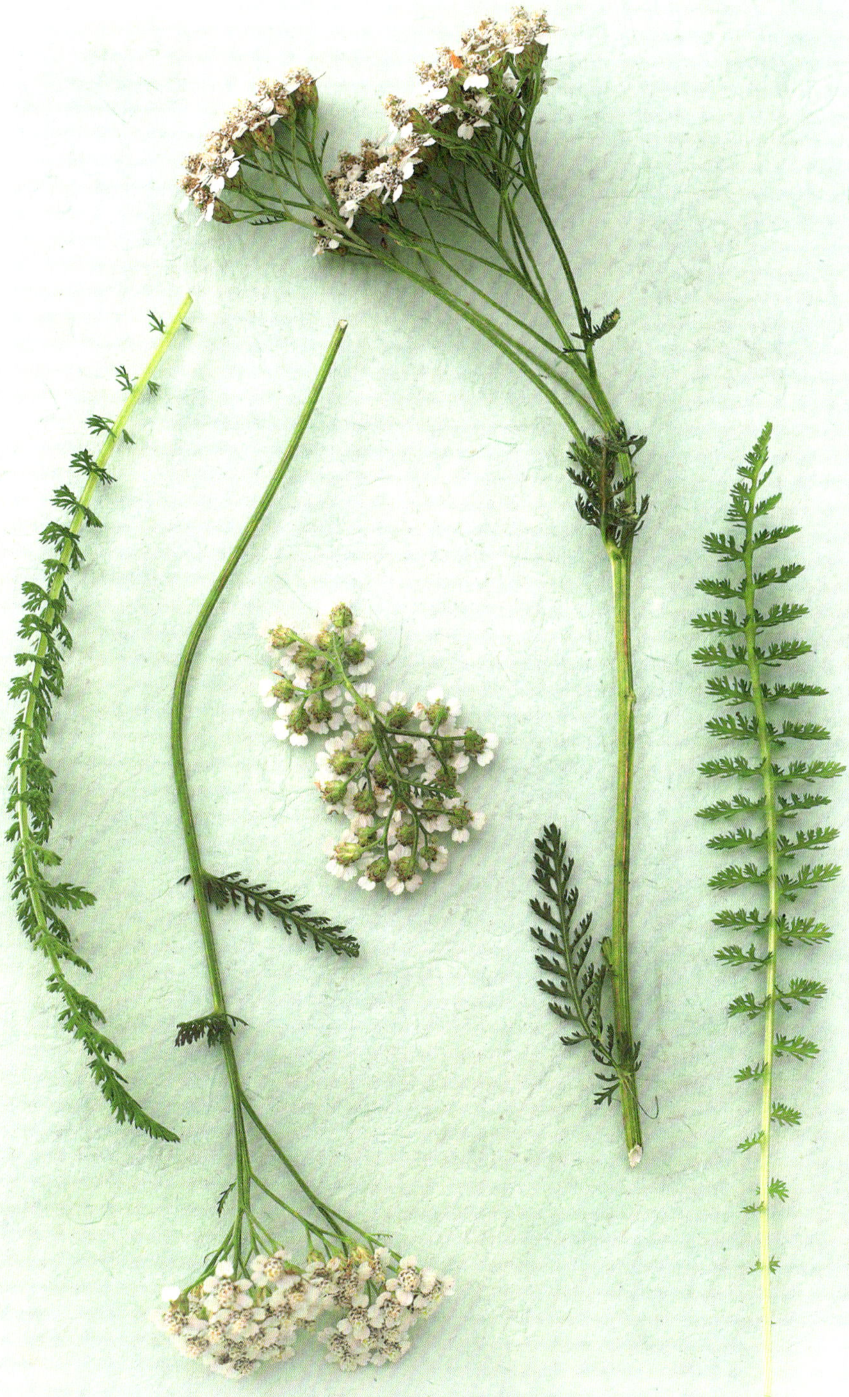

EXOTISCHE KRÄUTER UND GEWÜRZE

•

ACAI

Euterpe oleracea

VORKOMMEN

Südamerika, besonders häufig in Brasilien.

AUSSEHEN

Die blaulilafarbene Frucht der Acai-Palme hat in etwa die Größe einer Weinbeere.

WAS WIRD VERWENDET?

Die Früchte.

WIE SCHMECKT SIE?

Erinnert etwas an Wald- und Blaubeeren.

WAS KANN ICH DAMIT MACHEN?

Bei uns nur als Kapseln oder Saft erhältlich – ein Schuss davon passt gut in Smoothies.

WIE HILFT SIE BEIM ABNEHMEN?

Soll den Stoffwechsel und die Fettverbrennung ankurbeln, die Leistungsfähigkeit steigern und den Alterungsprozess verlangsamen.

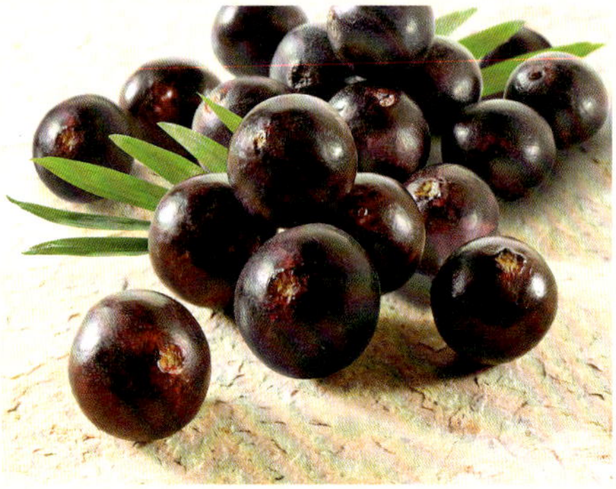

CHILI

Capsicum frutescens oder annuum

VORKOMMEN

Süd- und Mittelamerika sowie Südostasien.

AUSSEHEN

Meist grüne oder rote Frucht der Chilipflanze.

WAS WIRD VERWENDET?

Die Früchte.

WIE SCHMECKT ER?

Scharf, je nach Sorte sehr scharf.

WAS KANN ICH DAMIT MACHEN?

Zum Beispiel Steinbeißer mit Salsa verde (Seite 136), Puten-Papaya-Salat mit Portulak (Seite 161), Würzig geröstete Nüsse und Mandeln (Seite 174) und noch viel mehr (siehe Rezepte ab Seite 103).

WIE HILFT ER BEIM ABNEHMEN?

Chili regt den Stoffwechsel stark an, und das kommt auch der Fettverbrennung zugute.

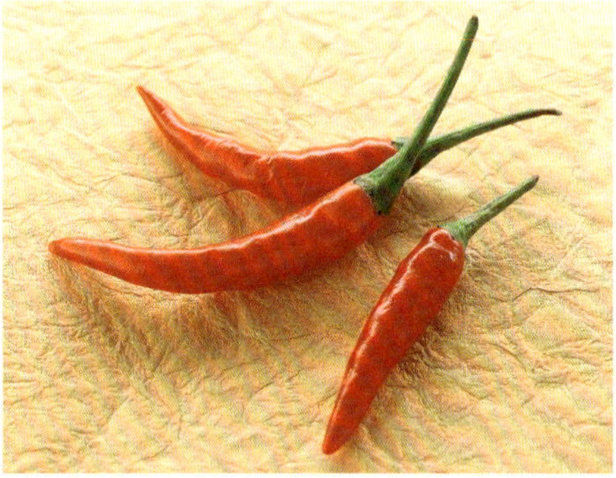

GALGANT

Alpinia officinarum

VORKOMMEN
Südostasien.

AUSSEHEN
Mehrjährige, schilfartige Staude aus der Familie der Ingwergewächse, die eine Höhe von bis zu 150 Zentimetern erreichen kann.

WAS WIRD VERWENDET?
Die Wurzeln (Rhizome).

WIE SCHMECKT ER?
Galgant hat einen bitteren, scharfen und gleichzeitig süßlichen Geschmack. Man verwendet ihn selten allein als Würzmittel, meist ist er Teil einer Gewürzmischung, wie zum Beispiel in Currypulver.

WAS KANN ICH DAMIT MACHEN?
Miso-Suppe mit Gartenkräutern (Seite 115), Möhren-Rohkost auf Sauerampfer-Dickmilch (Seite 170), Pu-Erh-Gewürztee (Seite 182).

WIE HILFT ER BEIM ABNEHMEN?
Durch die ätherischen Öle Galganol und Alpinol fördert Galgant die Verdauung, entkrampft und entbläht den Magen-Darm-Trakt und wirkt entzündungshemmend. Die Wurzel ist fester Bestandteil der indischen Heilkunde.

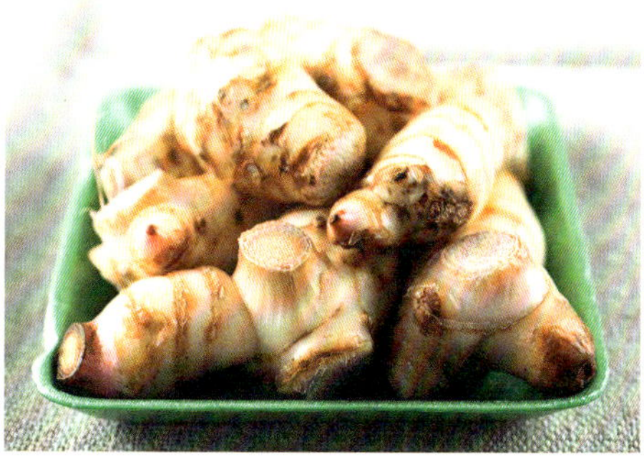

VANILLE

Vanilla planifolia

VORKOMMEN
Tropisches Mittelamerika.

AUSSEHEN
Immergrüne Kletterpflanze aus der Familie der Orchideen. Aus den dekorativen Blüten bilden sich lange Kapselfrüchte (»Vanilleschoten«).

WAS WIRD VERWENDET?
Das Mark der unreifen Früchte; sie werden erst durch die anschließende Behandlung und Fermentierung braun.

WIE SCHMECKT SIE?
Süß, weich, betörend.

WAS KANN ICH DAMIT MACHEN?
Kaltgerührtes Pu-Erh-Tee-Pflaumenmus (Seite 107), Zitruscremesuppe mit Rosmarin (Seite 166), Rhabarber-Gewürz-Clafoutis (Seite 167), Pu-Erh-Gewürztee (Seite 182).

WIE HILFT SIE BEIM ABNEHMEN?
Abgesehen von ihrer verdauungsfördernden Eigenschaft hat die »Königin der Gewürze« einen ganz entscheidenden Vorteil beim Abnehmen: Ihr Duft zügelt den Appetit – insbesondere den Heißhunger auf Süßes!

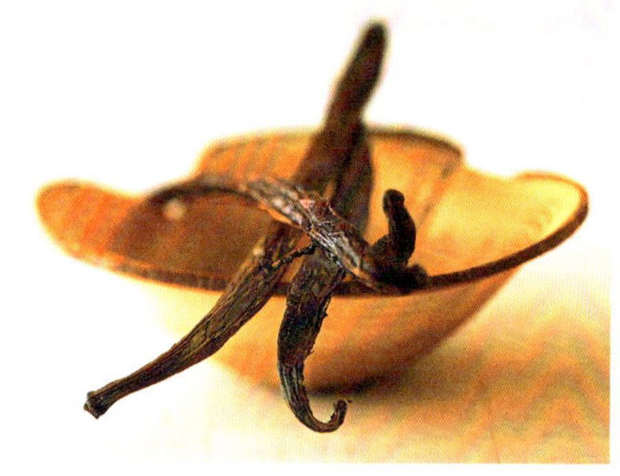

SCHNITTLAUCH

•

Allium schoenoprasum

VORKOMMEN
Woher Schnittlauch ursprünglich stammt, ist nicht sicher – vermutlich aus China, Sibirien oder dem Alpenraum. Tatsache ist, dass er heutzutage auf der ganzen Welt in allen gemäßigten Klimazonen kultiviert wird.

AUSSEHEN
Aus dem Wurzelstock der mehrjährigen Pflanze bilden sich im Frühling die länglichen, hohlen Stängel, die bis zu 30 Zentimeter lang werden können. Ab Mai zeigen sich die kugelförmigen, rosavioletten essbaren Blüten.

WAS WIRD VERWENDET?
Stängel und Blüten.

WIE SCHMECKT ER?
Geschmacklich liegt der Schnittlauch zwischen Zwiebel und Lauch. Ich persönlich empfinde ihn allerdings als viel milder, feiner und zarter als die eher dominanten »Verwandten«. Das macht ihn zu einem echten Gewürz-Allrounder.

WAS KANN ICH DAMIT MACHEN?
Kräuter-Quark-Brötchen (Seite 103), Kräuterrührei mit Schinken (Seite 113), Vollkornbrot mit Kräuter-Hüttenkäse (Seite 108), Miso-Suppe mit Gartenkräutern (Seite 115), Frühlingsgemüse mit Grüner Sauce (Seite 118), Pellkartoffeln mit Frühlingskräuter-Quark (Seite 120), Grünes Kartoffelpüree mit Räuchermakrele (Seite 121), Gemüse-Weizen mit Liebstöckel (Seite 128), Kürbis-Kräuter-Flammkuchen mit Schinken (Seite 133), Kräuter-Linguine mit Muscheln und Garnelen (Seite 137), Rettich-Apfel-Carpaccio mit Schnittlauch (Seite 143), Ingwer-Tatar-Bällchen mit Rote-Bete-Salat (Seite 159), Bunte Gemüsesticks mit Tahin-Kräuter-Dip (Seite 169), Kräuter-Krabben (Seite 173).

WIE HILFT ER BEIM ABNEHMEN?
Schnittlauch ist eine echte Vitamin-C-Bombe! In 100 Gramm stecken über 50 Milligramm davon. Für dieselbe Menge müssten Sie ungefähr 1 Kilo Äpfel essen (zugegeben, auch bei den Apfelsorten variiert der Vitamin-C-Gehalt. Aber die »Supermarktsorten« wie Golden Delicious und Granny Smith sind nicht gerade reich daran).
Außerdem enthält Schnittlauch viele Spurenelemente, Mineralien und Eisen. Seine Senföle sorgen zudem für eine verdauungsfördernde Wirkung und haben im Magen-Darm-Trakt eine antiseptische Wirkung. Die Kombination aus viel Eisen und Vitamin C macht ihn gerade im Frühling als Muntermacher beliebt, da er dem Immunsystem einen kräftigen Kick gibt. Außerdem regt er die Fettverbrennung und den Stoffwechsel an.

KÜCHENTIPP

Schnittlauch ist empfindlich. Einmal kleingeschnitten, verliert er sehr schnell sein Aroma und Mitkochen verzeiht er auch nicht. Geben Sie ihn daher immer erst ganz zum Schluss in die Speisen.

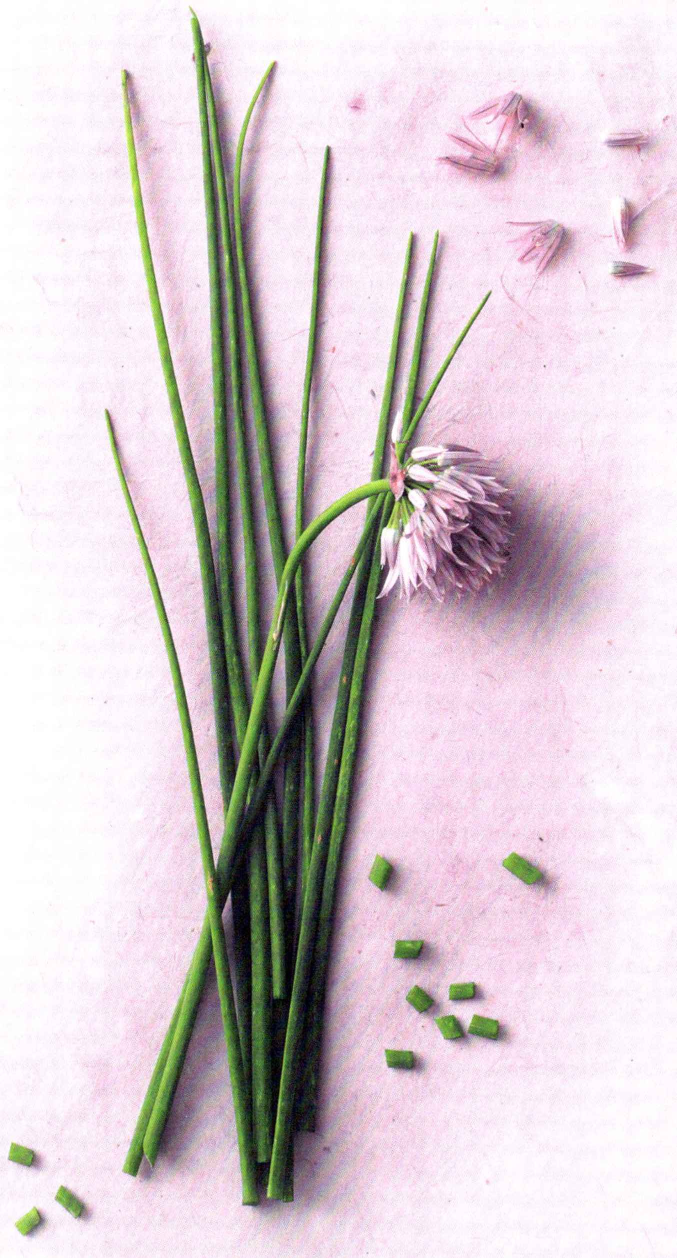

WACHOLDER

•

Juniperus communis

VORKOMMEN
Gemäßigtere und kühlere Regionen Europas, Asiens und Amerikas.

AUSSEHEN
Das immergrüne Nadelgehölz mit seiner rötlichen, dünnen Rinde wächst je nach Klimaregion als säulenartiger Strauch oder bis zu 10 Meter hoher Baum. Die Blätter sind nadelförmig und werden zwischen 10 und 15 Millimeter lang. Zwischen April und Mai bilden sich gelblich grüne Blüten, die sich im zweiten Reifejahr zu bläulichen und violetten Scheinbeeren entwickeln.

WAS WIRD VERWENDET?
Die Früchte.

WIE SCHMECKT ER?
Süßlich-aromatisch, jedoch mit einem bitter-herben Nachgeschmack.

WAS KANN ICH DAMIT MACHEN?
Kräuter-Vollkornbrot (Seite 104), Hähnchenfilet mit Sauerampfercreme (Seite 160), Gebeizter Lachs mit Basilikum (Seite 162), Fischsalat mit Kapuzinerkresse (Seite 164), Kräutermatjes mit Gurken-Mango-Salat (Seite 165).

WIE HILFT ER BEIM ABNEHMEN?
Über den Weg gelaufen sind Ihnen Wacholderbeeren bestimmt schon mal im Sauerkraut. Denn sie unterstreichen zum einen den säuerlichen Geschmack und helfen durch ihre ätherischen Öle zum anderen, Blähungen, Völlegefühl und Sodbrennen zu vermeiden. Und damit sind wir schon mittendrin in den Heilkräften des Wacholders. Er sorgt für eine reibungslose Verdauung und entschlackt. Neben seiner stoffwechselanregenden Eigenschaft besitzt er auch die Fähigkeit, den Blutzuckerspiegel konstant zu halten, und schützt so vor Heißhungerattacken und unkontrolliertem Essverhalten.

VORSICHT

Schwangere und Nierenkranke sollten keine Wacholderbeeren verzehren!

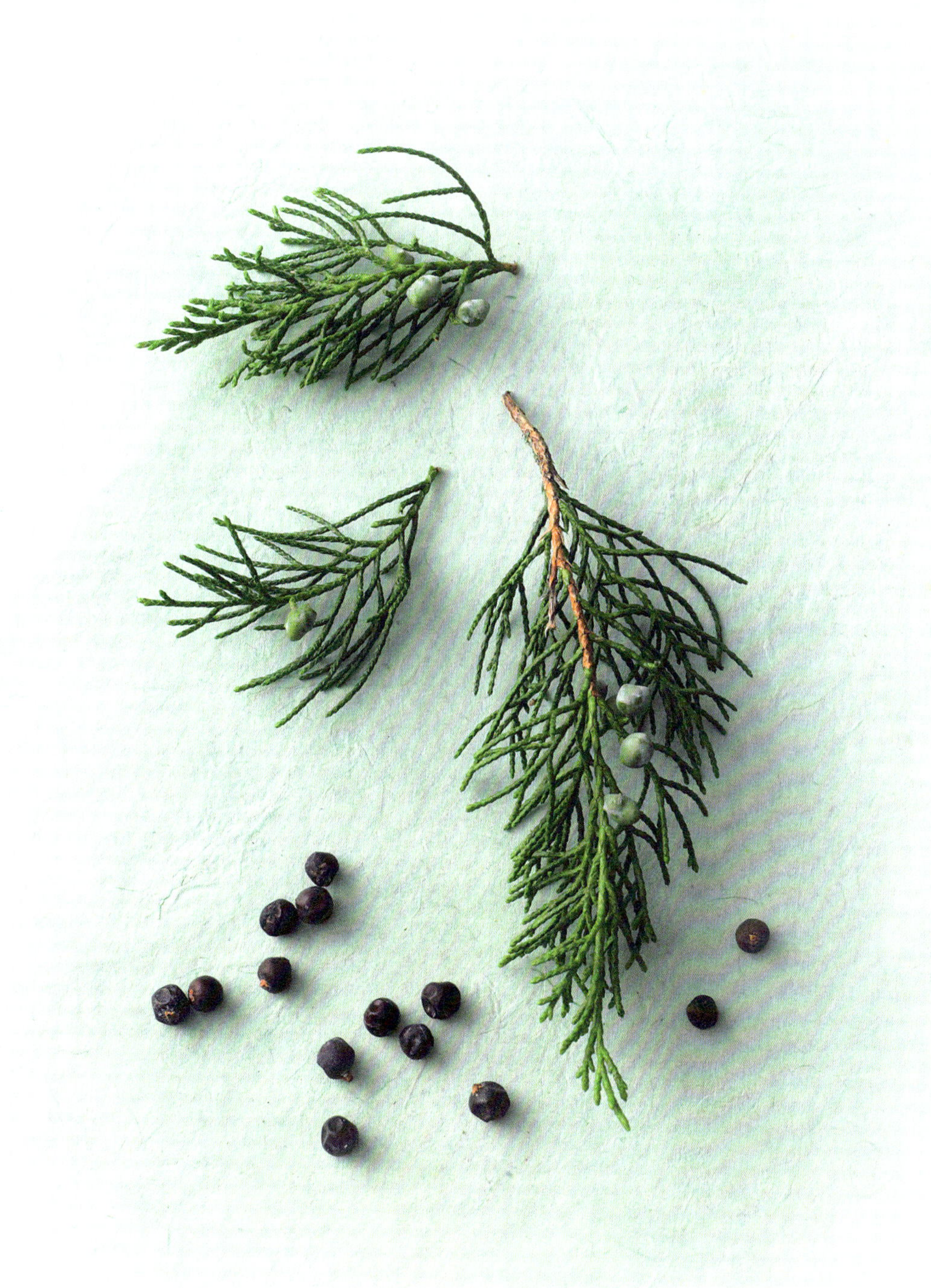

MIT KRÄUTERN DURCHS JAHR

FRÜHLING

Kennen Sie das: Über den Winter haben sich kleine Speckröllchen gebildet, aber für ein ausgedehntes Sportprogramm hat Sie die Frühjahrsmüdigkeit einfach zu fest im Griff? Da hilft nur Kräuterkraft! Zum Glück hält die Natur, wenn sie aus ihrem Winterschlaf erwacht, genau das bereit, was unser Körper jetzt braucht. Die »jungen Wilden« wie Brennnessel, Löwenzahn, Ehrenpreis, Gundermann und Wiesenschaumkraut sprießen – und noch viele andere Wildkräuter. Ihre Inhaltsstoffe bringen den Stoffwechsel auf Trab, entgiften und entschlacken, und das ist genau das, was der Körper gerade braucht: eine Grundreinigung. Auch Bärlauch hat jetzt Saison. Ihn sollten Sie sich wegen seines hohen Mineralien- und Vitamingehalts auf keinen Fall entgehen lassen.

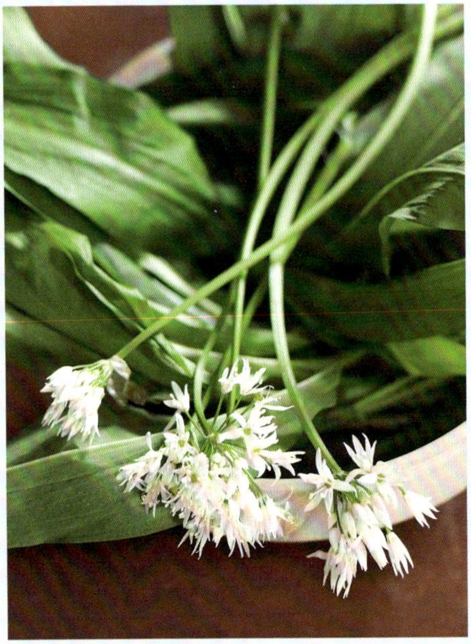

Und wie kommt man nun an all das gesunde Grün? Am besten buchen Sie einen geführten Kräuterspaziergang, zum Beispiel bei der örtlichen Volkshochschule. Dort lernen Sie, die Wildkräuter in Ihrer Umgebung selbst zu bestimmen, damit Sie Ihren Vorrat selbst pflücken können.
Alternativ können Sie heute frische Wildkräuter auch über das Internet bestellen (siehe Bezugsquellen ab Seite 186) und sie sich per Lieferservice bequem nach Hause schicken lassen. Aber das macht, zumindest mir, nicht annähernd so viel Spaß wie selbst zu pflücken.

SOMMER

Jetzt ist Kräuter-Erntezeit, schöpfen Sie aus dem Vollen! Der Bärlauch und manche anderen Wildkräuter ziehen sich schon wieder zurück, aber sonst ist die Vielfalt an frischen Kräutern zu keiner Zeit im Jahr größer. Also raus in den Garten oder wo auch immer Ihre Kräuter stehen und los geht's! Nehmen Sie eine kleine Schere oder ein Messer mit sowie ein Körbchen oder einen anderen Behälter für die Kräuter.
Jedes Kraut hat seine Eigenheiten, wie es am besten geerntet wird. So kann man zum Beispiel bei Pfefferminze, Thymian, Majoran, Oregano oder Rosmarin ganze Triebe abernten – das verjüngt und pflegt die Pflanze sogar und sie wächst dann noch kräftiger. Bei anderen Kräutern wie zum Beispiel dem Basilikum dagegen sollte man immer nur die Triebspitzen abschneiden. Wieder andere, wie Kresse oder Kerbel, kann man komplett abernten, da sie nicht mehr nachwachsen. Sie sehen schon: »Jeder Jeck ist anders«, wie man bei uns in Köln sagt. Und das trifft auch auf die Kräuterwelt zu. Wichtig in allen Fällen: Suchen Sie sich nur solche Blätter und Blüten aus, die einwandfrei ausse-

hen, die also frei von Schädlingen oder dunklen Stellen sind.
Um der Kräuterflut in diesen sommerlichen Tagen Herr zu werden, sollten Sie sich – trotz schönen Wetters – mit dem Thema »Kräuter konservieren« vertraut machen (siehe Seite 56 und 57). Wäre doch schade, all die grünen Wirkstoffe zu vergeuden.

HERBST

Das »Kräuter-Zeitfenster« beginnt sich jetzt schon langsam zu schließen, aber keine Sorge, die Saison ist noch nicht ganz vorbei. Im Garten gilt es jetzt die Kräuter abzuernten, die den ersten Frost nicht überstehen würden. Was an Liebstöckel, Bohnenkraut, Kapuzinerkresse und Borretsch noch im Beet steht, sollten Sie jetzt verarbeiten oder für die kalte Jahreszeit konservieren. Bei den mediterranen Kräutern kommt es darauf an, ob Sie frostharte Arten gewählt haben. Die können nämlich auch gut durch den deutschen Winter kommen. Alle anderen überwintern im Töpfchen im kühlen, aber frostfreien Keller oder Treppenhaus.

Wenn Sie auch im Winter nicht auf frische Kräuter verzichten möchten, sollten Sie jetzt anfangen, Ihre Fensterbank zur Kräuterzuchtstation umzuwandeln. Wie das geht, erfahren Sie auf Seite 38. Aber auch in freier Wildbahn ist durchaus noch etwas Gesundes zu holen. So finden Sie jetzt noch Löwenzahn, Vogelmiere und Sauerampfer.

WINTER

Jetzt wird es in der Natur zugegebenermaßen etwas ruhiger. Aber solange noch kein Schnee liegt, können Sie durchaus noch auf Kräutersuche gehen. Ich habe schon oft mitten im Dezember Brennnessel, Löwenzahn und – wenn der Winter recht mild ist – sogar Gänseblümchen gefunden, mit denen ich meinen Speiseplan vitaminreich ergänzen konnte. Aber auch für die, die nicht so gerne auf Kräutersuche in abgelegenen Waldstücken unterwegs sind, gibt es eine Möglichkeit, an frisches Grün zu kommen. Denn auf der Fensterbank ist auch im Winter Erntezeit und diese Chance sollten Sie sich auf gar keinen Fall entgehen lassen.

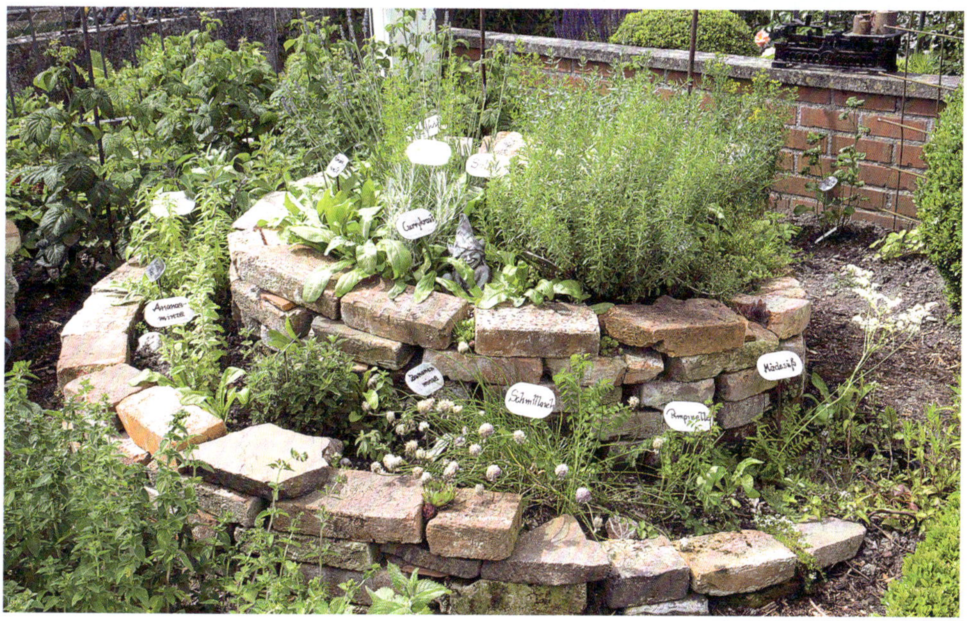

ZIMT

•

Cinnamomum

VORKOMMEN

Süd- und Südostasien.

AUSSEHEN

Immergrüner Baum von bis zu 20 Meter Höhe mit großem, dickem, ledrigem Laub. Aus den unscheinbaren, weißlich gelben Blüten bilden sich erbsengroße, schwarzrote Beeren.

WAS WIRD VERWENDET?

Die Rinde; sie wird geschält und getrocknet, wodurch sie sich einrollt und die klassische Stangenform erhält. Für ätherisches Zimtöl werden Blüten, Rindenreste und Blätter destilliert.

WIE SCHMECKT ER?

Auf diese Frage würden die meisten sicher sofort antworten: nach Weihnachten! Kaum ein anderes Gewürz assoziiert man so stark mit der Adventszeit. Das liegt an seinem süßlichen, feinen, zum Teil auch etwas scharfen Geschmack, der ihn zum idealen Begleiter von Süßspeisen macht.

WAS KANN ICH DAMIT MACHEN?

Kaltgerührtes Pu-Erh-Tee-Pflaumenmus (Seite 107), Basilikum-Pancakes mit Birnenkompott (Seite 140), Hirseauflauf mit Thymian (Seite 141), Taboulé mit Wildkräutern (Seite 156), Rhabarber-Gewürz-Clafoutis (Seite 167), Rosmarin-Apfel-Gelee mit Zimt-Joghurt (Seite 177), Mate-Tee-Punsch (Seite 182), Pu-Erh-Gewürztee (Seite 182).

WIE HILFT ER BEIM ABNEHMEN?

Zimt stärkt die Verdauung, kurbelt den Kreislauf an und hat die Eigenschaft, den Körper aufzuwärmen. In den Fokus der Wissenschaft ist er allerdings gerückt, weil er den Blutzuckerspiegel zu senken vermag. Deshalb wird geforscht, inwieweit das Gewürz bei Diabetes eingesetzt werden kann. Wenn Sie abnehmen wollen, kommt Ihnen diese Eigenschaft ebenfalls zugute. Denn ein konstanter Blutzuckerspiegel macht satt und zufrieden und verhindert Heißhungerattacken. Wenn Sie regelmäßig und reichlich Zimt verwenden, sollten Sie unbedingt zu Ceylon-Zimt greifen. Der günstigere Cassia-Zimt enthält etwa zehnmal so viel Cumarin, das in großen Mengen zu Leberschäden führen kann. Sie erkennen Ceylon-Zimt an den sehr dünnen, ineinandergerollten Rindenschichten. Cassia-Zimt hat nur eine dicke, an den Seiten aufgerollte Rindenschicht.

VORSICHT

In großen Mengen eingenommen kann die kreislaufanregende Wirkung von Zimt zu Schweißausbrüchen und Durchfall führen. Auch schwangere Frauen sollten Zimt nur vorsichtig dosieren, weil hohe Dosen die Gebärmutter stimulieren können.

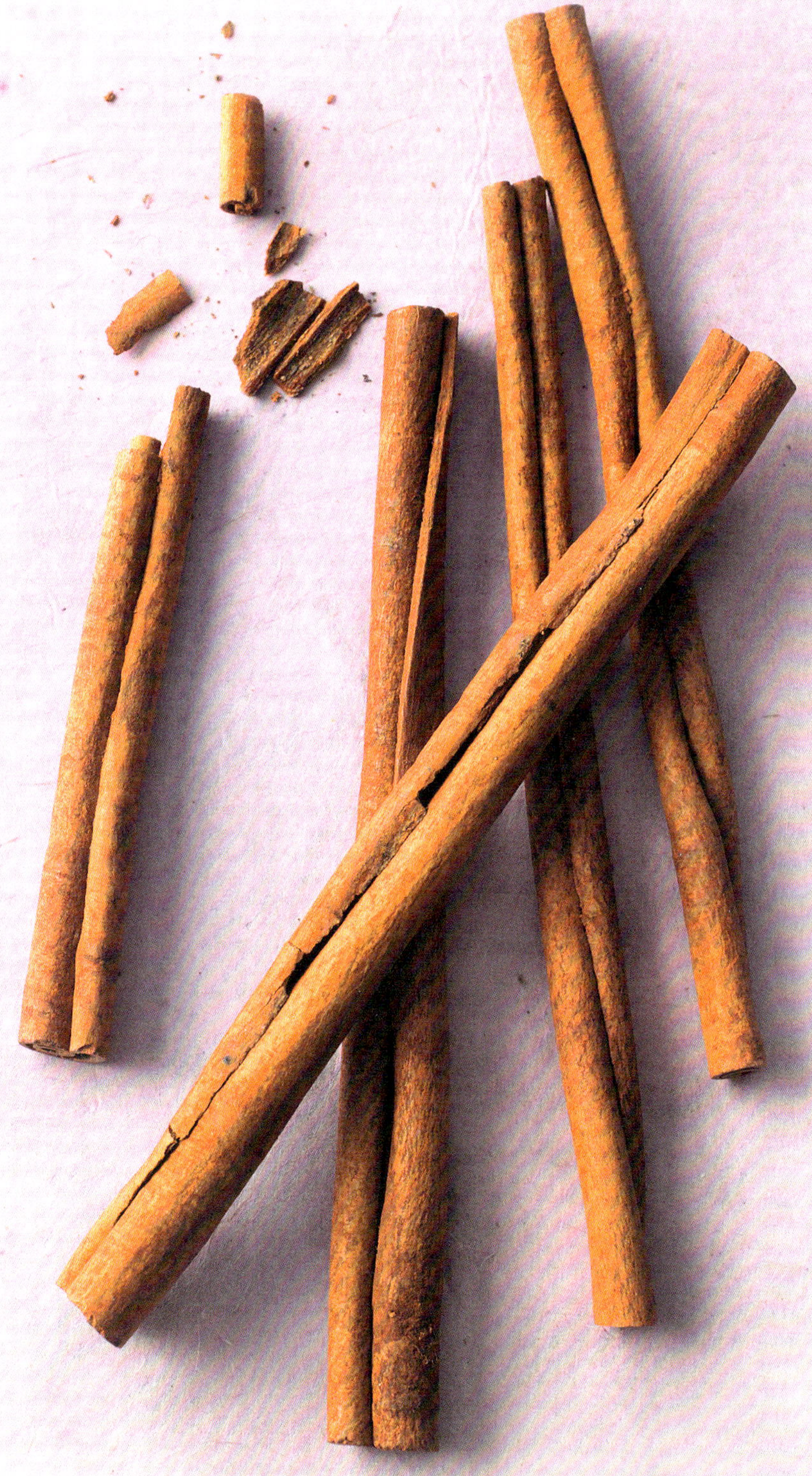

ZITRONE

•

Citrus limon

VORKOMMEN
Weltweit.

AUSSEHEN
Schnell wachsender, kleiner Baum, der eine Höhe von bis zu 5 Metern erreichen kann. Er hat ledrige, glänzend grüne Blätter und bildet das ganze Jahr über wunderschöne, zart duftende Blüten. Aus diesen Blüten entwickeln sich innerhalb eines Jahres die bekannten dickschaligen gelben Früchte.

WAS WIRD VERWENDET?
Fruchtfleisch und Schale.

WIE SCHMECKT SIE?
Ich würde sagen, fruchtig-frisch, wenn Sie meine Kinder fragen, bekämen Sie ungefähr folgende Antwort: So sauer, dass es einem den ganzen Mund zusammenzieht. Beides stimmt, und gerade diese tolle Kombination macht Zitronen so begehrt.

WAS KANN ICH DAMIT MACHEN?
Kräuterrührei mit Schinken (Seite 113), Zitronen-Kerbel-Penne mit Spargel (Seite 125), Brennnessel-Quark-Quiche (Seite 126), Ingwer-Filetsteak in Pergament (Seite 130), Mediterranes Ofengemüse-Hähnchen (Seite 134), Dill-Forelle aus dem Ofen (Seite 139), Hirseauflauf mit Thymian (Seite 141), Puten-Papaya-Salat mit Portulak (Seite 161), Zitruscremesuppe mit Rosmarin (Seite 166), Bunte Gemüsesticks mit Tahin-Kräuter-Dip (Seite 169), Tomaten-Mozzarella-Spieße (Seite 171), Zitronen-Mate-Muffins mit Kirschen (Seite 179), Erdbeer-Minze-Smoothie (Seite 180), Grüner Gurken-Portulak-Drink (Seite 181), Mate-Tee-Punsch (Seite 182), Ginger-Beer mit Ingwer (Seite 183).

WIE HILFT SIE BEIM ABNEHMEN?
Zitronen sind wahre Vitaminbomben! Vor allem beim Vitamin C sind sie ganz oben in der Hitliste dabei, wodurch sie den Stoffwechsel kräftig in Schwung bringen. Außerdem wirken die Früchte entgiftend, bakterientötend und sie pushen durch ihre Fähigkeit, die weißen Blutkörperchen zu vermehren, das Immunsystem. Aber nicht nur das Fruchtfleisch ist gesund! In den weißen Zwischenhäuten stecken jede Menge Flavonoide. Diese sekundären Pflanzenstoffe sollen sogar Krebs und Herzinfarkt vorbeugen.
Wenn Sie jetzt denken: Zitronen nehme ich lieber nicht, mein Magen verträgt keine Säure, dann liegen Sie falsch. Die basischen Bestandteile der Frucht wirken sich gerade bei Sodbrennen positiv auf den Magen aus. Und spätestens wenn Sie den Duft der Zitrone einatmen, der auch noch die Konzentration steigert und den Geist belebt, wissen Sie, dass Sie immer eine Zitrone im Haus haben sollten.

KÜCHENTIPP

Um möglichst von allen gesundheitsfördernden Bestandteilen der Zitrone zu profitieren, waschen Sie eine Biozitrone und legen sie dann ins Eisfach. Wo immer es passt, reiben Sie einfach etwas von der gefrorenen Frucht über Ihre Speisen und Getränke.

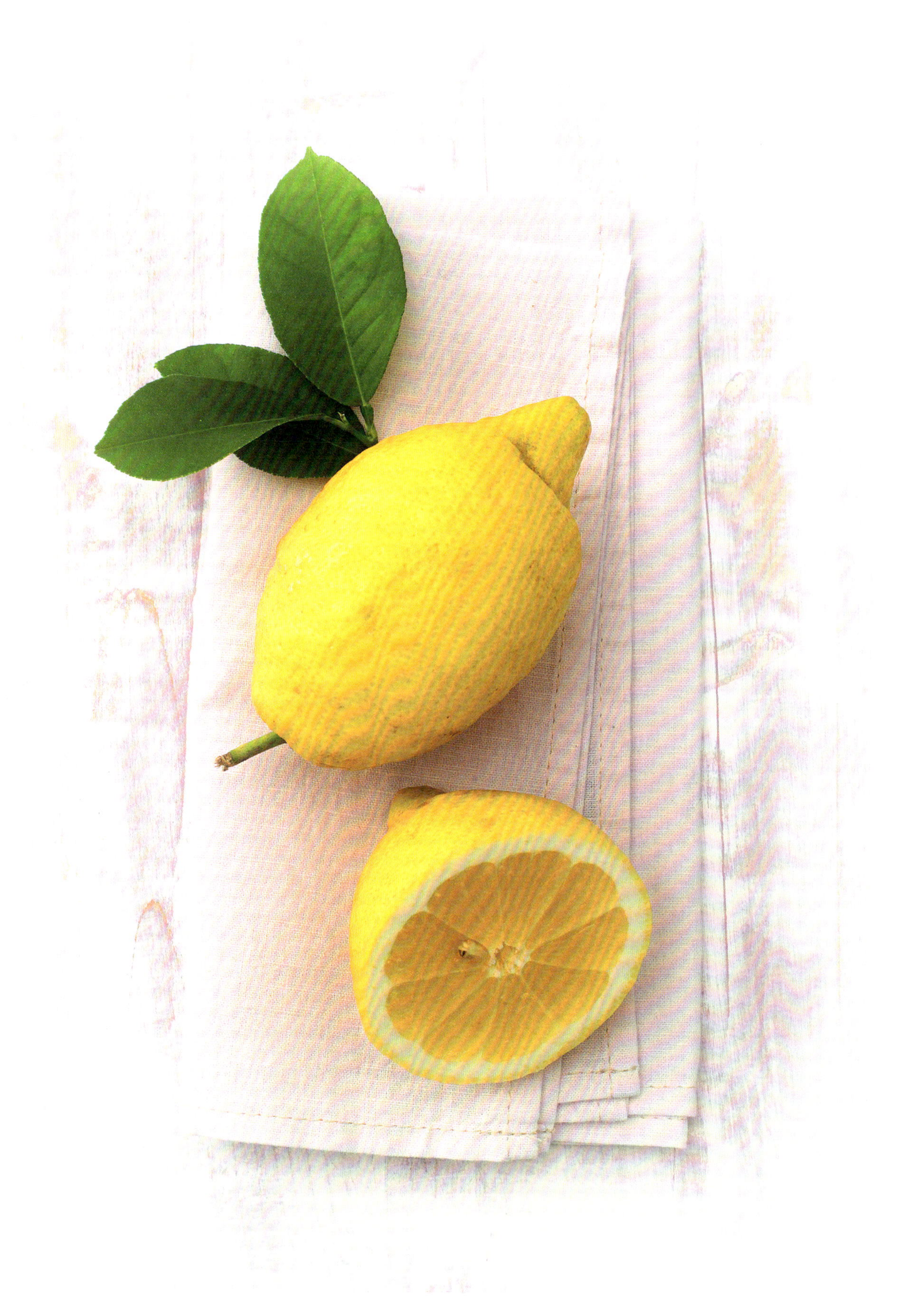

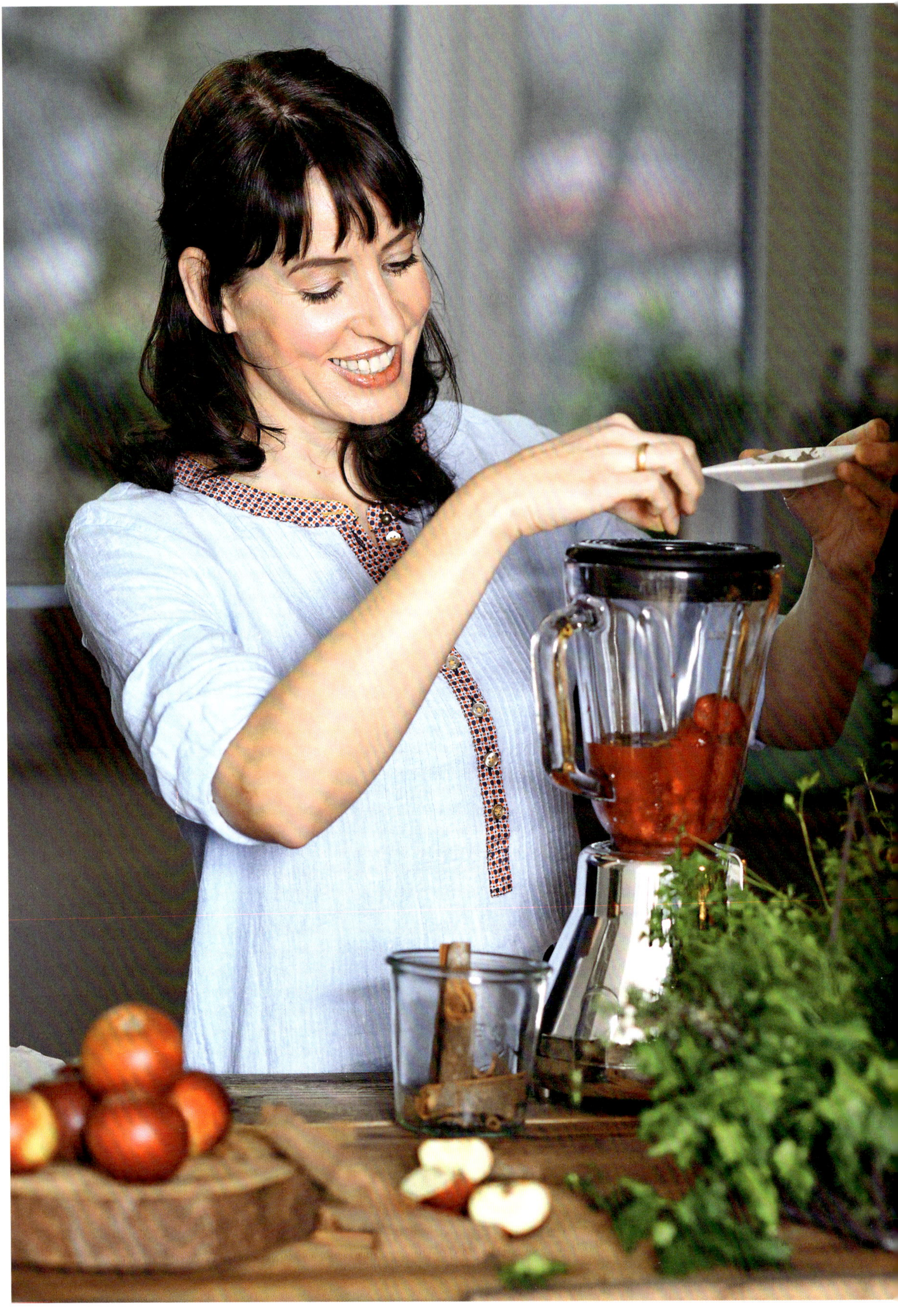

MEINE SCHLANKE KRÄUTERKÜCHE

Abnehmen heißt nicht, dem Genuss adieu zu sagen. Im Gegenteil: Ich bin überzeugt, dass es nur dann gelingt, schlank zu werden und es auch auf Dauer zu bleiben, wenn man dem Essen die Aufmerksamkeit schenkt, die es verdient. So wie mit meinen allerliebsten Kräuterrezepten. Die schmecken nämlich nicht nur fantastisch, sondern lassen auch das eine oder andere ungeliebte Kilo purzeln. Also nichts wie ran an die Töpfe!

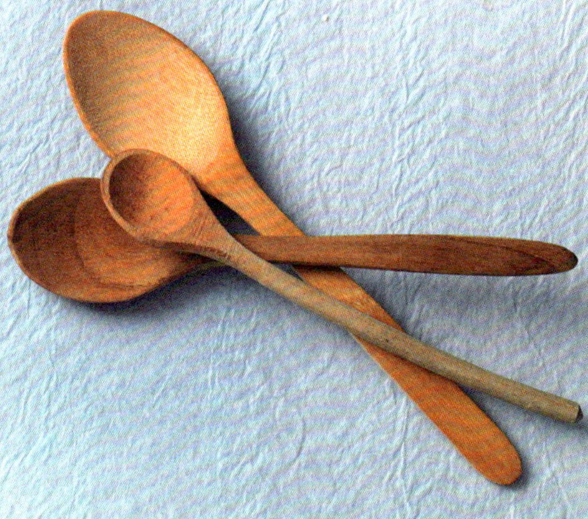

KLEINE KRÄUTER-KÜCHEN-PRAXIS

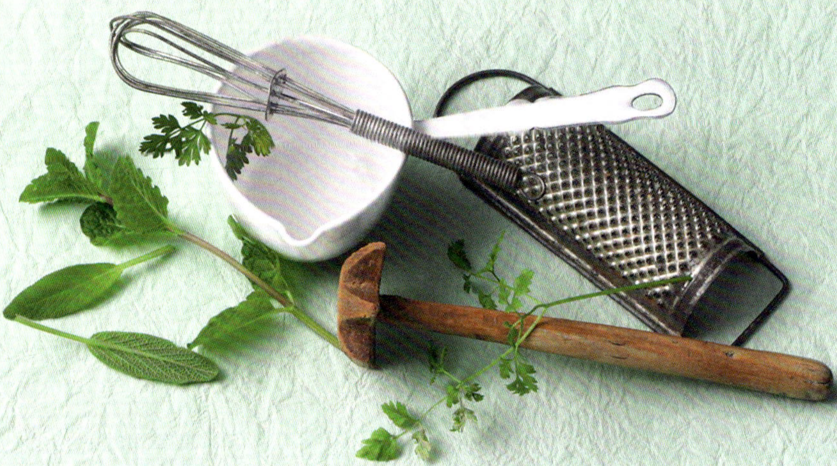

Schnuppern, kosten, ausprobieren, schnippeln, zerstampfen oder rebeln: Kräuter und Gewürze regen meine kochkünstlerische Fantasie an und inspirieren mich, immer wieder neue Kombinationen auszuprobieren. Heute ein leichtes, frühlingshaftes Kräuteressen, morgen mediterrane Aromen zum Mittelmeer-Feeling, übermorgen ein Gericht mit chinesischer, indischer oder orientalischer Note – die Kräuterwelt ist grenzenlos. Freuen Sie sich unbedingt auch auf die erwartungsvollen Gesichter Ihrer zu einem Kräuter-Menü geladenen Gäste und die Begeisterung, die vom ersten Gang an ausbrechen wird!
Vielleicht sind Sie ja vom Dämpfen oder Dünsten in Pergament so begeistert wie ich – schonende Garmethoden kommen besonders gut an in der Kräuter-Küche. Auf den folgenden Seiten erwarten Sie viele dufte und duftende Ideen für anregende, aufregende und kiloschmelzende Kräutergerichte. Zum Einstieg aber erst ein paar küchenpraktische Tipps.

KRÄUTER SELBST ZIEHEN

Für jeden ist ein Kraut gewachsen: auf dem Balkon, im Garten oder im Töpfchen auf der sonnigen Fensterbank (siehe auch ab Seite 38). Frische Kräuter aus eigener Zucht sind jederzeit verfügbar und brauchen nur noch gepflückt zu werden. Einkaufstouren in den nächsten Supermarkt oder Asia-Laden für zwei Blättchen von diesem oder jenem bleiben Ihnen erspart. Alles ist stets griff- und einsatzbereit: Hier schnell eine Handvoll frische Schnittlauchröllchen über das Gemüse-Carpaccio, dort selbst angebauter Portulak in das Pesto zur Pasta und schon können Überraschungsgäste nur noch staunen. »Was war denn da Gutes drin?« – diese Frage werden Sie jetzt öfter hören und es bleibt Ihnen überlassen, wie viel Sie von unserem Kräuter-Geheimnis preisgeben.
Wer Kräuter ohne Pestizide und Düngemittel selbst zieht, weiß außerdem genau, was er auf dem Teller

hat: Die Kräuter sind unbelastet, voller Aromen und Vitalstoffe und ein wunderbares Mittel zur Gesundheitsvorsorge. Hobby-Kräutergärtner können sich der positiven Eigenschaften von Petersilie, Minze, Salbei, Thymian, Rosmarin und vielen anderen Pflanzen gewiss sein.

Die meisten Kräuter lieben das Sonnenlicht, je wärmer es ist, desto besser gedeihen sie und desto intensiver ist auch ihr Duft. Und sie liefern uns monatelang, vom Frühling bis weit in den Herbst hinein (und auf der Fensterbank auch im Winter), frisches Grün. Aber auch sonst können Sie für die kalte Jahreszeit vorsorgen: Kräuter lassen sich nämlich hervorragend trocknen, einfrieren oder in Öl einlegen (siehe ab Seite 56).

KRÄUTER SAMMELN

Brennnessel, Gänseblümchen, Löwenzahn, Sauerampfer, Schafgarbe und Brunnenkresse: Vom Frühjahr bis zum Herbst sprießt so manches wilde Kraut auch ohne unser Zutun aus dem Boden – und schmeckt von der Wiese auch gleich noch kräftiger als die kultivierten Verwandten. Auskennen sollte man sich aber schon, damit man wirklich nur Genießbares nach Hause trägt – das ist wie beim Pilzesuchen. Informieren Sie sich daher vorab in spezieller Wildkräuterliteratur oder im Internet. Oder buchen Sie, wie schon auf Seite 90 empfohlen, eine geführte Kräuterwanderung.

Wildkräuter bringen reichlich Vitalstoffe, die unser Körper so dringend benötigt: wertvolle Vitamine, Mineralstoffe und sekundäre Pflanzenstoffe. Wer sie beim Spaziergang in der Umgebung sucht, sollte die Ränder von Autostraßen und Feldern meiden. Empfehlenswert sind abgelegene, buntblumige Wiesen. Nicht vergessen: Eine kleine Schere und Gartenhandschuhe zu der Kräuter-Entdeckungstour mitnehmen! Und auf jeden Fall: Die Ernte sorgfältig waschen und putzen. Damit die wertvollen Vitalstoffe dabei nicht verloren gehen, die Kräuter nicht lange ins Wasser legen, sondern nur kurz und gründlich kalt abbrausen.

KRÄUTER EINKAUFEN

Wer keine Zeit oder Muße hat, Kräuter selbst zu ziehen oder sich selbst »auf die Pirsch« zu machen, findet in gut sortierten Gemüseläden, auf Wochenmärkten und in Gärtnereien viele Würzkräuter für den sofortigen Verbrauch – im Bund sind sie oft aromatischer als im Topf. Greifen Sie möglichst zu Bio-Ware und bestellen Sie Raritäten oder größere Mengen, etwa an Brunnenkresse, Bärlauch, Kerbel oder Galgant, bei einem Gemüsehändler Ihres Vertrauens vor. Dann stehen Sie, wenn es darauf ankommt, nicht mit leeren Händen da. Getrocknete Kräuter wie Schafgarbe, Hauhechel, grüner Mate- oder Pu-Erh-Tee sind im Reformhaus, Bioladen oder in einem Spezialgeschäft für Kräuter erhältlich. Moringa können Sie im Internet bestellen (Bezugsquelle siehe Seite 187). Und weniger »Exotisches« wie Kurkuma, Zimt oder Vanille bekommen Sie auch im Supermarkt um die Ecke.

KRÄUTER ERNTEN

Morgenstund hat Gold im Mund: Kräuter und Blüten sollten Sie am besten an einem trockenen Tag ernten, möglichst am frühen Morgen, bevor die Sonne den Pflanzen zusetzt. Dann strotzen sie vor Saft und Kraft und halten sich länger frisch. Schneiden Sie die Zweiglein, Triebe und Blätter immer mit einem scharfen Messer oder einer Schere ab, denn beim Abzupfen werden sie gequetscht und verderben rasch. Zudem verflüchtigen sich dadurch etliche der enthaltenen ätherischen Öle, bevor die Kräuter auch nur in die Nähe des Kochtopfs oder Tellers gekommen sind. Schneiden SIe bei verzweigenden Kräutern ganze Triebe ab. Lassen Sie dabei aber immer einen Teil der Pflanze stehen, damit sie neue, kräftige Triebe ausbilden kann. Pflücken Sie aromatische Kräuter wie Basilikum und Salbei idealerweise ehe sie blühen, dann haben sie besonders viel Geschmack. Heilkräuter wie Schafgarbe oder Kapuzinerkresse erntet man dagegen während der Blütezeit, weil oft Blätter und Blüten verwendet werden.

KÜCHENTIPP

Auch eine gute Art, übrig gebliebene Kräuter zu verwerten: Kochen Sie doch einfach Tee daraus. Dazu eignen sich zwar nicht alle Arten, aber die, mit denen es klappt, schmecken nicht nur gut, sondern sind auch noch sehr gesund, wie zum Beispiel Minze (hilft gegen Magenbeschwerden), Salbei (gegen Halsweh) oder Thymian (bei Husten). Einfach ein paar Zweige oder Blätter in einer Tasse mit 250 Milliliter kochendem Wasser übergießen und 10 Minuten zugedeckt ziehen lassen. Klappt übrigens auch gut mit dünnen Scheiben frischer Ingwerwurzel oder dem Saft von einer übrigen Zitrone.

KRÄUTERFRISCHE ERHALTEN

Die meisten Kräuter sind am schmackhaftesten und gesündesten, wenn sie superfrisch sind. Sie sollten sie daher möglichst rasch nach der Ernte oder dem Einkauf verwenden. Doch wohin mit den Kräutern, die man nicht gleich verbrauchen kann? Es mag verlockend sein, die sattgrünen, duftenden Kräuter wie einen Blumenstrauß in eine Vase zu stellen, doch darin sollten sie nur kurz bleiben – selbst robuste Arten wie Petersilie nur einen Tag lang. Denn die Raumluft lässt die Blätter schnell welken und ihr Aroma verfliegt.

Länger halten Kräuter, wenn Sie sie in kleine Kunststoffbeutel füllen, viel Luft darin lassen, die Beutelchen verschließen und sie ins Gemüsefach des Kühlschranks legen. Je nach Frische der Kräuter bleiben sie so etwa vier Tage lang grün. Alternative: Kräuter locker in ein feuchtes Tuch oder Küchenpapier einschlagen und in einer Plastiktüte im Kühlschrank aufbewahren. Optimal ist ein Kühlschrank mit Frischkühlfächern. Dort halten sich Kräuter bei null Grad und 90 Prozent Luftfeuchtigkeit eine Woche lang taufrisch. Wildkräuter wie Brennnesseln, Löwenzahn und Bärlauch sind meist robuster als Gartenkräuter: Sie werden nach dem Sammeln gründlich gewaschen, verlesen und mit Küchenpapier trockengetupft. In einer Frischhaltebox können Sie sie dann im Kühlschrank bis zu fünf Tagen lagern.

KRÄUTER WASCHEN UND VORBEREITEN

Die einfachste Methode: Einen Bund oder ein Büschel Kräuter wie Dill, Schnittlauch oder Oregano unter kaltem Wasser kurz abbrausen, trockenschütteln, dann die Blättchen abzupfen oder wie bei Thymian oder Rosmarin entgegen der Wuchsrichtung abstreifen. Zarte Kräuter wie Kerbel oder Basilikum waschen Sie am besten kurz in stehendem Wasser, lassen sie dann abtropfen und tupfen sie auf Küchenpapier trocken. Größere Mengen Brennnesseln, Löwenzahn oder Sauerampfer behandelt man wie Salatblätter: Verlesen, waschen und in einer Salatschleuder trockenschleudern.

KRÄUTER ZERKLEINERN

Es gibt keine Kräuter-Hack-Ordnung, die besagt, auf wie viele Millimeter Kantenlänge Sie einen Schnittlauchhalm oder ein Petersilienblatt hacken müssen. Aber es gilt eine Faustregel: Je schneller und intensiver ein Kraut würzen soll, umso feiner muss es vorher geschnitten, gehackt, zerzupft oder zerrieben werden. Denn beim Zerkleinern werden die enthaltenen ätherischen Öle explosionsartig freigesetzt. Genau deshalb müssen sie aber auch umgehend verwendet werden. Also ganz wichtig: Kräuter immer erst in letzter Minute zerkleinern, sonst verflüchtigt sich ihr Aroma.

Pürieren sollte man Kräuter nur, wenn man sie mit anderen Zutaten zu einer Farce oder einer Paste verarbeitet, zum Beispiel zu einem Pesto oder einem dickflüssigen Würzöl als i-Tüpfelchen auf einer Suppe.

DIE HELFER IN DER KRÄUTERKÜCHE

Basilikumblätter können Sie mit den Händen zerzupfen, Petersilie mit einem Wiegemesser oder scharfen Messer fein hacken, Bärlauch oder Sauerampfer im Blitzhacker oder in der Kräutermühle häckseln. Es gibt viele praktische Geräte und Methoden zum Zerkleinern. Schauen wir kurz genauer hin:

- **Messer:** Mit einem scharfen Kochmesser mit breiter Klinge und ein wenig Übung können Sie vor allem Kräuter mit großen Blättern wie Sauerampfer und Petersilie grob zerkleinern, fein schneiden oder wie ein Profi mit raschen Auf-und-ab-Bewegungen hacken. Mit einem stumpfen Küchenmesser wird das Kraut gequetscht statt geschnitten.
- **Wiegemesser:** Mit dem klassischen Küchenmesser mit Doppelgriff lassen sich Kräuter durch sanftes Hin- und Herwiegen der abgerundeten scharfen Schneiden mühelos und schnell fein wiegen. Ideal für alle, die mit großen Kochmessern nicht so gut zurechtkommen. Gibt es auch als ergonomisch geformtes Einhand-Wiegemesser.
- **Küchenschere:** Unentbehrlich, um Kräuter im Beet oder Töpfchen zu ernten. Schnittlauch können Sie gut mit einer Schere in Röllchen schneiden und größere Blätter, zum Beispiel von Basilikum und Sauerampfer, in feine Streifen.
- **Kräutermühle:** Die kleine Reibe mit Handkurbel und rotierenden Messern zerkleinert Kräuter im Handumdrehen. Die Anschaffung lohnt bei großen Mengen. Allerdings schneidet das Gerät die Blättchen nicht glatt, sondern häckselt sie eher. Wichtig: die Kräuter nach dem Waschen gut trockentupfen.
- **Pürierstab:** Blitzgerät für die Kräuterküche. Mit den elektrisch rotierenden Messern lassen sich Pesto, Saucen und Suppen im Nu zerkleinern. Die Kräuter nicht trocken, sondern immer mit flüssigen Zutaten wie Salatdressing, Brühe, Wein und Zitronensaft in einem Mixbecher pürieren – die Flüssigkeit nimmt sofort das Aroma auf.
- **Blitzhacker:** Das elektrische oder mechanische Gerät zerkleinert Kräuter auf Knopfdruck. Die scharfen Messer arbeiten sehr effektiv. Ideal für Pesto, Würzöle und Pasten.
- **Mörser und Stößel:** Darin werden Kräuter nach altbewährter Methode für Pesto und Würzsaucen erst grob zerstoßen, dann zu einer Paste zerrieben. Ideal auch zum Zerreiben oder Zerstoßen von Gewürzen wie Kardamomsamen, Zimt und Wacholderbeeren. Mörser und Stößel sollten groß und schwer sein, etwa aus Stein, Marmor oder Porzellan. Gute Exemplare finden Sie zum Beispiel im Asialaden.
- **Knoblauchpresse:** Mit einem hochwertigen Gerät aus Edelstahl können Sie auch ungeschälte Knoblauchzehen durchpressen. Sie geben auf Druck ihr volles, frisches Knoblauch-Aroma ab. Die groben Fasern bleiben zurück, die Hände sauber und duftfrei. Wichtig: Das Knoblauchmark sofort verwenden, sonst geht das Aroma verloren.
- **Zestenreibe:** Die Küchenreibe aus Edelstahl nach dem Vorbild einer Holzfeile ist Kult. Mit ihren winzigen Schneidezähnen lassen sich Ingwer, Galgant, Zimt, Zitronen- und Orangenschale und andere Gewürze in hauchzarte Zesten schneiden. Der weiche Griff liegt gut in der Hand.
- **Schneidebrett:** Dicke, robuste Bretter aus Marmor oder festem Kunststoff sind zum Hacken von frischen Kräutern am besten geeignet, weil sie den austretenden Saft nicht aufnehmen, geschmacksneutral und leicht zu reinigen sind. Auch Bretter aus hartem Holz oder Bambus sind eine gute Schneidegrundlage, am besten vorher anfeuchten, damit der grüne Saft nicht eindringt. Sie müssen von Hand gespült werden.
- **Küchengarn:** Ein hitzebeständiger und lebensmittelechter Bindfaden für die Küche, mit dem Sie Kräuterzweige gut zusammenbinden können.

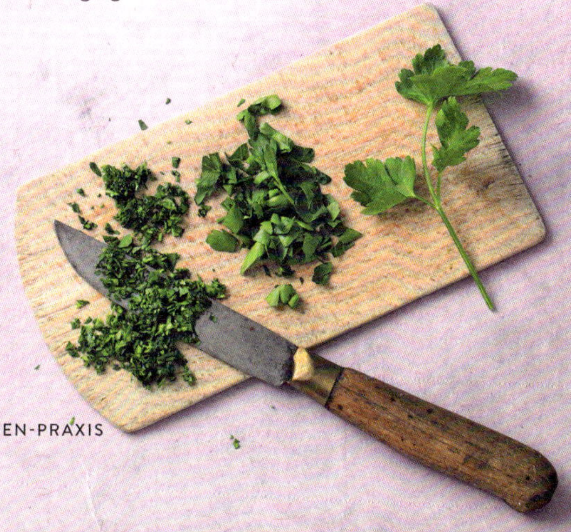

FRÜHSTÜCKSIDEEN

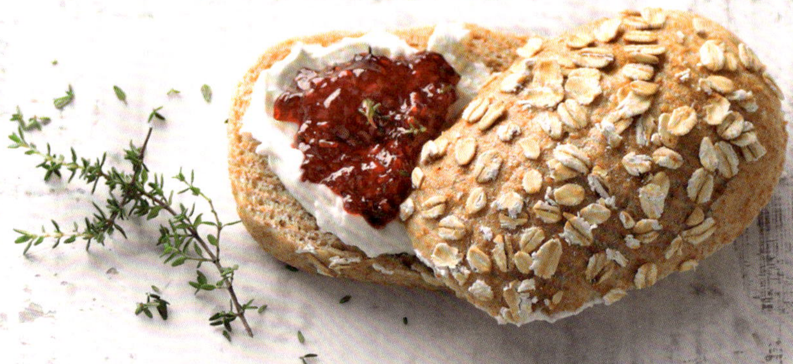

Guten Morgen! Höchste Zeit, aufzustehen und die Sinne auf das Frühstück einzustimmen. Wir wecken Sie mit frischen Kräutern und Gewürzen und einer Fülle aromatischer Genüsse. Egal ob Sie mit einem Beeren-Minze-Müsli, exotischem Obstsalat, Kräuter-Frischkäse oder Moringa-Rührei in den Tag starten, Sie werden merken: Das fängt ja klasse an!

Wer morgens kräuterreich frühstückt, bringt den Stoffwechsel so richtig in Schwung. Kräuter regen Magen, Leber, Bauchspeicheldrüse, Galle und Kreislauf an. Ihre vitalisierende Wirkung reicht bis in die kleinste Zelle und somit auch in die Fettpolster. Die Verbrennung wird angekurbelt, die Fettzellen werden geknackt. Übrigens: Wer eine Zeitlang verstärkt an sein Hüftgold will, der tauscht einmal süß gegen bitter: Statt Zucker und Früchten gibt es dann Quark mit gehackten Löwenzahn- oder Schafgarbeblättern.

Stoffwechselanregende Kräuter und Gewürze sind kein Wundermittel gegen Übergewicht. Aber sie können bei einer gesunden Ernährung helfen, das Gewicht zu reduzieren. Achten Sie beim Frühstück auf hochwertige Lebensmittel wie Vollkornbrot, Haferflocken, Nüsse und Samen. Sie sorgen für die nötige Energie und halten den Blutzuckerspiegel lange konstant. Obst, Gemüse, Kräuter und Gewürze bringen den Kreislauf auf Trab. Eier, Joghurt, Milchprodukte und Soja stärken die Nerven.

Wer den Tag dagegen mit Cornflakes, Nutella- oder Marmeladentoast beginnt, der hat schneller wieder ein Loch im Magen, als ihm lieb ist. Die Süße treibt die Bauchspeicheldrüse an, viel Insulin zu produzieren, das den Zucker schnell in die Körperzellen zur Verwertung bugsiert. Binnen zwei Stunden sinkt der Blutzuckerspiegel wieder, Sie werden müde, unkonzentriert, nervös. Vom Heißhunger getrieben isst man dann schnell zu viel und das Fett sucht sich ein gemütliches Plätzchen an Hüfte und Oberschenkel. Es dort wieder wegzukriegen, ist viel anstrengender als gleich ein wenig achtzugeben und seinem Insulinspiegel die Achterbahnfahrt zu ersparen!

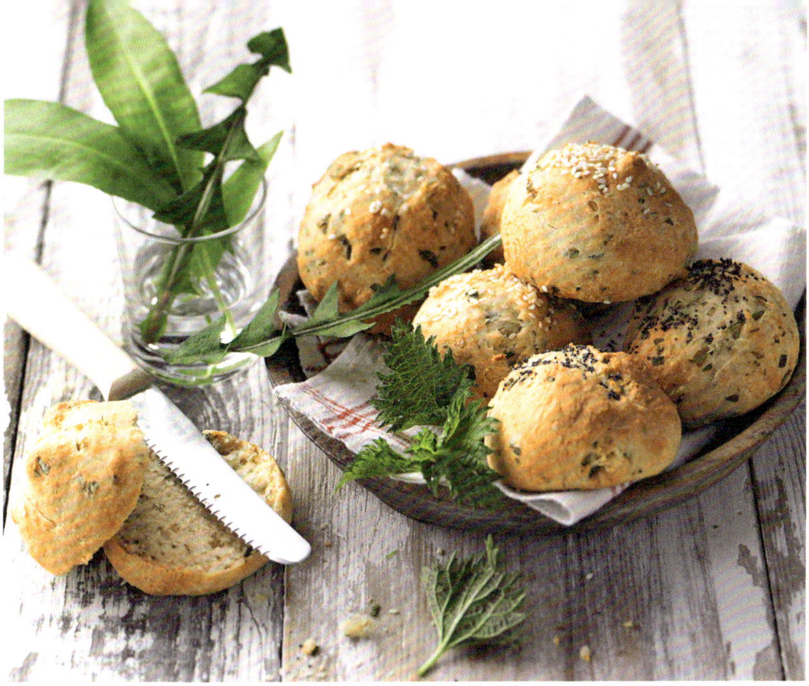

KRÄUTER-QUARK-BRÖTCHEN

•

Ofenfrische Brötchen locken selbst hartnäckige Morgenmuffel aus den Federn. Sie machen wenig Mühe und kommen ohne lange Ruhezeiten aus.

FÜR 8 STÜCK

150 g Magerquark, 1 Ei (Größe M), 4 EL Rapsöl, 2 EL Milch, 2 TL Salz, 100 g Mischung aus Wildkräutern der Saison (z. B. Löwenzahn, Brennnessel, Bärlauch) und Küchenkräutern (z. B. Schnittlauch, Petersilie, Kerbel, Dill), 200 g Dinkelmehl (Type 1050), 1 TL Weinstein-Backpulver

Außerdem:

Mehl für die Arbeitsfläche, Mohn- und Sesamsamen zum Bestreuen

ZUBEREITUNG: 1 Stunde

PRO STÜCK ca. 170 kcal, 8 EW, 8 g F, 17 g KH

1. Quark, Ei, Öl, Milch und Salz verrühren. Die Kräuter waschen, trockenschleudern, Blätter abzupfen und fein schneiden. Mit Mehl und Backpulver vermischen, zur Quarkmasse geben und alles zu einem glatten Teig verarbeiten. Auf der bemehlten Fläche zu einer Kugel formen, in Folie wickeln und im Kühlschrank 15 Minuten ruhen lassen.

2. Inzwischen den Backofen auf 200 °C vorheizen. Aus dem Teig eine 25 cm lange Rolle formen, in 8 gleich große Stücke schneiden und zu runden Brötchen formen. Die Oberfläche über Kreuz einkerben und jeweils 4 Teigrohlinge mit Mohn und Sesam bestreuen. Auf ein mit Backpapier belegtes Blech legen. Im Ofen (unten) 25 Minuten backen.

KRÄUTER-VOLLKORNBROT

•

Mit mediterranen Kräutern, Petersilie und Olivenöl wird das tägliche Brot zu einem herzhaft-würzigen Geschmackserlebnis.

FÜR 1 LÄNGLICHEN LAIB (CA. 1 KG)
500 g Weizenvollkornmehl, 200 g Roggenvollkornmehl, 1 Würfel Hefe (42 g), 150 ml lauwarme Milch, 1 EL Meersalz, 1 TL flüssiger Honig, 5 Wacholderbeeren, 1 Bund Petersilie, 10–12 Zweige Thymian, 6 Salbeiblätter, 2–3 EL Olivenöl
Außerdem:
Mehl für die Arbeitsfläche, Koriandersamen zum Bestreuen

ZUBEREITUNG: 1 ½ Stunden (plus 2 Stunden Gehen)
PRO SCHEIBE (ca. 60 g) ca. 170 kcal, 6 EW, 3 g F, 29 g KH

1. Weizen- und Roggenmehl in einer Schüssel mischen, in die Mitte eine Mulde drücken. Hefe zerbröckeln und mit 300 ml lauwarmem Wasser, der lauwarmen Milch, Salz und Honig verrühren. Zu dem Mehl in die Mulde gießen und alles mit den Knethaken des Handrührers gut verkneten. Den Teig mit den Händen auf der bemehlten Arbeitsfläche noch 5–7 Minuten kräftig durchkneten, bis er geschmeidig ist. Zu einer Kugel formen und zugedeckt an einem warmen Ort 1 Stunde ruhen lassen.

2. Inzwischen die Wacholderbeeren fein zerdrücken. Die Kräuter waschen, gut trockenschütteln, Blätter abzupfen und fein hacken.

3. Den aufgegangenen Teig nochmals kurz durchkneten, Olivenöl, Kräuter und Wacholderbeeren einarbeiten und den Teig auf der bemehlten Arbeitsfläche zu einem Laib formen. Auf ein mit Backpapier belegtes Blech legen, die Mitte längs etwa ½ cm tief einschneiden.

4. Koriandersamen grob schroten. Teig mit etwas Wasser bepinseln und mit den Koriandersamen bestreuen, etwas andrücken. Den Laib zugedeckt weitere 30 Minuten gehen lassen.

5. In der Zwischenzeit den Backofen auf 220 °C vorheizen. Eine ofenfeste Schale mit kochend heißem Wasser hineinstellen. Das Brot im Ofen (Mitte) etwa 1 Stunde backen. Die Klopfprobe machen (siehe Tipp) und eventuell noch 5–10 Minuten nachbacken. Das Brot auf ein Kuchengitter legen und auskühlen lassen.

KLOPFPROBE

Um zu prüfen, ob das Brot fertig ist, nehmen Sie es mithilfe von Topflappen aus dem Ofen und klopfen mit den Fingerknöcheln auf die Unterseite. Es ist durchgebacken, wenn es hohl klingt.

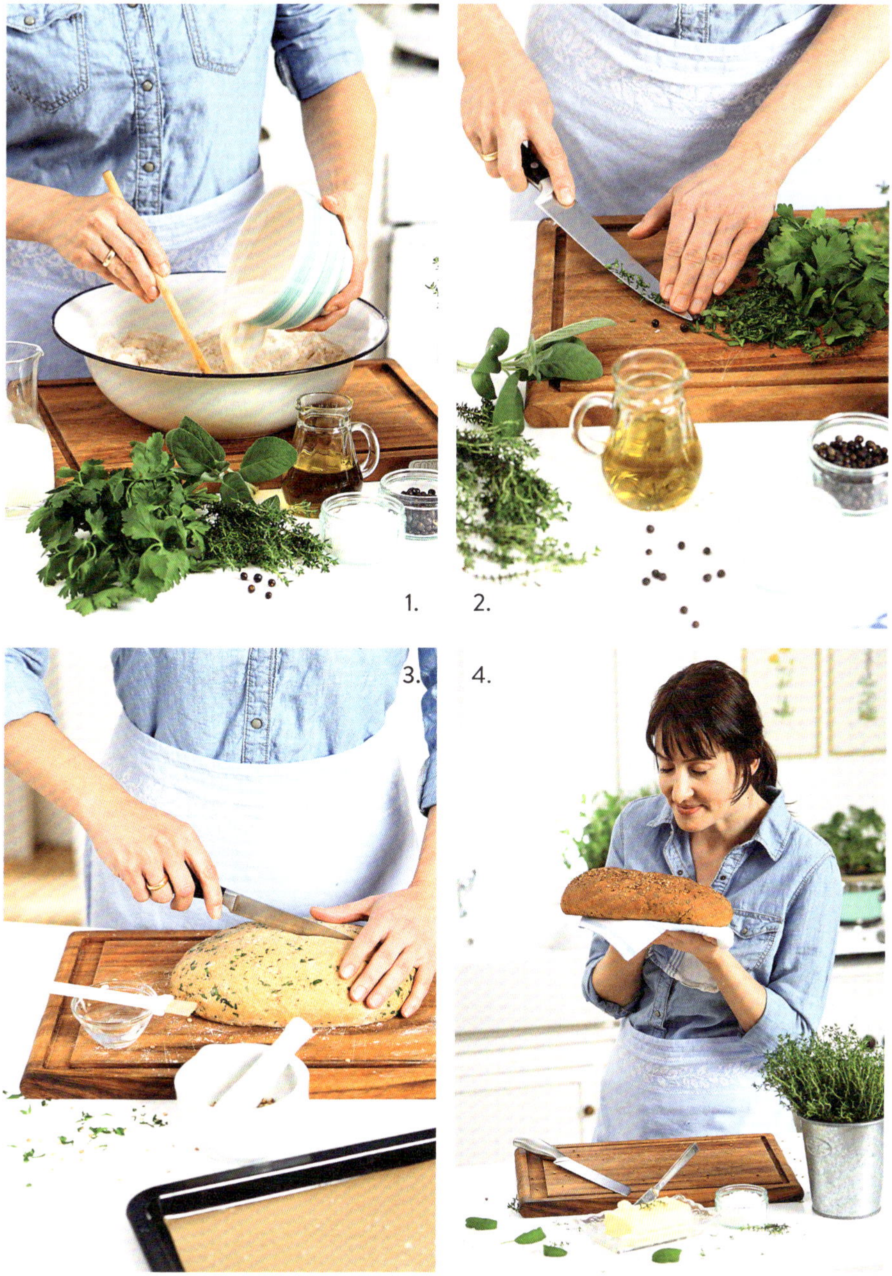

1. Teigzutaten in einer großen Schüssel mischen. 2. Frische Kräuter fein hacken.
3. Brotlaib vor dem Backen einschneiden. 4. Das fertig gebackene Brot zum Auskühlen beiseitelegen.

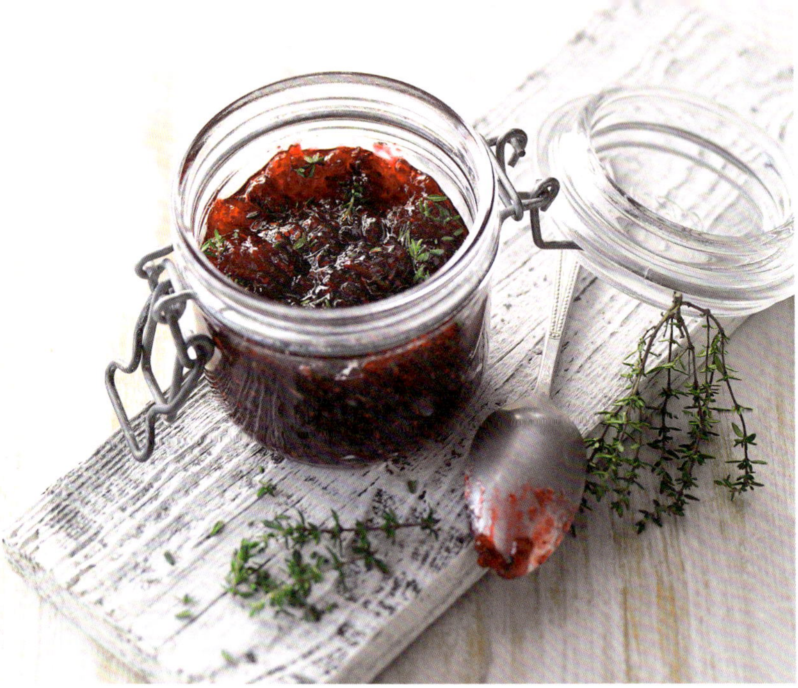

HIMBEER-THYMIAN-KONFITÜRE

•

Das Aroma reifer Himbeeren und die kräftige Würze sonnenverwöhnten Thymians im Glas eingefangen – damit versüßen Sie sich jedes Frühstück!

FÜR 2 GLÄSER (À 250 ML)
500 g Himbeeren, 50 ml Holunderblütensirup, 100 g Rohrohrzucker, 1 EL Thymianblättchen, 1 TL Agar-Agar-Pulver (pflanzliches Geliermittel; Reformhaus oder Bioladen), 2 EL Zitronensaft

ZUBEREITUNG: 25 Minuten
PRO PORTION (30 g) ca. 40 kcal, 1 g EW, 0 g F, 9 g KH

1. Himbeeren verlesen, abbrausen, trockentupfen und pürieren. Die Fruchtmasse durch ein feines Sieb streichen, damit die Kerne zurückbleiben.

2. Das Himbeerpüree mit Holunderblütensirup, Rohrohrzucker und Thymian in einen Topf geben, unter Rühren zum Kochen bringen. Die Temperatur reduzieren und die Mischung bei milder Hitze etwa 5 Minuten kochen lassen.

3. Agar-Agar-Pulver mit Zitronensaft verrühren, in den Topf geben und unter ständigem Rühren nochmals aufkochen, dann weitere 3 Minuten unter Rühren kochen lassen. Die Gelierprobe machen. Die Konfitüre abschäumen und sofort randvoll in saubere Twist-Off-Gläser füllen. Die Gläser verschließen und 5 Minuten auf den Deckel stellen. Umdrehen und abkühlen lassen.

KALTGERÜHRTES PU-ERH-TEE-PFLAUMENMUS

Backpflaumen brauchen keinen Gelierzucker, um zu einer Super-Konfitüre zu werden. Der Pu-Erh-Tee heizt die Kalorienverbrennung an und Kardamom, Zimt und Vanille liefern das fein-würzige Zusatz-Aroma.

FÜR 2 GLÄSER (À 175 ML)
1 TL Pu-Erh-Tee, 200 g entsteinte Backpflaumen, 3 EL Zitronensaft, 3 Kardamomkapseln, ½ Vanilleschote, ½ TL frisch gemahlener Zimt, 2 EL Ahornsirup

ZUBEREITUNG: 20 Minuten (plus 2 Stunden Einweichen)
PRO PORTION (30 g) ca. 50 kcal, 0 g EW, 0 g F, 11 g KH

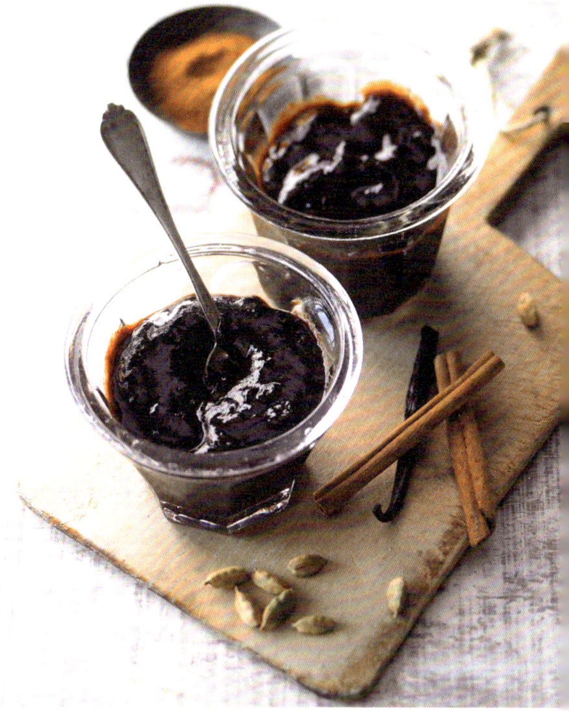

1. Den Pu-Erh-Tee in einer Tasse mit 100 ml kochendem Wasser aufgießen, 4–5 Minuten ziehen lassen, dann abgießen. Die entsteinten Backpflaumen in einem Schälchen mit dem Tee und dem Zitronensaft übergießen und 2 Stunden einweichen.

2. Die Kardamomkapseln aufbrechen, die Samen herauslösen und fein zerdrücken. Die Vanilleschote aufschneiden, das Mark herauskratzen. Kardamom, Vanillemark, Zimt und Ahornsirup zu den eingeweichten Pflaumen geben und alles glatt pürieren. Das Mus in kleine, saubere Twist-Off-Gläser abfüllen und fest verschließen. Es hält sich im verschlossenen Glas im Kühlschrank 1–2 Wochen.

LECKER UND LUXURIÖS

Ersetzen Sie den Pu-Erh- durch Moringatee und verwenden Sie statt der Backpflaumen getrocknete Kirschen.

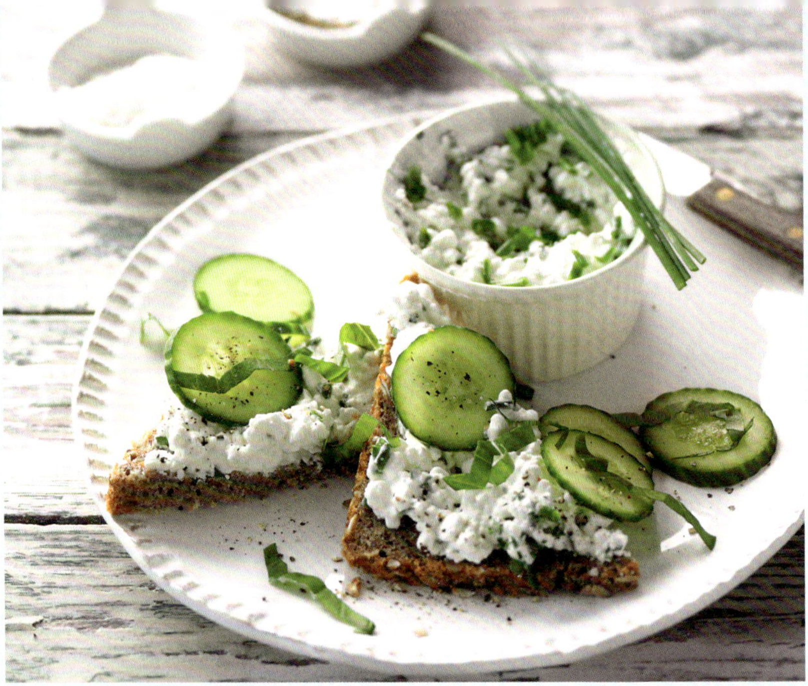

VOLLKORNBROT MIT KRÄUTER-HÜTTENKÄSE

•

Schon morgens gut drauf: knackfrischer Aufstrich und Gurken auf kernigem Brot – genau das Richtige, wenn ein langer Arbeitstag vor Ihnen liegt.

FÜR 2 PERSONEN
1 Bio-Minigurke, 40 g gemischte Kräuter (z. B. Schnittlauch, Petersilie, Borretsch und Basilikum), ½ Schalotte, 125 g körniger Frischkäse, Salz, schwarzer Pfeffer, 2 große oder 4 kleine Scheiben Vollkornbrot

ZUBEREITUNG: 15 Minuten
PRO PORTION ca. 140 kcal, 13 g EW, 1 g F, 20 g KH

1. Die Gurke waschen, abtrocknen und in dünne Scheiben schneiden. Die Kräuter abbrausen, trockenschütteln und die Blätter abzupfen. 3 Basilikumblättchen beiseitelegen, die übrigen Kräuter fein hacken. Den Schnittlauch in feine Röllchen schneiden. Die Schalotte abziehen, fein würfeln und mit den gehackten Kräutern unter den körnigen Frischkäse mischen. Den Kräuter-Frischkäse mit Salz und Pfeffer abschmecken.

2. Die Brote großzügig mit dem Kräuter-Hüttenkäse bestreichen und mit den Gurkenscheiben belegen, leicht salzen und pfeffern. Die übrigen Basilikumblättchen in feine Streifen schneiden und auf die Brote streuen.

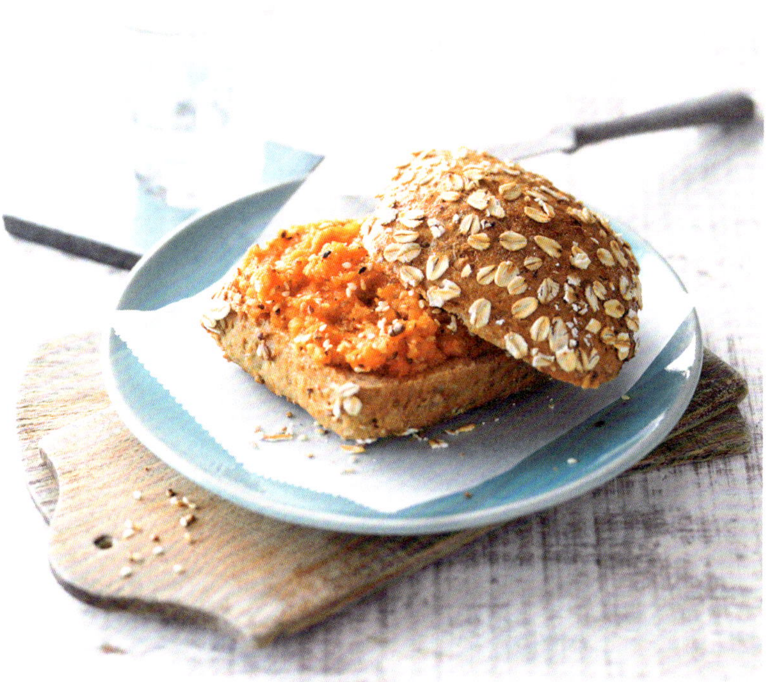

MÖHREN-SESAM-AUFSTRICH AUF VOLLKORNBRÖTCHEN

•

Wunderbar leichter und veganer Aufstrich: Möhren und Sesam sind füreinander bestimmt, mit Kardamom, Tahin und Zitrone wird's orientalisch.

FÜR 2 PERSONEN
200 g Möhren, 125 ml Gemüsebrühe, 2 TL Tahin (Sesammus), 1 EL kalt gepresstes Sesamöl, 1 TL pflanzliches Bindemittel (z. B. Guarkernmehl), 1 Kardamomkapsel, 1 EL Sesamsamen, Salz, schwarzer Pfeffer, ½ TL Moringablattpulver, 1–2 TL Zitronensaft, 2 Vollkornbrötchen

ZUBEREITUNG: 20 Minuten
PRO PORTION ca. 270 kcal, 7 g EW, 10 g F, 30 g KH

1. Möhren schälen, würfeln und 7–8 Minuten in der Brühe dünsten. Abtropfen lassen und pürieren. Mit Tahin, Sesamöl und Bindemittel verrühren.

2. Kardamomsamen aus der Kapsel lösen und mit dem Sesam ohne Fett anrösten, abkühlen lassen, dann fein zermörsern. Den Sesam-Mix bis auf 2 TL unter die Möhren rühren. Mit Salz, Pfeffer, Moringa und Zitronensaft abschmecken.

3. Brötchen halbieren, den Aufstrich darauf verteilen und mit dem übrigen Sesam-Kardamom-Mix bestreuen. Der Aufstrich hält sich kühl etwa 5 Tage.

EXOTISCHER OBSTSALAT MIT INGWER-JOGHURT

Damit kommen Sie auf Trab: saftig-süßer Genuss mit Banane, Physalis und Kiwi, kombiniert mit der anregenden Schärfe von frisch geriebenem Ingwer.

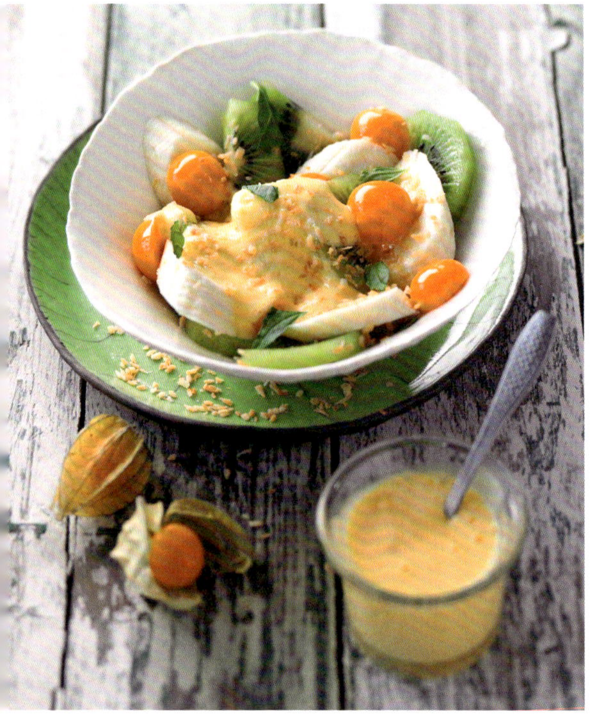

ZUBEREITUNG: 20 Minuten
PRO PORTION ca. 340 kcal, 5 g EW, 10 g F, 55 g KH

1. Mango schälen, grob würfeln und mit Ahornsirup und Joghurt glatt pürieren. Ingwer schälen und fein reiben, unter das Mangopüree rühren.

2. Orangen- und Limettensaft mit Zucker verquirlen. Banane schälen und in Scheiben schneiden. Kiwi schälen, längs halbieren und ebenfalls in Scheiben schneiden. Physalis aus der »Papierhülle« lösen und halbieren. Das Obst in der Marinade wenden.

3. Kokosraspel in einer Pfanne ohne Fett goldbraun rösten und kurz abkühlen lassen.

4. Die Früchte auf einem Teller anrichten, den Mango-Ingwer-Joghurt darüber verteilen und mit den Kokosraspeln bestreuen. Die Minze abbrausen, Blättchen abzupfen und obendrauf streuen.

FÜR 1 PERSON
100 g Mango (ohne Stein), 1 EL Ahornsirup, 3 EL Naturjoghurt, 1 Stück Ingwer (ca. 1 cm), 1 EL Orangensaft, 1 EL Limettensaft, 1 TL Rohrohrzucker, ½ Banane, 1 Kiwi, 50 g Physalis, 2 TL Kokosraspel, 1 Stängel Minze

DIE HERBST-VARIATION

Verwenden Sie für den Obstsalat doch einmal Birne, Mandarine, grüne Weintrauben und Pflaumen. Den Mango-Joghurt mit Zimt statt mit Ingwer würzen und die Kokosraspel durch gehackte Walnüsse ersetzen.

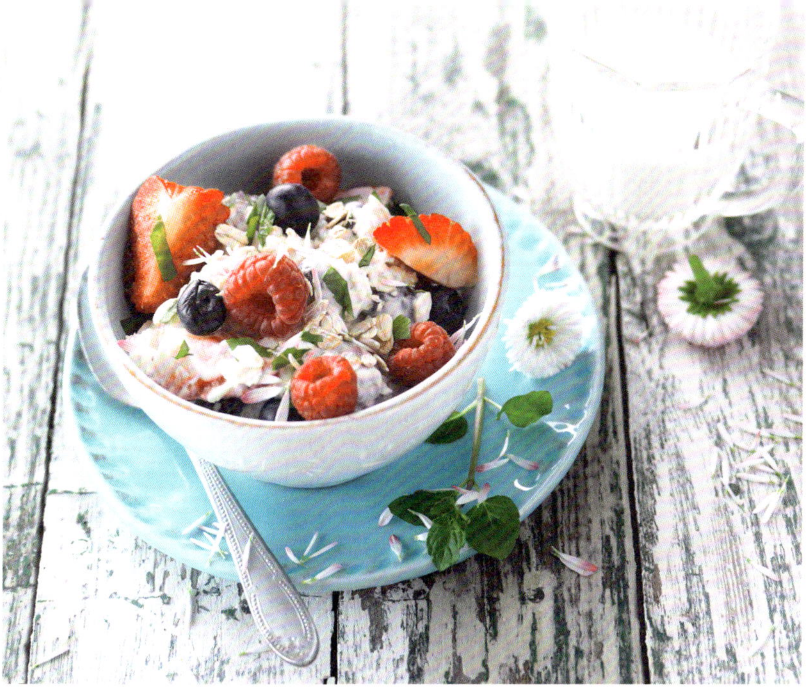

BEERENMÜSLI MIT MINZE

•

Auf frische Art Energie tanken und die Lebensgeister wecken: Das Flocken-Müsli mit Beeren und Joghurt wird getoppt von Minze und Gänseblümchen.

FÜR 1 PERSON
3 EL gemischte Getreideflocken (z. B. Gerste, Hafer, Reis, Roggen, Weizen), 3 EL Naturjoghurt, 2 EL Milch, 2 TL Ahornsirup, 1 EL gehackte Mandeln, 100 g gemischte Beeren (z. B. Brombeeren, Erdbeeren, Heidelbeeren, Himbeeren; frisch oder TK), 4 frische Minzeblätter, 2–3 Gänseblümchenblüten

ZUBEREITUNG: 20 Minuten
PRO PORTION ca. 280 kcal, 10 g EW, 10 g F, 38 g KH

1. Die Getreideflocken mit Joghurt, Milch und Ahornsirup verrühren. Die Mandeln in einer kleinen Pfanne ohne Fett rösten, bis sie duften. Aus der Pfanne nehmen, auf einem Teller beiseitestellen und abkühlen lassen.

2. Die frischen Beeren verlesen, kurz unter kaltem Wasser waschen und, falls nötig, vorsichtig trockentupfen. Erdbeeren von den grünen Kelchblättern befreien und je nach Größe halbieren oder vierteln. Tiefgekühlte Beeren auftauen lassen.

3. Die gerösteten Mandeln und zwei Drittel der Beeren unter das Müsli mischen und in einer Schüssel anrichten. Die Minzeblätter kurz abbrausen, trockenschwenken und hacken. Mit den übrigen Beeren auf dem Müsli verteilen. Zum Schluss alles mit den Gänseblümchen garnieren.

AVOCADO-ERDBEER-SALAT MIT KAPUZINERKRESSE

•

Mein Lieblingssalat im Frühsommer: pfeffrig-scharfe Blätter der Kapuzinerkresse, weiche Avocado und süße Erdbeeren. Für mich ist das die perfekte Kombination – und schlank macht sie auch noch.

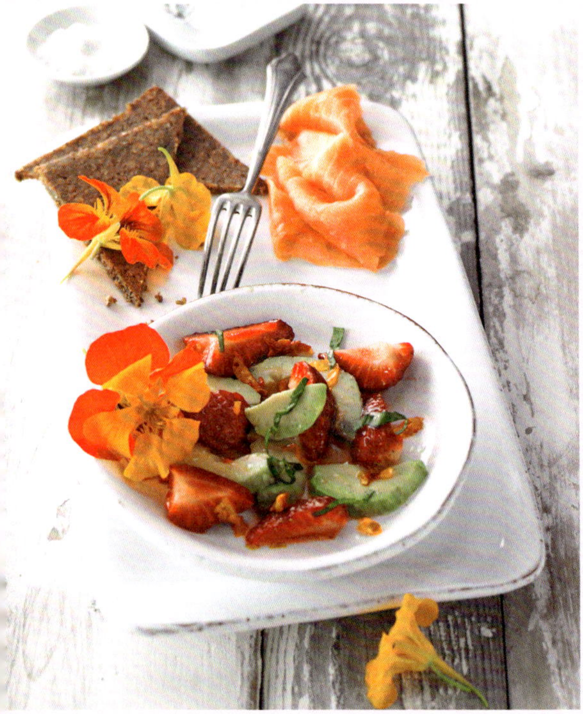

ZUBEREITUNG: 20 Minuten
PRO PORTION ca. 460 kcal, 12 EW, 41 g F, 8 g KH

1. Die Avocadohälfte entsteinen, das Fruchtfleisch auslösen, in dünne Spalten schneiden und sofort mit 1 EL Zitronensaft beträufeln. Die Erdbeeren abbrausen, die grünen Blättchen entfernen, die Beeren je nach Größe halbieren oder vierteln. Avocadospalten und Erdbeeren auf einem Teller anrichten.

2. Den restlichen Zitronensaft und 1 EL Wasser mit Agavendicksaft, Salz, Pfeffer und Olivenöl verrühren. Die Kapuzinerkresse-Blätter abbrausen, trockenschütteln, in feine Streifen schneiden und unter die Sauce mischen. Die Vinaigrette über die Avocado und die Erdbeeren träufeln. Die Räucherlachsscheiben dazu arrangieren und den Salat mit den Kapuzinerkresse-Blüten dekorieren.
Dazu schmeckt Pumpernickel oder Knäckebrot.

FÜR 1 PERSON

½ reife Avocado, 1 ½ EL Zitronensaft, 5 Erdbeeren, 1 TL Agavendicksaft, Salz, schwarzer Pfeffer, 1 EL Olivenöl, 2 Blätter Kapuzinerkresse, 50 g Räucherlachs (in dünnen Scheiben), 2–3 Kapuzinerkresse-Blüten

KAPUZINERKRESSE PUTZEN

Gelb, rot oder mehrfarbig: Die Blüten der Kapuzinerkresse erfreuen uns den ganzen Sommer über im Garten oder Blumenkasten. Einziger »Schönheitsfehler«: In ihrem tiefen »Schlund« können sich leicht kleine Insekten verbergen. Besser immer nachschauen!

KRÄUTERRÜHREI MIT SCHINKEN

Alles im grünen Bereich: Dank der vielen Kräuter im Rührei lässt es sich schwungvoll in den Tag starten. Und durch Moringa und seinen hohen Anteil an pflanzlichem Eiweiß macht dieses Frühstück auch noch richtig lange satt.

FÜR 1 PERSON
Je 2 Stängel Petersilie, Schnittlauch, Dill, Estragon und Oregano, 2 Eier (Größe M), 4 EL Milch, Salz, schwarzer Pfeffer, ½ TL Moringablattpulver, abgeriebene Schale von 1 Bio-Zitrone, 1 TL Butter, 1 Tomate, 2 Scheiben Serranoschinken, 1 Scheibe Vollkornbrot

ZUBEREITUNG: 20 Minuten
PRO PORTION ca. 360 kcal, 22 EW, 19 g F, 25 g KH

1. Die Kräuter abbrausen, trockenschütteln, die Blätter abzupfen und fein hacken. Die Eier mit der Milch verquirlen und mit Salz, Pfeffer, Moringablattpulver sowie Zitronenschale würzen. Die gehackten Kräuter bis auf 2 TL unterrühren.

VEGANE VARIANTE

100 g Naturtofu zerbröseln und mit 1 TL Moringablattpulver und Salz würzen. 50 g Räuchertofu klein würfeln, in einer Pfanne mit 1 TL Öl 3–4 Minuten anbraten, herausnehmen. 2 weitere TL Öl erhitzen und die Tofu-Brösel bei starker Hitze 7–8 Minuten braten. Räuchertofu und 100 g Seidentofu zufügen, 1 Minute mitbraten. Salzen, pfeffern, mit Schnittlauchröllchen bestreuen.

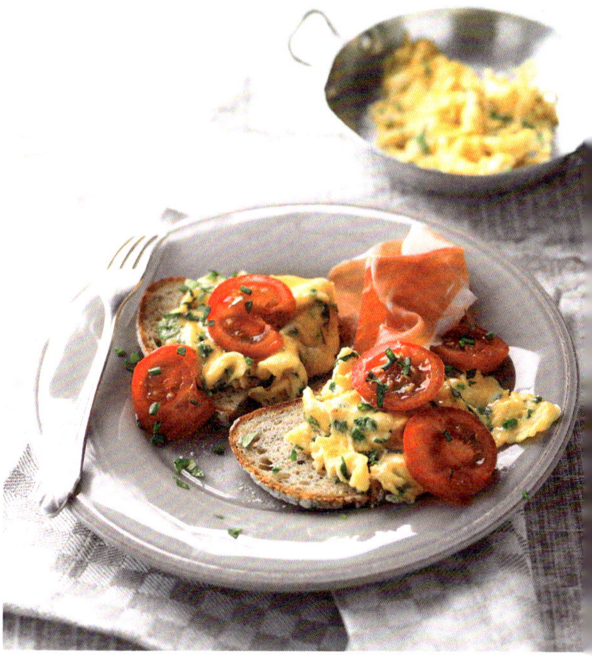

2. In einer kleinen beschichteten Pfanne die Butter erhitzen, die Eiermasse hineingießen und bei milder Hitze braten. Dabei mit dem Pfannenwender vom Rand zur Mitte schieben.

3. Die Tomate waschen und in Scheiben schneiden. Rührei auf einem Teller mit Tomaten, Schinken und Brot anrichten. Die restlichen Kräuter aufstreuen.

WARME GERICHTE

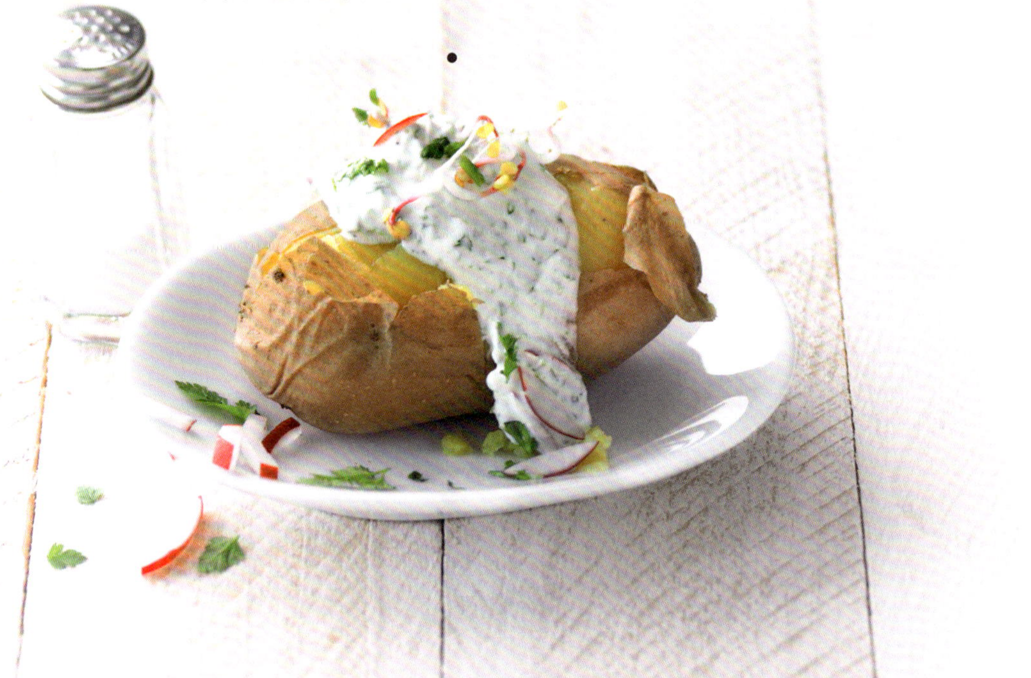

Man muss kein Sternekoch sein, um zu wissen, dass Kräuter Farbe und Geschmack ins Essen bringen. Mit zarten Blättern wird eine Suppe zu einer lindgrünen Komposition voll kulinarischer Fantasie, ein gewöhnliches Kartoffelpüree verwandelt sich in eine raffinierte Gaumenfreude. Schnuppern und schlemmen Sie Gemüse, Kartoffeln, Reis und Pasta mit grüner Sauce, Pesto und Dip. Lassen Sie sich verwöhnen mit Fleisch, Geflügel und Fisch in Kräuterkruste, mit Kräuterfüllungen, in Kräutern mariniert und gebacken. Auch Süßes mit Kräutern wartet auf neue Fans. Lassen Sie sich überraschen.

Seit jeher würzen die Menschen ihr Essen mit Kräutern und Gewürzen. Sie ahnten wohl, dass Beifuß an Geflügel nicht nur gut schmeckt, sondern auch den Eiweißstoffwechsel unterstützt. Oder dass die ätherischen Öle vom Knoblauch nicht nur einen tollen Geschmack verleihen, sondern auch die Darmflora und das Immunsystem stärken. Viele Kräuter und Gewürze kommen nicht nur allgemein unserer Gesundheit zugute, sondern helfen durch ihre anregende Wirkung auf den Stoffwechsel gezielt beim Abnehmen. Ob Rosmarin, Meerrettich, Ingwer und Dill oder Liebstöckel, Thymian und Majoran – alle kurbeln den Grundumsatz an, verbrauchen also zugeführte Energie. Besondere Schlankmacher sind scharfe Gerichte: Capsaicin heißt etwa der Stoff in der Chilischote, der die Schärfe ausmacht und die Fettzellen knackt.

Ob für die warme oder kalte Küche – die meisten Kräuter sind empfindlich. Sie vertragen keine Hitze, weil sie viele flüchtige ätherische Öle haben (mehr dazu auf Seite 142). Es gibt aber auch kräftige Arten wie Majoran, Oregano, Rosmarin, Salbei und Thymian, die sich zum Mitkochen eignen. »Am Stück« gegart, zum Beispiel in Schmorgerichten oder Eintöpfen, geben sie ihr Aroma langsam über die Blattoberfläche frei. Die Kräuterzweige und Würzreste zum Schluss am besten wieder entfernen, weil sie unansehnlich werden und bitter schmecken können.

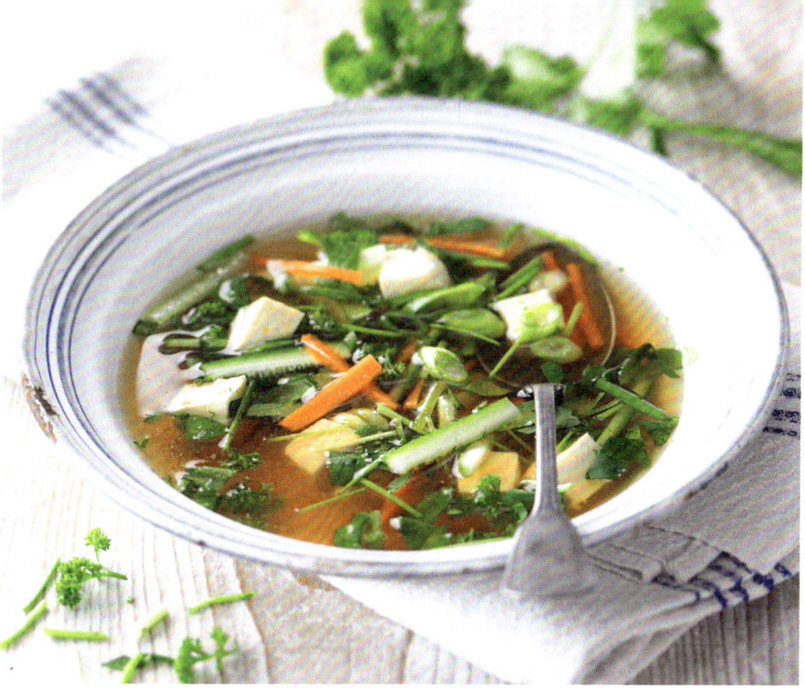

MISO-SUPPE MIT GARTENKRÄUTERN

•

Für mich als Asiafan ein absolutes Muss: eine japanische Gemüse-Bouillon mit Galgant und asiatischer Suppenpaste, kombiniert mit Tofu und Kräutern!

FÜR 2 PERSONEN
100 g Tofu, 10 g Galgant, 2 Schalotten, 1 Möhre, 1 Bio-Minigurke, 2 Frühlingszwiebeln, 2 Handvoll gemischte Gartenkräuter (z. B. Brunnenkresse, Estragon, Petersilie und Schnittlauch), 500 ml Gemüsebrühe, 2 TL rote Miso-Paste (Bioladen, Asienladen)

ZUBEREITUNG: 25 Minuten
PRO PORTION: ca. 110 kcal, 8 g EW, 4 g F, 8 g KH

1. Tofu 2 cm groß würfeln. Galgant schälen und in Scheiben schneiden. Schalotten schälen und würfeln. Möhre schälen, Gurke waschen, beides in 3 cm lange Stifte schneiden. Frühlingszwiebeln waschen, putzen und in Scheiben schneiden. Kräuter waschen, trockenschütteln, Blätter abzupfen und grob hacken. Schnittlauch in Röllchen schneiden.

2. Brühe mit Galgant und Schalotten 5 Minuten kochen lassen, dann durchsieben und erneut aufkochen. Miso-Paste mit etwas Brühe glatt rühren, mit den Möhren in die Suppe rühren und bei milder Hitze 5 Minuten garen. Tofu, Frühlingszwiebeln, Gurken und Kräuter in Schalen oder tiefe Teller verteilen und die heiße Suppe darübergießen.

MAIKRÄUTERSUPPE MIT GÄNSEBLÜMCHEN

Macht munter, fit und fröhlich: zartgrüne Sieben-Kräuter-Komposition mit vitalisierenden und entschlackenden Eigenschaften.

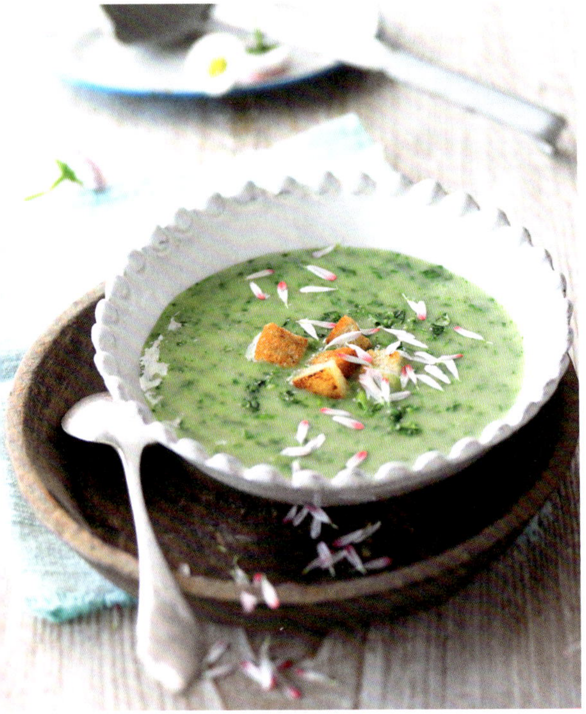

FÜR 2 PERSONEN

2 Scheiben Vollkorntoast, 1 TL Butter, Salz, 100 g junge Maikräuter (z.B. Brennnesseln, Brunnenkresse, Bärlauch, Kerbel, Schafgarbe, Sauerampfer), 1 kleine Handvoll Gänseblümchen, 2 Schalotten, 1 EL Rapsöl, 1 ½ EL Dinkelvollkornmehl, 400 ml Gemüsefond (Glas), 100 ml Sojasahne, schwarzer Pfeffer, frisch geriebene Muskatnuss, 1–2 TL Zitronensaft

ZUBEREITUNG: 35 Minuten
PRO PORTION: ca. 360 kcal, 8 g EW, 20 g F, 34 g KH

1. Das Toastbrot klein würfeln, mit der Butter in einer beschichteten Pfanne bei mittlerer Hitze in 5 Minuten goldbraun braten. Herausnehmen, auf Küchenpapier abtropfen lassen und leicht salzen.

2. Die Kräuter abbrausen, trocken schütteln, Blätter abzupfen und grob hacken. Ein Viertel davon zum Garnieren beiseitelegen. Die Gänseblümchen kurz abbrausen. Die Schalotten pellen und fein würfeln.

3. Das Öl erhitzen, Schalotten darin glasig dünsten. Mit dem Mehl bestäuben und unter Rühren kurz anschwitzen. Die Hälfte des Fonds und die Sojasahne dazugießen, unter Rühren aufkochen und bei mittlerer Hitze 5 Minuten kochen lassen. Mit Salz, Pfeffer, Muskat und Zitronensaft würzen.

4. Die Kräuter mit dem übrigen Fond pürieren, den Mix langsam in die heiße Suppe gießen und alles kurz aufwallen, aber nicht mehr kochen lassen. Die Suppe nochmal abschmecken. Die übrigen Kräuter, die Croûtons und Gänseblümchen aufstreuen.

MÖHREN-INGWER-SUPPE MIT MORINGA

•

Wohltuend für Körper und Seele: Moringa schützt jede Körperzelle, Ingwer regt den Kreislauf und die Verdauung an und Kokosmilch sorgt für gute Laune. Ein Rezept für alle, die Suppen lieben, so wie ich.

FÜR 2 PERSONEN
300 g Möhren, 120 g Süßkartoffel, 1 Stück Ingwer (ca. 20 g), 1 kleine rote Zwiebel, 1 EL Rapsöl, 500 ml Gemüsebrühe, 100 ml ungesüßte Kokosmilch (Dose), ½ Bio-Zitrone, ½ Bund Koriandergrün, 1 gehäufter TL Moringablattpulver, Salz, schwarzer Pfeffer

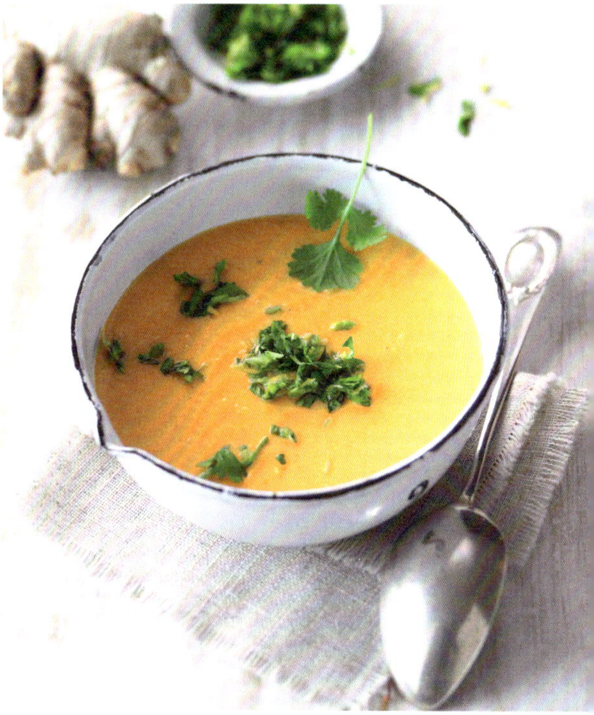

ZUBEREITUNG: 35 Minuten
PRO PORTION: ca. 250 kcal, 4 g EW, 14 g F, 21 g KH

1. Möhren und Süßkartoffel schälen und würfeln. Ingwer und Zwiebel ebenfalls schälen und in feine Würfel schneiden. Das Öl in einem Topf erhitzen. Zwiebel und Ingwer darin bei mittlerer Hitze 2 Minuten andünsten. Möhren und Süßkartoffeln zugeben und kurz mitdünsten. Mit Gemüsebrühe und Kokosmilch aufgießen, aufkochen und zugedeckt bei milder Hitze 15–20 Minuten garen.

2. Inzwischen die Zitrone heiß waschen, abtrocknen und die Schale fein abreiben. Das Koriandergrün abbrausen, trockenschütteln, Blätter abzupfen und bis auf einige Blätter hacken. Koriandergrün und Zitronenschale mischen.

3. Die Suppe pürieren, mit Moringablattpulver, Salz, Pfeffer und 1–2 TL Zitronensaft würzen und auf tiefen Tellern anrichten. Den Koriander-Zitronen-Mix und übrige Korianderblätter daraufstreuen.

FRISCHE-KICK MIT MORINGA

Im Sommer können Sie versuchen, Moringa auf der Fensterbank oder Terrasse zu ziehen. Dann können Sie die Blätter ernten und 10 Gramm Pulver durch eine Handvoll davon ersetzen.

FRÜHLINGSGEMÜSE MIT GRÜNER SAUCE

•

Das absolute Frühlings-Highlight: Knackiges Gemüse der Saison, dazu eine Light-Version der berühmten Frankfurter Grünen Sauce – mehr Power geht nicht!

FÜR 2 PERSONEN
3 Eier (Größe M), ½ Bund Frankfurter-Grüne-Sauce-Kräuter (etwa 70 g; Borretsch, Brunnenkresse, Kerbel, Petersilie, Pimpinelle, Sauerampfer, Schnittlauch), 1 kleine Zwiebel, 125 g Magerquark, 100 g Naturjoghurt, 75 g saure Sahne, 1 TL mittelscharfer Senf, Salz, schwarzer Pfeffer, 1 TL Weißweinessig, 250 g weißer Spargel, 1 Kohlrabi, 150 g Möhren, 100 g Zuckerschoten, 2 Frühlingszwiebeln, 2 TL Butter, 1 TL Honig, frisch geriebene Muskatnuss

ZUBEREITUNG: 50 Minuten (plus Kühlen)
PRO PORTION: ca. 400 kcal, 27 g EW, 23 g F, 21 g KH

1. Die Eier anpiksen und in kochendem Wasser in 10 Minuten hart kochen, dann abschrecken, pellen und auskühlen lassen. Inzwischen die Kräuter waschen, trockenschütteln, grobe Stiele entfernen. Einige Kräuter zum Garnieren auf die Seite legen. Die übrigen Kräuter fein hacken. Die Zwiebel schälen und klein würfeln.

2. Quark, Joghurt und saure Sahne mit dem Senf cremig verrühren. Die Kräuter und Zwiebelwürfel unterrühren, mit Salz, Pfeffer und Weißweinessig abschmecken. Ein Ei fein hacken, unter die Sauce mischen und diese abgedeckt kalt stellen.

3. Das Gemüse vorbereiten: Spargel putzen und schälen. Kohlrabi schälen und in Spalten schneiden. Möhren waschen und dünn schälen. Zuckerschoten abbrausen. Frühlingszwiebeln waschen, putzen und in etwa 5 cm lange Stücke schneiden.

4. Reichlich Salzwasser zum Kochen bringen. Den Spargel darin 5 Minuten garen, dann Möhren und Kohlrabi dazugeben und zusammen weitere 5 Minuten kochen. Zuckerschoten und Frühlingszwiebeln 30 Sekunden vor Ende der Garzeit zufügen. Gemüse abgießen (5 EL Gemüsekochwasser auffangen!), abschrecken und gut abtropfen lassen.

5. In einer Pfanne die Butter erhitzen. Gemüse, Honig und aufgefangenen Gemüsesud zugeben und alles 2 Minuten dünsten. Mit Salz, Pfeffer und Muskat würzen. Die restlichen Eier längs halbieren, mit dem Gemüse anrichten und mit den verbliebenen Kräutern bestreuen. Sauce dazu servieren.

BEILAGEN-TIPP

Statt zu Eiern schmeckt die kalte Kräutersauce auch zu Pellkartoffeln sowie zu gekochtem Fleisch, zum Beispiel Tafelspitz, gedünstetem Fisch oder Roastbeef-Aufschnitt.

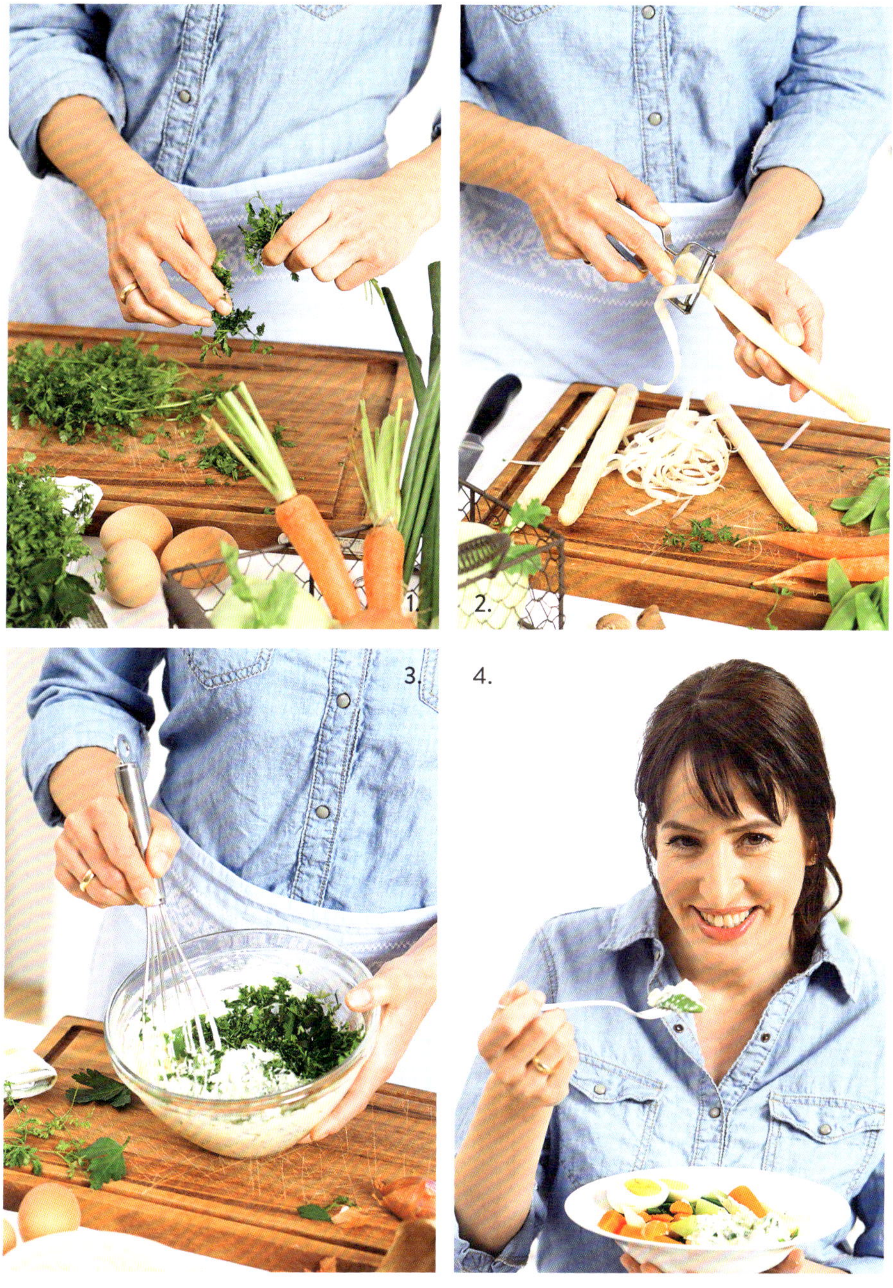

1. Kräuter für die Sauce verlesen. 2. Spargel schälen.
3. In einer Schüssel die Saucenzutaten verrühren. 4. Am besten gleich genießen.

PELLKARTOFFELN MIT FRÜHLINGSKRÄUTER-QUARK

•

Wenig Zeit fürs Mittagessen? Kartoffeln mit Dip machen Sie schnell wieder fit: Die Kräuter sorgen für eine angenehme Würze und regen den Kreislauf an.

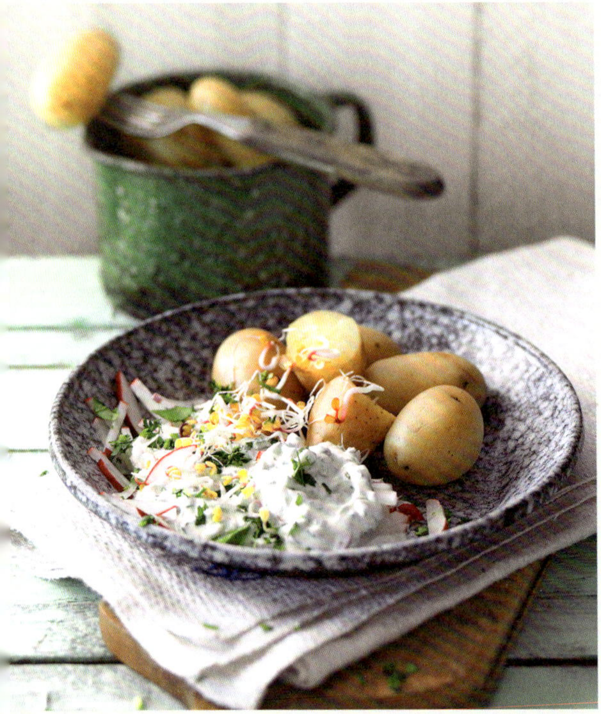

ZUBEREITUNG: 30 Minuten
PRO PORTION: ca. 340 kcal, 26 g EW, 6 g F, 43 g KH

FÜR 2 PERSONEN

500 g neue mittelgroße Kartoffeln, Salz, 1 TL Kümmel, 8 Radieschen, 80 g gemischte Wild- und Gartenkräuter (z. B. Brennnessel, Estragon und Schnittlauch, etwas Thymian, Löwenzahn und Schafgarbe), 250 g Magerquark, 2 TL Leinöl, 8 EL Mineralwasser (mit Kohlensäure), schwarzer Pfeffer, 1 Handvoll Radieschensprossen (Kühlregal), Meersalz

1. Die Kartoffeln gründlich waschen und abbürsten. Mit 1 TL Salz und Kümmel in einen Topf geben, mit Wasser bedecken, zugedeckt aufkochen und bei mittlerer Hitze 20–25 Minuten garen.

2. Inzwischen für den Kräuter-Quark die Radieschen waschen, putzen und grob raspeln oder in feine Stifte schneiden. Die Kräuter abbrausen, trockenschütteln, die Blätter abzupfen und einige zum Garnieren beiseitelegen. Die übrigen Kräuter fein hacken. Den Quark mit dem Leinöl und Mineralwasser in einer Schüssel cremig verrühren. 3/4 der Radieschen sowie gehackte Kräuter untermischen, mit Salz und Pfeffer abschmecken. Den Kräuter-Quark anrichten, mit den übrigen Radieschen und Kräutern sowie den Sprossen bestreuen.

3. Die Kartoffeln abgießen, auf der ausgeschalteten Herdplatte offen ausdampfen lassen, dann mit dem Kräuter-Dip servieren und mit Meersalz bestreuen.

WÜRZ-TIPP

Wer es gerne etwas schärfer mag, kann den Kräuter-Quark noch mit 1 TL frisch geriebenem Meerrettich aufpeppen.

GRÜNES KARTOFFELPÜREE MIT RÄUCHERMAKRELE

Das Aroma zarter Kräuter in einem Püree eingefangen: So kann man sogar Kinder für gesundes Essen begeistern. Mit geräucherter Makrele und einer leichten Vinaigrette bringt es Genießer auf den Geschmack.

FÜR 2 PERSONEN
350 g vorwiegend festkochende Kartoffeln, Salz, 2 EL weißer Aceto balsamico, schwarzer Pfeffer, 2 EL Olivenöl, 10 g getrocknete Tomaten (in Öl), 50 g gemischte Küchenkräuter (zum Beispiel Dill, Kerbel, Petersilie, Schnittlauch), 125 ml Milch, ½ TL Moringablattpulver, 2 geräucherte Makrelenfilets (ohne Haut; à ca. 125 g)

ZUBEREITUNG: 30 Minuten
PRO PORTION: ca. 550 kcal, 32 g EW, 34 g F, 27 g KH

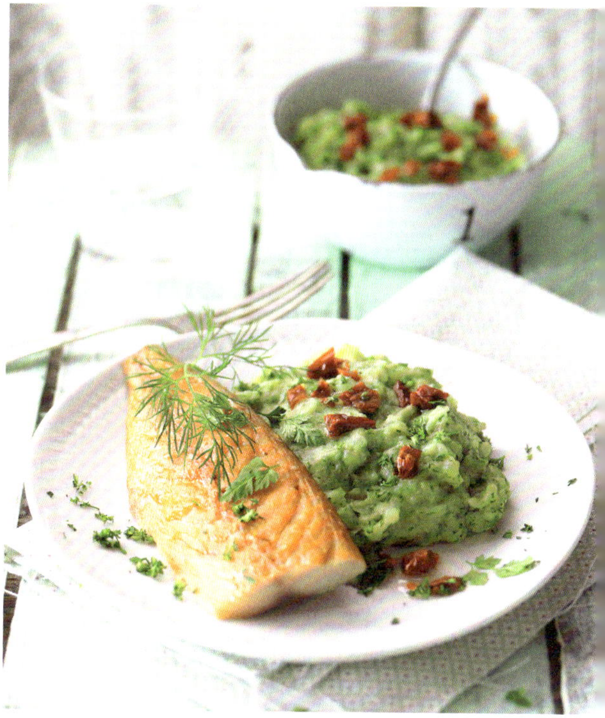

1. Die Kartoffeln schälen, waschen, in grobe Stücke schneiden und in 250 ml Salzwasser in einem geschlossenen Topf etwa 20 Minuten garen.

2. Essig mit Salz, Pfeffer und 1 EL Olivenöl verrühren. Die Tomaten abtropfen lassen, fein würfeln und unterheben. Die Kräuter kurz abbrausen, trockenschütteln, die Blätter abzupfen und bis auf ein paar Blättchen zum Garnieren grob schneiden. Die Milch in einem hohen Topf erhitzen, aber nicht kochen lassen. Die Kräuter dazugeben und pürieren.

3. Die Kartoffeln abgießen und auf dem ausgeschalteten Herd kurz ausdampfen lassen, dann durch eine Kartoffelpresse drücken oder mit einem Kartoffelstampfer zerdrücken. Das übrige Öl und die Kräutermilch unterarbeiten. Das Püree mit Salz, Pfeffer und Moringa abschmecken. Auf Tellern anrichten, mit Vinaigrette beträufeln und mit Kräutern garnieren. Die Makrelenfilets dazu servieren.

DAS SCHMECKT AUCH DAZU

Servieren Sie das Kartoffelpüree mit auf der Hautseite gebratenen Doradenfilets statt mit Räuchermakrele.

KARTOFFEL-PAPRIKA-GULASCH MIT BEIFUSS

•

Mit seinem mildherben Aroma passt der Beifuß gut zu unserem leichten Eintopf mit Paprikawürze, Zwiebeln und Knoblauch – traditionell macht er Fettes bekömmlicher.

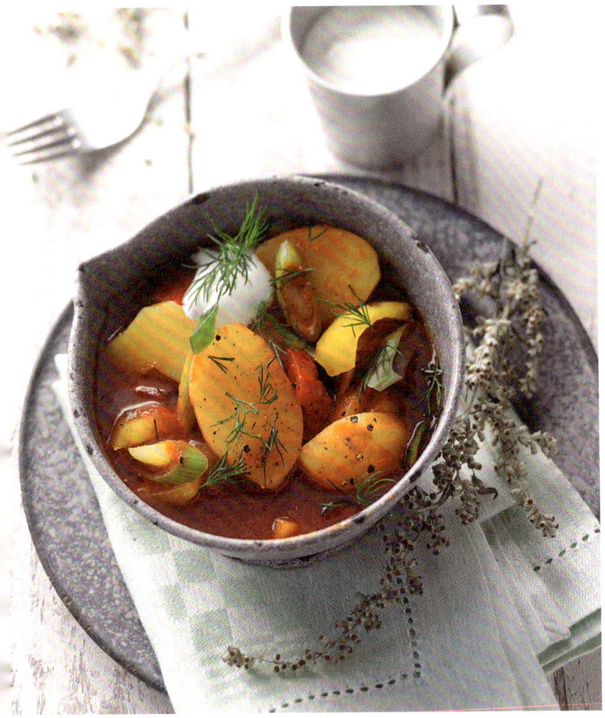

FÜR 2 PERSONEN

400 g kleine festkochende Kartoffeln, 1 Zwiebel, 1 Knoblauchzehe, 2–3 Zweige getrockneter Beifuß, 2 EL Öl, 1 EL Paprikamark, Salz, schwarzer Pfeffer, 2 TL rosenscharfes Paprikapulver, 250 ml Gemüsefond (Glas), je 1 rote und gelbe Paprikaschote, 3 Frühlingszwiebeln, ½ Bund Dill, 2 EL saure Sahne

ZUBEREITUNG: 35 Minuten
PRO PORTION: ca. 300 kcal, 7 g EW, 14 g F, 33 g KH

1. Die Kartoffeln schälen und längs halbieren. Zwiebel und Knoblauch schälen und fein würfeln. Die Beifußknospen von den Rispen streifen. Das Öl in einem breiten Topf erhitzen. Kartoffeln und Zwiebeln im heißen Fett bei mittlerer Hitze 3 Minuten braten. Paprikamark dazugeben, 2–3 Minuten andünsten, salzen und pfeffern. Beifuß und Paprikapulver zufügen, kurz mitdünsten. Mit dem Fond auffüllen, aufkochen und zugedeckt bei mittlerer Hitze 25 Minuten garen.

2. Inzwischen die Paprikaschoten vierteln, entkernen, waschen und mit einem Sparschäler schälen, dann in 2 cm große Stücke schneiden. Die Frühlingszwiebeln waschen, putzen und schräg in schmale Ringe schneiden. Beides 5 Minuten vor Ende der Garzeit in den Topf geben und mitgaren.

3. Den Dill abbrausen, trockenschütteln, Blättchen abzupfen und grob schneiden. Die Hälfte des Dills unter die Kartoffeln mischen, das Gulasch nochmal abschmecken und auf tiefe Teller verteilen. Je einen Klecks saure Sahne daraufgeben und mit dem restlichen Dill bestreuen.

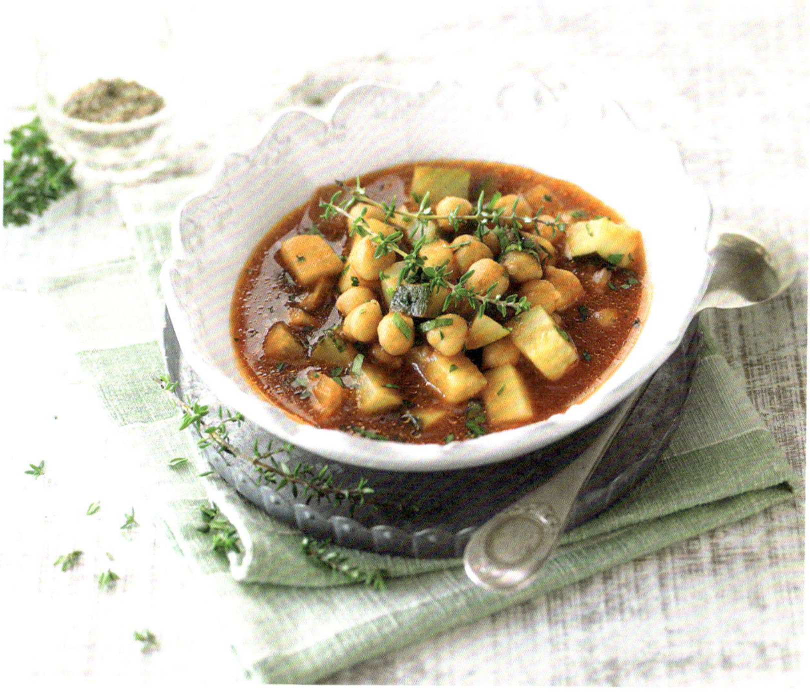

ORIENTALISCHER KICHERERBSENEINTOPF

•

Keine Zeit für einen Kurzurlaub? Dann reisen Sie zumindest kulinarisch in orientalische Gefilde mit Kardamom, Kreuzkümmel, Curry und Zimt.

FÜR 2 PERSONEN
1 Zwiebel, 2 Knoblauchzehen, je 150 g Zucchini und Auberginen, 3 Kardamomkapseln, ½ TL Kreuzkümmel, 2–3 Thymianzweige, 2 EL Olivenöl, 1 TL Tomatenmark, 2 TL Currypulver, ½ TL Zimt, 200 g passierte Tomaten (Dose), 500 ml Gemüsebrühe, 1 Dose Kichererbsen (240 g Abtropfgewicht), 3 Stängel Petersilie, Salz, schwarzer Pfeffer

ZUBEREITUNG: 30 Minuten
PRO PORTION: ca. 520 kcal, 26 g EW, 18 g F, 60 g KH

1. Zwiebel und Knoblauch schälen und würfeln. Zucchini und Aubergine waschen, putzen und 1 cm groß würfeln. Kardamomsamen aus den Kapseln lösen und mit dem Kreuzkümmel zerstoßen.

2. Zwiebel, Knoblauch, Gemüse und Thymian in Öl anbraten. Tomatenmark, Kardamom, Kreuzkümmel, Curry und Zimt zufügen. Tomaten einrühren, Brühe zufügen. Bei milder Hitze 15 Minuten garen.

3. Kichererbsen abbrausen. Petersilie waschen, zupfen und hacken. Beides in die Suppe rühren und kurz weiterköcheln. Salzen und pfeffern.

SPITZKOHLNUDELN MIT PORTULAK-PESTO

•

Gut für das Verdauungssystem und vitamin-C-reich obendrein: Frischer Portulak verleiht dem Pesto ein würziges Aroma mit vielen Nuancen.

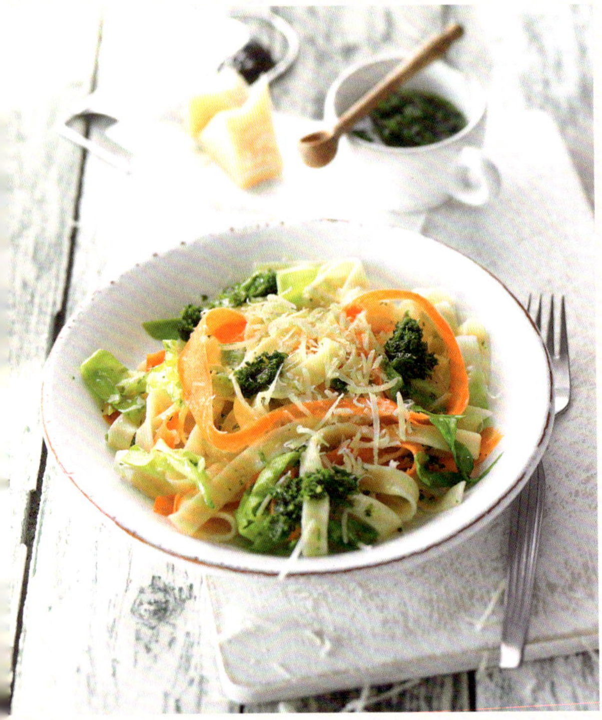

ZUBEREITUNG: 30 Minuten
PRO PORTION: ca. 350 kcal, 11 g EW, 12 g F, 49 g KH

1. Die Nudeln nach Packungsangabe in reichlich kochendem Salzwasser bissfest garen. Inzwischen den Spitzkohl putzen, waschen und in 1 cm breite Streifen schneiden. Die Möhren schälen und mit dem Sparschäler der Länge nach in dünne Streifen schneiden. Den Knoblauch schälen, fein würfeln.

2. In einer großen beschichteten Pfanne das Öl erhitzen, die Möhren darin bei mittlerer Hitze 2 Minuten dünsten. Spitzkohl und Knoblauch zugeben und 2 Minuten mitdünsten, salzen und pfeffern. Nudeln abgießen, 100 ml Nudelkochwasser auffangen. Mit dem Pesto zum Gemüse geben, mit Salz, Pfeffer und Zitronensaft abschmecken. Nudeln untermischen und mit dem Käse bestreuen.

FÜR 2 PERSONEN

120 g Tagliatelle (Bandnudeln), Salz, 200 g Spitzkohl, 150 g Möhren, 1 Knoblauchzehe, 1 EL Olivenöl, schwarzer Pfeffer, 2 EL Portulak-Pesto (Rezept siehe Tipp), 1 TL Zitronensaft, 1 EL frisch geriebener italienischer Hartkäse (z. B. Grana Padano)

PORTULAK-PESTO

Für 8 Portionen 30 g geröstete Pinienkerne und 50 g Portulakblätter mit je 4 EL Raps- und Olivenöl fein pürieren. 40 g geriebenen italienischen Hartkäse untermischen, salzen und pfeffern. Hält sich mit Olivenöl bedeckt in einem Schraubglas im Kühlschrank 5–7 Tage.

ZITRONEN-KERBEL-PENNE MIT SPARGEL

Leicht wie der Frühling: Kerbel passt mit seinem feinen Anisgeschmack besonders gut zu jungem Gemüse und ist ideal für eine Entschlackungskur.

FÜR 2 PERSONEN
350 g grüner Spargel, 200 g Kirschtomaten, 3 Frühlingszwiebeln, 1 Knoblauchzehe, 50 g Kerbel, ½ Bio-Zitrone, 2 EL Olivenöl, 1 TL Butter, 1 TL Honig, Salz, schwarzer Pfeffer, 125 ml Gemüsebrühe, 125 g Penne-Nudeln, 2 EL gehobelter Parmesan (ersatzweise Grana Padano)

ZUBEREITUNG: 30 Minuten
PRO PORTION: ca. 430 kcal, 14 g EW, 16 g F, 57 g KH

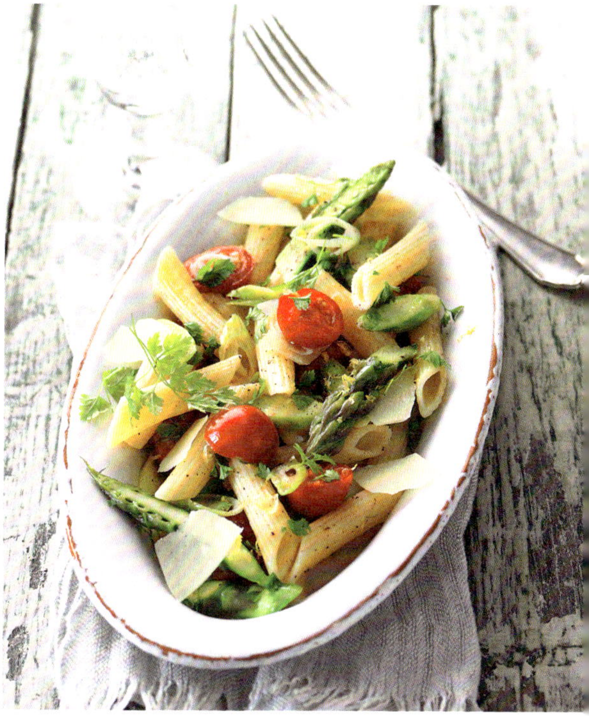

1. Den Spargel waschen, putzen, das untere Drittel schälen und die Stangen schräg in dünne Scheiben schneiden. Kirschtomaten waschen und halbieren. Frühlingszwiebeln waschen, putzen, das Weiße und Hellgrüne in dünne Ringe schneiden. Den Knoblauch schälen und fein würfeln. Kerbel abbrausen, trockenschütteln, die Blättchen mit den zarten Stielen hacken. Zitrone heiß waschen, abtrocknen, die Schale fein abreiben und 1–2 EL Zitronensaft auspressen.

2. Öl und Butter in einer großen Pfanne erhitzen, den Spargel darin bei starker Hitze 3 Minuten unter Wenden anbraten. Frühlingszwiebeln und Knoblauch dazugeben und weitere 2 Minuten mitbraten. Das Gemüse mit Honig, Salz und Pfeffer würzen. Die Brühe dazugießen und alles noch 2 Minuten bei mittlerer Hitze dünsten. Der Spargel darf nicht zu weich werden, sondern sollte noch Biss haben.

3. Inzwischen die Nudeln nach Packungsanweisung in reichlich kochendem Salzwasser in 8–10 Minuten bissfest garen, abgießen und abtropfen lassen. Nudeln und Tomaten zum Spargel geben, mit Zitronenschale und 1–2 EL Zitronensaft würzen. Den Kerbel bis auf ein paar Zweige zum Garnieren untermengen, salzen und pfeffern. Die Nudeln mit dem Parmesan bestreuen und mit Kerbel garnieren.

BRENNNESSEL-QUARK-QUICHE

Für mich als bekennende Brennnessel-Anhängerin ein fester Bestandteil der Kräuterküche. Für alle Anfänger: Bitte keine Angst, da brennt nichts mehr. Die jungen Blätter werden im Kochtopf gezähmt. Toll für eine Gästerunde.

FÜR 4 PERSONEN (1 Springform, Ø 26 cm)
100 g Dinkelvollkornmehl, 75 g gemahlene Haselnüsse, Salz, 3 Eier (Größe M), 75 g kalte Joghurtbutter, 200 g junge Brennnesseln, 3 Frühlingszwiebeln, 100 g Champignons, 1 Knoblauchzehe, ½ Bio-Zitrone, 4 Stängel Oregano, 1 EL Olivenöl, schwarzer Pfeffer, ½ TL Moringablattpulver, 250 g Magerquark, 1 TL pflanzliches Bindemittel (z. B. Guarkernmehl), 1 EL Sonnenblumenkerne
Außerdem:
Fett und Mehl für die Form, getrocknete Hülsenfrüchte zum Blindbacken

ZUBEREITUNG: 60 Minuten
BACKEN: 40 Minuten
PRO PORTION: ca. 490 kcal, 25 g EW, 33 g F, 22 g KH

1. Für den Teig das Mehl mit Nüssen und ½ TL Salz vermischen. 1 Ei und die Butter in Flöckchen dazugeben und alles rasch zu einem geschmeidigen Teig verkneten. Zur Kugel formen, in Folie wickeln und 30 Minuten kalt stellen.

2. Inzwischen die Brennnesseln waschen, trockenschütteln und die Blätter abzupfen (siehe Tipp). Reichlich Salzwasser zum Kochen bringen. Die Brennnesselblätter darin einmal aufkochen, dann abgießen, abschrecken und abtropfen lassen.

3. Frühlingszwiebeln waschen, putzen, das Weiße und Hellgrüne in feine Ringe schneiden. Pilze putzen, abreiben und in dünne Scheiben schneiden. Knoblauch schälen und fein würfeln. Die Zitrone heiß waschen, abtrocknen, die Schale fein abreiben und 2 TL Saft auspressen. Oregano abbrausen, trockenschütteln, Blätter abzupfen und grob hacken. Das Öl erhitzen, Frühlingszwiebeln, Pilze und Knoblauch darin bei mittlerer Hitze 2–3 Minuten dünsten. Mit Salz, Pfeffer, Moringablattpulver, Oregano, Zitronensaft und -schale würzen. Vom Herd nehmen.

4. Den Backofen auf 200 °C vorheizen. Die Springform einfetten und mit Mehl ausstäuben. Den Teig auf der bemehlten Arbeitsfläche etwa 4 cm größer als die Form ausrollen. Die Form mit dem Teig auslegen, dabei einen Rand hochziehen. Den Boden mit einer Gabel mehrmals einstechen, dann mit Backpapier auslegen und mit Hülsenfrüchten bestreuen. Im heißen Ofen 10 Minuten vorbacken.

5. Inzwischen die restlichen Eier trennen. Eigelbe, Quark und Bindemittel verrühren. Die Pilzmischung und die Brennnesseln hinzufügen, salzen und pfeffern. Das Eiweiß mit 1 Prise Salz steif schlagen und unterheben. Die Masse auf dem vorgebackenen Teig verteilen. Im heißen Ofen (Mitte) 30 Minuten backen. Die Sonnenblumenkerne 10 Minuten vor Ende der Backzeit auf die Quiche streuen.

KÜCHEN-TIPP

Tragen Sie beim Ernten und Putzen der Brennnesselblätter am besten Gummihandschuhe, dann brennt nichts.

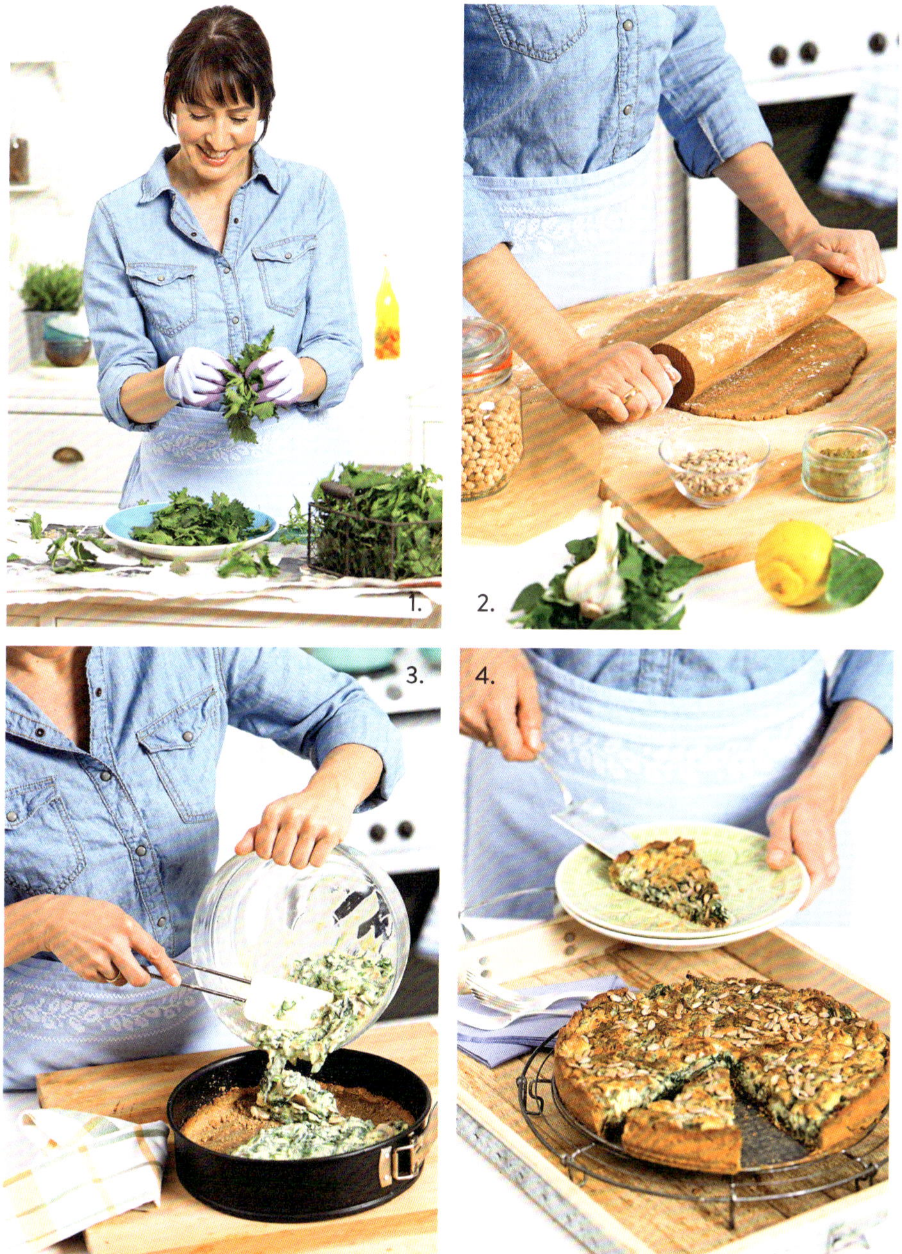

1. Brennnesselblättchen abzupfen (Handschuhe nicht vergessen). 2. Den Teig auf einem bemehlten Brett ausrollen. 3. Quarkmasse auf dem vorgebackenen Boden verteilen. 4. Die Quiche frisch aus dem Ofen oder kalt servieren.

GEMÜSE-WEIZEN MIT LIEBSTÖCKEL

Leicht, frisch und knackig – durch die Zugabe von »Maggikraut« und anderen Küchenkräutern erhält das Sommergericht eine würzig-raffinierte Note.

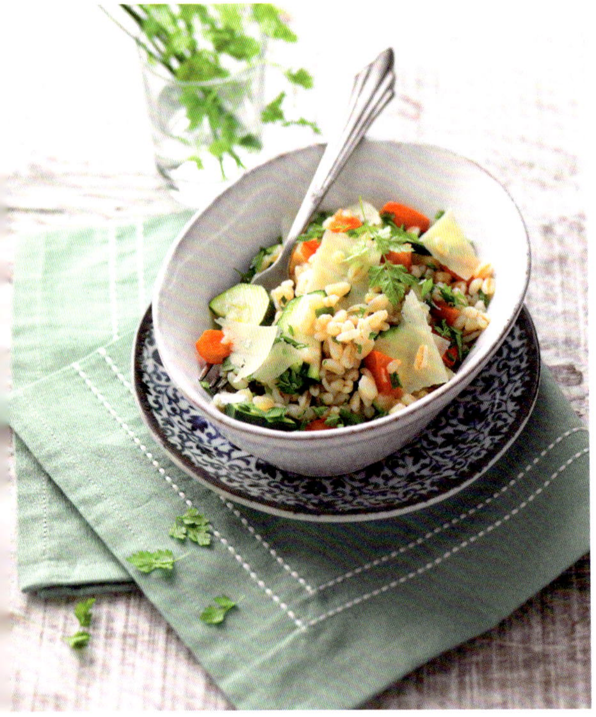

ZUBEREITUNG: 25 Minuten
PRO PORTION: ca. 340 kcal, 11 g EW, 13 g F, 43 g KH

1. Zwiebel und Knoblauchzehe schälen und fein würfeln. Paprikaschote putzen, halbieren, entkernen, waschen und 1,5 cm groß würfeln. Zucchini waschen, putzen, längs halbieren und in 1 cm breite Stücke schneiden.

2. Öl erhitzen. Zwiebel und Knoblauch darin bei mittlerer Hitze glasig dünsten. Paprika- und Zucchinistücke sowie den Weizen dazugeben, unter Rühren 2–3 Minuten mitdünsten. Mit Salz und Pfeffer würzen. Mit der Brühe aufgießen, aufkochen und das Ganze zugedeckt bei mittlerer Hitze 10–12 Minuten garen, ab und zu umrühren.

3. Liebstöckel und restliche Kräuter abbrausen, gut trockenschütteln, die Blätter abzupfen, hacken und unter den Weizen mischen. Salzen und pfeffern, den Käse aufstreuen.

FÜR 2 PERSONEN
1 Zwiebel, 1 Knoblauchzehe, 1 große rote Paprikaschote, 2 kleine Zucchini, 2 EL Olivenöl, 100 g Parboiled-Zartweizen (z. B. Ebly), Salz, schwarzer Pfeffer, 250 ml Gemüsebrühe, 2–3 junge Liebstöckelblätter, 50 g gemischte Kräuter (zum Beispiel Schnittlauch, Petersilie, Kerbel), 2 EL frisch geriebener italienischer Hartkäse (z. B. Grana Padano)

WÜRZ-TIPP

Liebstöckel immer sparsam dosieren und lieber nachwürzen. Vor allem Freilandliebstöckel hat ein intensives Aroma, das leicht dominiert. Manchmal genügen schon ein bis zwei Blättchen.

MANGOLD-BORRETSCH-RISOTTO

•

Ein Küchengruß aus Ligurien: Herb-würziger Mangold und milder Borretsch gehen mit Reis eine Verbindung ein, die auf den Stoffwechsel und die Stimmung stimulierend wirkt.

FÜR 2 PERSONEN
300 g Mangold, 2 Schalotten, 400 ml Gemüsebrühe, 1 EL Olivenöl, 2 TL Butter, 100 g Risottoreis (z. B. Arborio), 100 ml trockener Weißwein, 30 g Pinienkerne, 1 Bund Borretsch (ca. 80 g), Salz, schwarzer Pfeffer, frisch geriebene Muskatnuss, 2 EL frisch geriebener Parmesan

ZUBEREITUNG: 30 Minuten
PRO PORTION: ca. 460 kcal, 12 g EW, 21 g F, 46 g KH

1. Den Mangold waschen, Stiele abschneiden, putzen und in kleine Würfel schneiden. Das Mangoldgrün grob hacken. Die Schalotten schälen und fein würfeln. Die Brühe aufkochen, warm halten.

2. Öl und Butter in einem schweren Topf erhitzen, Schalotten und Mangoldstiele darin glasig dünsten. Reis dazugeben und kurz mitdünsten. Mit dem Wein ablöschen und fast vollständig einkochen lassen. So viel heiße Brühe aufgießen, dass der Reis gerade bedeckt ist. Bei mittlerer Hitze 20 Minuten garen, dabei nach und nach die restliche Brühe zugießen und ab und zu umrühren.

3. Inzwischen die Pinienkerne bei mittlerer Hitze goldbraun anrösten. Vom Herd nehmen und erkalten lassen. Den Borretsch waschen, trockenschütteln, grobe Stiele entfernen, Blätter bis auf ein paar zarte Blättchen hacken.

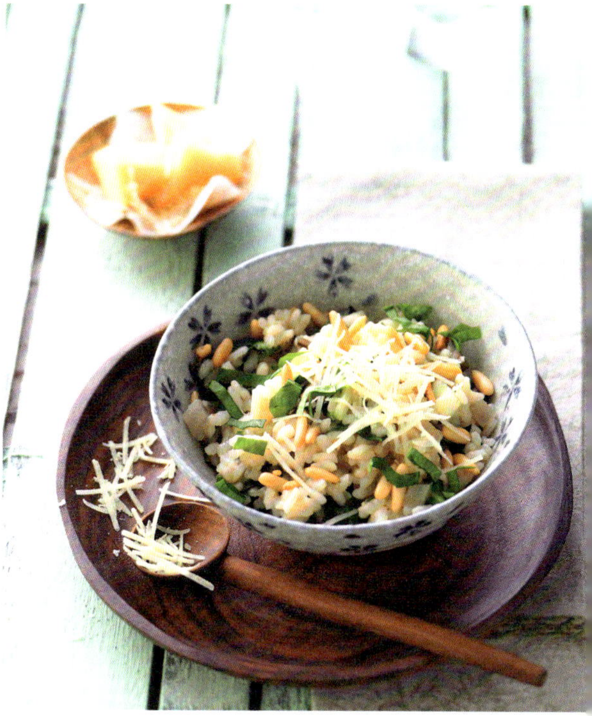

4. Nach 15 Minuten Garzeit das Mangoldgrün unter den Reis mischen, 5 Minuten mitgaren. Borretsch kurz vor dem Servieren unterheben, mit Salz, Pfeffer und Muskat abschmecken. Den Risotto mit Pinienkernen und geriebenem Parmesan bestreuen, mit den zarten Borretschblättern garnieren.

INGWER-FILETSTEAK IN PERGAMENT

•

Mit Zitrone, Ingwer und Knoblauch gewürzt präsentiert sich zartes Rinderfilet hier mal asiatisch – und landet scharf-aromatisch und den Stoffwechsel anregend auf unserem Teller.

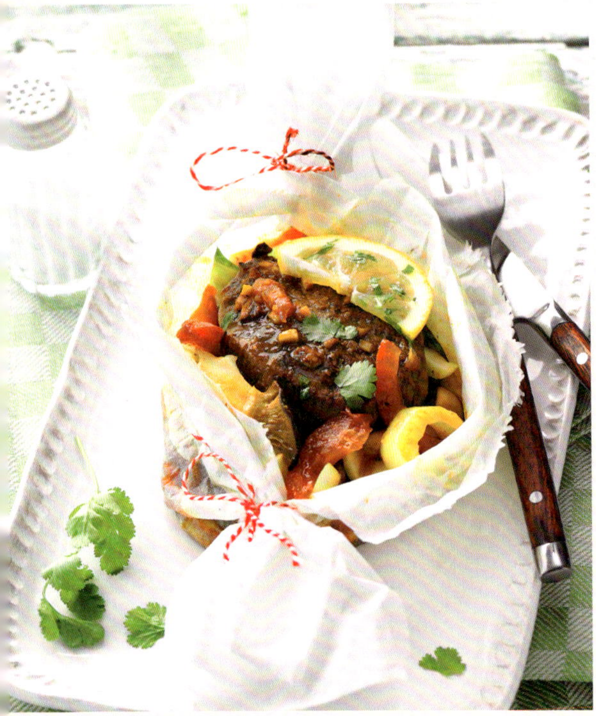

FÜR 2 PERSONEN
1 Stück Ingwer (ca. 15 g), 1 Knoblauchzehe, 1 Bio-Zitrone, 1 TL Kurkuma, Salz, schwarzer Pfeffer, 2 Rinderfiletsteaks (ca. 300 g), 150 g Kräuterseitlinge, 150 g Baby-Paksoi, 200 g Tomaten, 2 EL Sojasauce, 1 EL Öl, 5 EL Hühnerfond (Glas), 1 Handvoll Korianderblätter

ZUBEREITUNG: 45 Minuten
PRO PORTION: ca. 310 kcal, 39 g EW, 12 g F, 10 g KH

1. Ingwer und Knoblauch schälen und fein würfeln. Die Zitrone heiß waschen, abtrocknen, 4 dünne Scheiben abschneiden und beiseitelegen. Von der übrigen Zitrone die Schale abreiben und den Saft auspressen. Ingwer, Knoblauch, Zitronenschale, Kurkuma, Salz und Pfeffer mischen und das Fleisch mit der Gewürzmischung einreiben.

2. Den Backofen auf 200 °C vorheizen. Pilze putzen, abreiben und in dünne Scheiben schneiden. Paksoi waschen, putzen und in 3 cm breite Streifen schneiden. Tomaten waschen, vierteln, entkernen und in feine Streifen schneiden. Zwei große Stücke Backpapier auf der Arbeitsfläche ausbreiten, Gemüse und Pilze in die Mitte geben und mit je 1 EL Sojasauce beträufeln, pfeffern.

3. Das Öl in einer Pfanne erhitzen, die Steaks darin auf jeder Seite 1–2 Minuten anbraten, auf das Gemüse legen. Den Bratensatz mit Zitronensaft und Fond ablöschen, über Fleisch und Gemüse gießen. Das Papier über dem Fleisch zu einem Päckchen falten und die Seiten wie bei einem Bonbon verschließen. Die Päckchen auf einem Backblech im Ofen (Mitte) 20–25 Minuten garen. Fleisch und Gemüse mit Zitronenscheiben anrichten und mit Koriandergrün bestreut servieren.

GEDÄMPFTE KALBSMEDAILLONS IM KRÄUTER-GEMÜSEBETT

•

Kräuterdampf umströmt das Fleisch, das zart und saftig auf der Zunge zergeht. Das Gemüse bleibt schön knackig und aromatisch. Wenn Sie das für Freunde kochen, wird Ihnen keiner glauben, dass man damit auch noch abnimmt.

FÜR 2 PERSONEN
1 Bund Suppengrün, 1 Schalotte, je 3 Stängel Petersilie, Kerbel, Basilikum und Estragon, 200 ml Hühnerbrühe, Salz, schwarzer Pfeffer, 4 Kalbsfiletsteaks (à ca. 80 g), 2 EL Zitronensaft, 2 EL Crème légère, 1 TL pflanzliches Bindemittel (z. B. Guarkernmehl)

ZUBEREITUNG: 40 Minuten
PRO PORTION: ca. 250 kcal, 38 g EW, 7 g F, 11 g KH

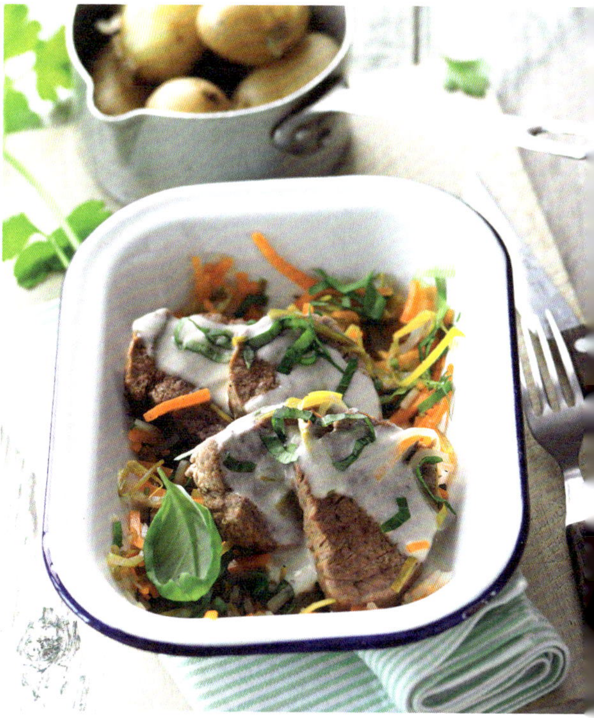

1. Das Suppengrün waschen, putzen und in feine Streifen schneiden. Die Schalotte schälen und würfeln. Die Kräuter waschen, trockenschütteln, Blätter abzupfen und hacken. Kräuterstiele und Schalotte in einen Topf geben, die Brühe dazugießen. Gemüsestreifen und ⅔ der Kräuter mischen, auf einen passenden Dämpfeinsatz legen, salzen und pfeffern. Über dem kochenden Sud bei geschlossenem Deckel 3–4 Minuten dämpfen.

2. Inzwischen die Kalbsmedaillons waschen, trockentupfen, beidseitig salzen und pfeffern. Mit dem Zitronensaft würzen. Auf das Kräuter-Gemüse legen und zugedeckt weitere 12–15 Minuten bei mittlerer Hitze dämpfen.

3. Fleisch und Gemüse herausnehmen und im Backofen bei 80 °C warmhalten. Den Sud abseihen und bei mittlerer bis starker Hitze um die Hälfte einkochen lassen. Crème légère und Bindemittel unterrühren, einmal aufkochen lassen. Mit Salz und Pfeffer würzen. Die Medaillons mit Gemüse und Sauce anrichten, mit übrigen Kräutern bestreuen. Als Beilage passen dazu kleine neue Kartoffeln.

KALBS-SALTIMBOCCA MIT TOMATENLINSEN

•

Salbei im kurzgebratenen Kalbsschnitzel trifft thymianwürzige Berglinsen im Tomatensugo – ein prächtiges Ensemble nach italienischem Vorbild.

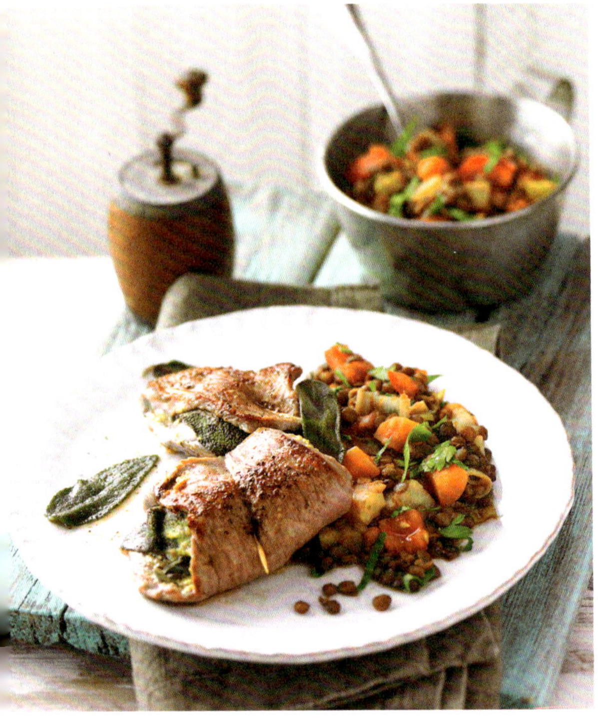

FÜR 2 PERSONEN
1 Bund Suppengrün (ca. 250 g), 1 kleine Zwiebel, 2 EL Olivenöl, 2 EL Tomatenmark, 300 ml Gemüsebrühe, 100 g Berglinsen, 200 g stückige Tomaten (Dose), 3 Zweige Thymian, 2 dünne Kalbsschnitzel (à ca. 150 g), 2–3 Stängel Salbei, schwarzer Pfeffer, 2 TL körniger Senf, Salz, ½ Bund Petersilie, 2–3 EL Aceto balsamico

ZUBEREITUNG: 45 Minuten
PRO PORTION: ca. 460 kcal, 47 g EW, 15 g F, 31 g KH

1. Das Suppengrün waschen, putzen und 1 cm groß würfeln. Die Zwiebel schälen, fein würfeln und in 1 EL heißem Öl glasig dünsten. Gemüse zufügen und 2–3 Minuten mitdünsten. Tomatenmark einrühren, kurz anschwitzen. Mit der Brühe aufgießen, aufkochen lassen. Linsen, Tomaten und Thymian zugeben. Das Ganze offen bei mittlerer Hitze 25 Minuten garen. Gelegentlich umrühren.

2. Die Schnitzel trockentupfen, quer halbieren und flach streichen. Salbei waschen, Blätter abzupfen. Das Fleisch pfeffern, mit je ½ TL Senf bestreichen, mit je 2 Salbeiblättern belegen, umklappen und mit Holzstäbchen zustecken.

3. In einer Pfanne das übrige Öl erhitzen, die Schnitzel 2–3 Minuten pro Seite braten, kurz vor Ende der Bratzeit den übrigen Salbei zufügen und mitbraten. Die Schnitzel salzen und pfeffern.

4. Die Petersilie abbrausen, trockenschütteln, Blätter abzupfen und hacken. Das Linsengemüse mit Salz, Pfeffer und Essig würzen, Petersilie daraufstreuen. Mit den Schnitzeln und dem Salbei anrichten. Dazu passt knuspriges Vollkorn-Baguette.

KÜRBIS-KRÄUTER-FLAMMKUCHEN MIT SCHINKEN

Auf einem knusprigen Hefeteig gebacken, werden Hokkaido und Frischkäse mit Oregano, Thymian und Schnittlauch zum absoluten Dream-Team.

FÜR 8 STÜCK
250 g Dinkel-Vollkornmehl, ½ Würfel Hefe (ca. 20 g), 100 ml Buttermilch, 3 EL Olivenöl, Salz, ½ Hokkaido-Kürbis (ca. 350 g), 2 rote Zwiebeln, 200 g Frischkäse, 2 EL saure Sahne, schwarzer Pfeffer, je 3 Stängel Oregano und Thymian, 1 Bund Schnittlauch, 100 g Serranoschinken (in dünnen Scheiben)
Außerdem:
Mehl für die Arbeitsfläche

ZUBEREITUNG: 1 Stunde (plus Gehen)
PRO PORTION: ca. 260 kcal, 11 g EW, 13 g F, 24 g KH

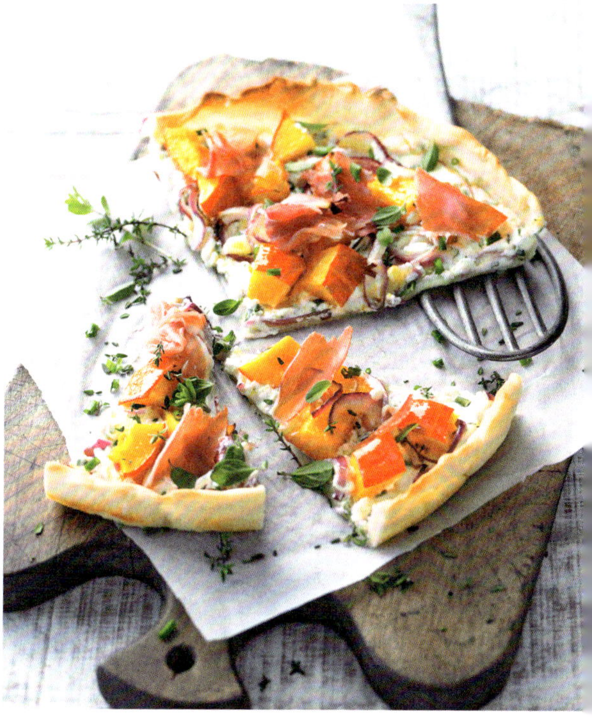

1. Das Mehl in eine Schüssel geben, in die Mitte eine Mulde drücken. Dahinein die Hefe bröckeln und mit 6 EL lauwarmem Wasser verrühren. Buttermilch, 2 EL Olivenöl und ½ TL Salz zufügen und alles mit den Knethaken des Handmixers zu einem glatten Teig verkneten. Zur Kugel formen und zugedeckt 45 Minuten gehen lassen.

2. Den Kürbis waschen, Kerne und fasrige Stellen entfernen und das Fruchtfleisch mit der Schale erst in 2 cm breite Spalten, dann quer in dünne Scheiben schneiden. Die Zwiebeln schälen und in feine Streifen schneiden. Frischkäse mit saurer Sahne, Salz und Pfeffer verrühren. Kräuter waschen, trockenschütteln, Blätter abzupfen und fein hacken. Schnittlauch in kleine Röllchen schneiden. ⅔ der Kräuter unter die Frischkäsemasse rühren.

3. Backofen auf 220 °C vorheizen. Teig auf der bemehlten Fläche durchkneten und auf Backpapier zu zwei runden Fladen ausrollen oder ein großes Blech damit auskleiden. Teig mit dem Käse-Mix bestreichen, Kürbis und Zwiebeln darauf verteilen, mit dem übrigen Öl beträufeln. Den Kuchen im Ofen (unten) in 15 Minuten backen. Schinken mundgerecht zerpflücken, mit den übrigen Kräutern aufstreuen.

MEDITERRANES OFENGEMÜSE-HÄHNCHEN

•

Wie das duftet, wenn sich Hähnchen und sonnenverwöhntes Gemüse mit Knoblauch, Thymian und Rosmarin verbinden! Entspannter kochen geht kaum, weil die meiste Arbeit der Ofen übernimmt.

FÜR 2 PERSONEN
2 Hähnchenbrustfilets (à ca. 180 g), 3 EL Olivenöl, 1 TL Tomatenmark, ½ edelsüßes Paprikapulver, Salz, schwarzer Pfeffer, ½ TL abgeriebene Schale von 1 Bio-Zitrone, 150 g junge Zucchini, 200 g Aubergine, je 1 kleine rote und gelbe Paprikaschote, 4 Schalotten, 4 Knoblauchzehen, 1 Zweig Rosmarin, 6 Zweige Thymian, 1 EL Zitronensaft, 2 Stängel Basilikum
Außerdem:
Olivenöl für das Blech

ZUBEREITUNG: 45 Minuten
PRO PORTION: ca. 460 kcal, 44 g EW, 27 g F, 10 g KH

1. Die Hähnchenfilets waschen, trockentupfen und in 6 gleich große Portionsstücke schneiden. In einer kleinen Schale 1 EL Olivenöl mit dem Tomatenmark, Paprikapulver, Salz, Pfeffer und etwas Zitronenschale verrühren. Die Hähnchenteile auf beiden Seiten mit der Würzmarinade bestreichen und abgedeckt ziehen lassen.

2. Den Backofen auf 200 °C vorheizen. Zucchini und Aubergine waschen und putzen. Aubergine längs halbieren oder vierteln und wie die Zucchini in 2 cm dicke Scheiben schneiden. Paprikaschoten vierteln, entkernen, waschen und in 3 cm große Stücke schneiden. Die Schalotten schälen und längs halbieren. Die Knoblauchzehen schälen und vierteln. Rosmarin und Thymian abbrausen und trockenschwenken. Die Nadeln beziehungsweise Blättchen abstreifen und fein hacken.

3. Schalotten, Knoblauch, Zucchini, Auberginen, Paprika und Kräuter in einer großen Schüssel mit Salz, Pfeffer, Zitronensaft und dem restlichen Olivenöl mischen. Ein Backblech mit Olivenöl einfetten und die gewürzten Hähnchenstücke darauflegen. Das Gemüse darum verteilen; wenn es auf dem Fleisch liegt, bräunt dieses nicht so gut. Im heißen Ofen (Mitte) 30–35 Minuten garen.

4. Vom Basilikum die Blätter abzupfen und grob hacken. Vor dem Servieren obendraufstreuen.

BEILAGEN-TIPP

Als Beilage schmecken dazu kleine, in Olivenöl geröstete Pellkartoffeln oder einfach ein paar Scheiben Vollkorn-Baguette oder Focaccia.

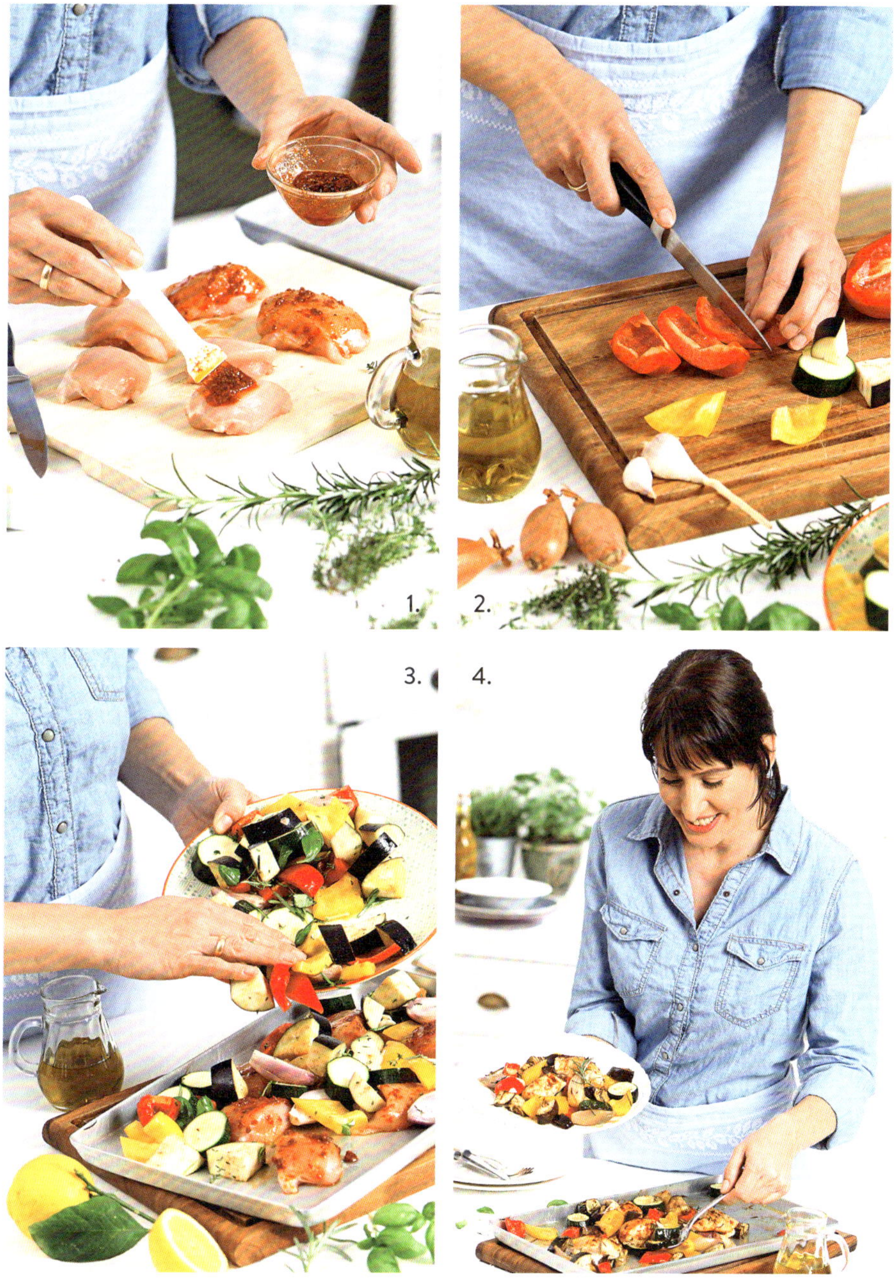

1. Hähnchenteile mit Marinade bepinseln. 2. Gemüse in mundgerechte Stücke schneiden. 3. Fleisch und Gemüse auf einem Backblech verteilen. 4. Nach 45 Minuten kann serviert werden.

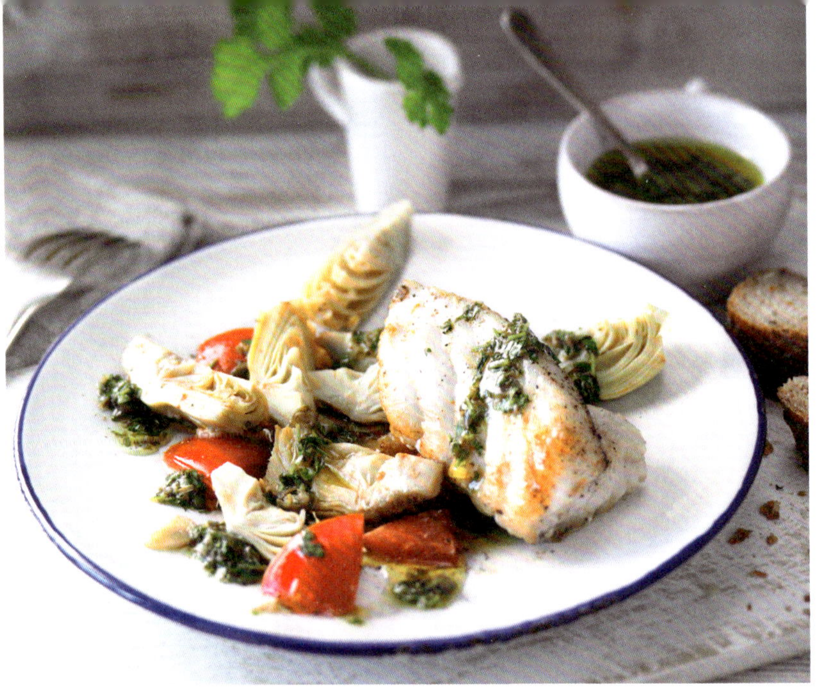

STEINBEISSER MIT SALSA VERDE

•

Herrlich italienisch: Die grüne Sauce bringt eine kräftige Komponente. Zusammen mit Fisch, Artischocken und Kirschtomaten – unschlagbar.

FÜR 2 PERSONEN
1 EL Kapern, 1 eingelegtes Sardellenfilet, 1 kleine grüne Chilischote, je 4 Stängel Petersilie, Basilikum und Koriandergrün, 2 ½ EL Olivenöl, 3 EL Zitronensaft, Salz, schwarzer Pfeffer, 350 g Steinbeißer-Filet, 4 Artischockenherzen (Dose), 150 g Kirschtomaten, 2 Knoblauchzehen

ZUBEREITUNG: 30 Minuten
PRO PORTION: ca. 300 kcal, 30 g EW, 16 g F, 6 g KH

1. Für die Salsa verde Kapern und Sardellenfilet fein hacken. Chilischote putzen, entkernen und fein würfeln. Kräuter abbrausen, trockenschütteln, abzupfen und fein hacken. 2 EL Olivenöl, 1 EL Zitronensaft, 1 EL Wasser, Salz und Pfeffer verrühren. Kapern, Sardelle, Chili und Kräuter untermischen.

2. Den Fisch waschen, trockentupfen und in vier Stücke schneiden. Mit Salz, Pfeffer und restlichem Zitronensaft würzen. Artischocken abtropfen lassen und vierteln, Kirschtomaten waschen. Knoblauch schälen und in dünne Scheiben schneiden.

3. Das übrige Öl in einer Pfanne erhitzen, die Fischstücke darin von jeder Seite 2 Minuten braten. Tomaten, Artischocken und Knoblauch zugeben und 5 Minuten mitdünsten. Salzen und pfeffern. Fisch und Gemüse anrichten und mit der Salsa beträufeln.

KRÄUTER-LINGUINE MIT MUSCHELN UND GARNELEN

•

Raffiniert! In einer leichten Weinsauce mit Küchenkräutern, Chili, Miesmuscheln und Garnelen machen die dünnen Nudeln eine supergute Figur. So liebe ich Pasta!

FÜR 2 PERSONEN
500 g Miesmuscheln, 100 g rohe, geschälte Garnelen, 1 Knoblauchzehe, 1 kleine rote Chilischote, 2 EL Olivenöl, 5 EL trockener Weißwein, 150 g Linguine-Nudeln, Salz, je ½ Bund Petersilie und Schnittlauch, 4 Stängel Basilikum, schwarzer Pfeffer, 1–2 EL Zitronensaft

ZUBEREITUNG: 30 Minuten
PRO PORTION: ca. 470 kcal, 23 g EW, 13 g F, 58 g KH

1. Die Muscheln gut waschen und abbürsten, geöffnete Muscheln wegwerfen – sie sind verdorben. Garnelen abbrausen und abtropfen lassen. Knoblauch schälen und fein würfeln. Chilischote putzen, entkernen und in feine Streifen schneiden.

2. Das Öl in einer großen Pfanne erhitzen, Knoblauch und Chili darin 1–2 Minuten andünsten. Muscheln dazugeben, Wein angießen. Den Deckel auflegen und die Muscheln bei mittlerer Hitze 5–10 Minuten garen, bis sie sich geöffnet haben. Garnelen hinzufügen, unter gelegentlichem Wenden noch 3–4 Minuten mitgaren.

3. Inzwischen die Nudeln nach Packungsanweisung in kochendem Salzwasser in 7–8 Minuten bissfest garen, dann in ein Sieb abgießen und kurz abtropfen lassen.

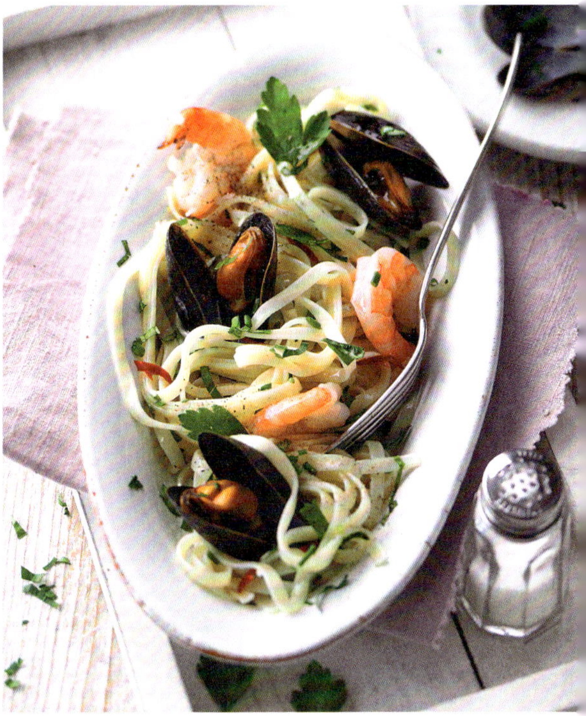

4. Die Kräuter waschen, trockenschütteln, abzupfen und hacken oder fein schneiden. Nudeln und Kräuter unter die Muscheln und Garnelen mischen (Muscheln, die sich nicht geöffnet haben, vorher entfernen). Mit Salz, Pfeffer und Zitronensaft abschmecken.

ÜBERBACKENES LACHSFILET MIT ESTRAGON

•

Was ganz Besonderes: Lachs mit Estragon-Knusperkruste on top, auf einem Tomaten-und-Gurken-Bett im Ofen gebacken. Das ist Schlankkost zum Verwöhnen!

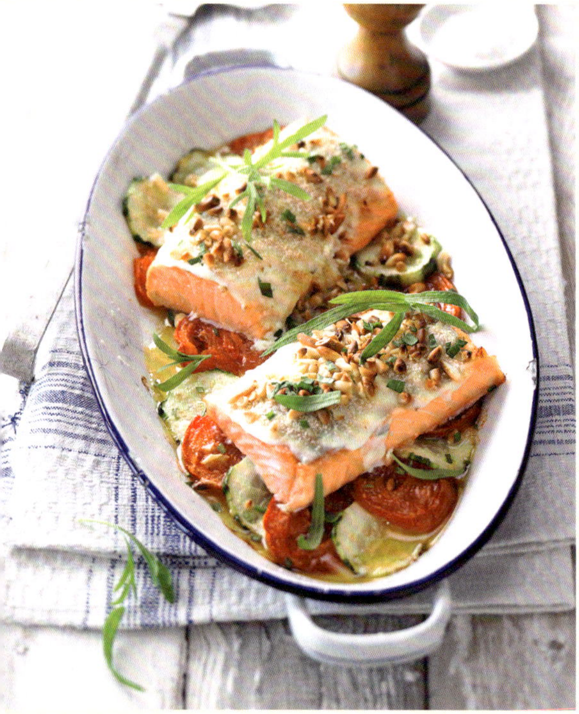

FÜR 2 PERSONEN

5 Stängel Estragon, 3 EL Crème légère, Salz, schwarzer Pfeffer, 2 Lachsfilets (ohne Haut; à ca. 150 g), ½ TL Moringablattpulver, 2 Tomaten, 150 g Salatgurke, 1 EL Olivenöl, 4 EL trockener Weißwein, 1 EL Pinienkerne, 1 EL Vollkorn-Semmelbrösel

Außerdem:

Olivenöl für die Form

ZUBEREITUNG: 30 Minuten

PRO PORTION: ca. 460 kcal, 31 g EW, 31 g F, 9 g KH

1. Estragon abbrausen, trockenschütteln, einen Stängel beiseitelegen, die übrigen Blättchen abzupfen und fein hacken. Crème légère mit Salz und Pfeffer cremig rühren, Estragon untermischen.

2. Backofen auf 200 °C vorheizen. Eine Auflaufform mit Olivenöl einfetten. Lachs waschen, trockentupfen, beidseitig salzen, pfeffern und mit Moringablattpulver bestreuen. Tomaten waschen, Gurke putzen und schälen. Beides in Scheiben schneiden.

3. Tomaten- und Gurkenscheiben leicht überlappend in die Form legen, mit Olivenöl und Wein beträufeln, salzen und pfeffern. Die Lachsfilets mit der Estragon-Mischung bestreichen, auf das Gemüse legen. Die Pinienkerne grob hacken. Erst die Semmelbrösel, dann die Pinienkerne auf den Fisch streuen. Im heißen Ofen (Mitte) 20 Minuten backen. Die verbliebenen Estragonblätter vom Stängel zupfen, fein hacken und über den Lachs streuen.

BEILAGEN-TIPP

Dazu passen pro Portion 2–3 kleine Pellkartoffeln oder 2 Scheiben Vollkorn-Baguette.

DILL-FORELLE AUS DEM OFEN

•

So schmeckt Kalorienzählen auf gesunde Art:
Dill fördert Appetit und Verdauung und wirkt beruhigend,
Brokkoli besticht mit viel Vitamin C.

FÜR 2 PERSONEN
2 küchenfertige Forellen (à ca. 350 g), Salz, schwarzer Pfeffer, ½ Bio-Zitrone, ½ Bund Dill, 2 Knoblauchzehen, 2 EL Olivenöl, 2 EL gehobelte Mandeln, 350 g Brokkoliröschen, 100 ml Gemüsebrühe

ZUBEREITUNG: 35 Minuten
PRO PORTION: ca. 380 kcal, 42 g EW, 21 g F, 6 g KH

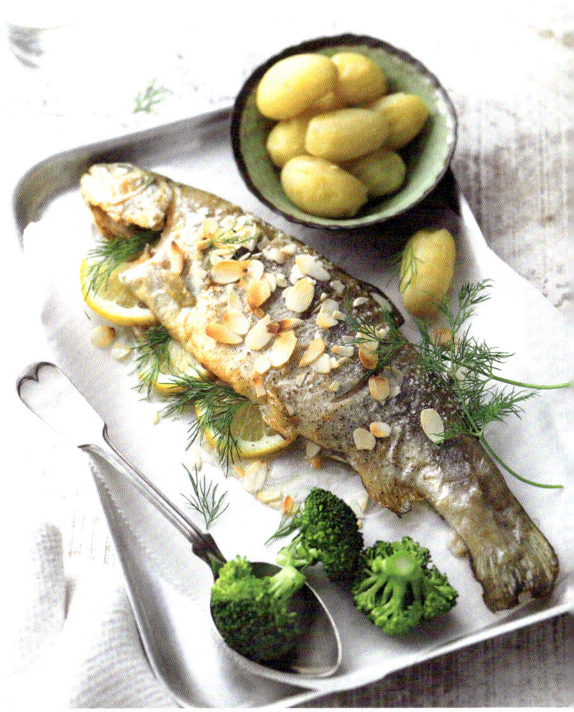

1. Die Forellen innen und außen waschen und mit Küchenpapier trockentupfen. Die Forellenhaut auf jeder Seite dreimal schräg einschneiden. Die Fische innen und außen salzen und pfeffern.

2. Backofen auf 220 °C vorheizen. Die Zitrone heiß waschen, abtrocknen, längs halbieren und in dünne Scheiben schneiden. Dill abbrausen, trockenschütteln und zwei Zweige zum Garnieren abnehmen. Vom übrigen Dill die Spitzen abzupfen. Den Knoblauch schälen und in feine Scheiben schneiden.

3. Zitronenscheiben, Knoblauch und Dill in die Bauchhöhle der Forellen stecken. Die Fische auf ein mit Backpapier belegtes Blech legen, mit je ½ EL Olivenöl bepinseln. Im Ofen (Mitte) 20 Minuten braten. Nach 10 Minuten Bratzeit die Mandeln daraufstreuen.

4. Inzwischen den Brokkoli waschen und evtl. noch in kleinere Röschen schneiden. Das übrige Öl in einem breiten Topf erhitzen, Brokkoli darin bei mittlerer Hitze 2 Minuten andünsten, salzen und pfeffern. Mit der Brühe ablöschen und zugedeckt 5 Minuten dünsten. Brokkoli mit den Forellen anrichten und mit den übrigen Dillzweigen garnieren. Dazu schmecken kleine Pellkartoffeln.

BASILIKUM-PANCAKES MIT BIRNENKOMPOTT

•

Zugreifen leicht gemacht: kleine, luftig-lockere Quark-Pfannkuchen und Fruchtkompott mit Zimt und Kardamom. Da hat der Mittagsschlaf keine Chance!

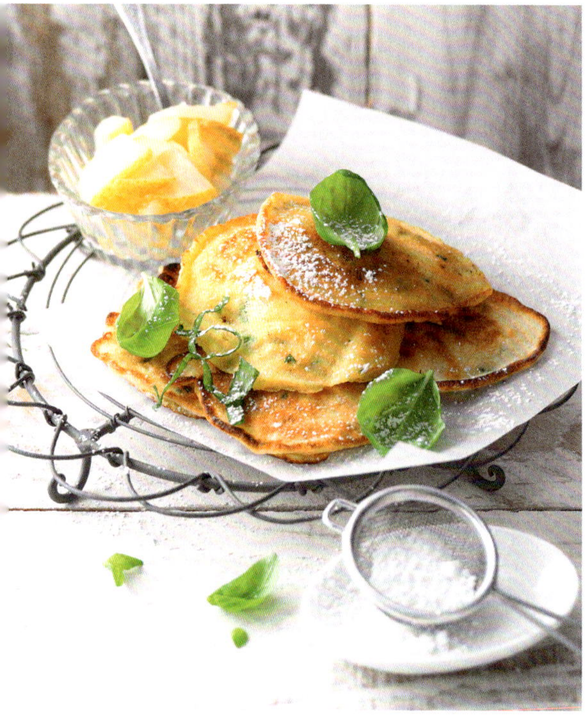

FÜR 2 PERSONEN

2 kleine Birnen, 1 EL Zitronensaft, 2 EL Agavendicksaft, ½ Zimtstange, 2 Kardamomkapseln, 100 g Dinkelmehl (Type 1050), 1 ½ TL Weinstein-Backpulver, 75 g Magerquark, 2 Eier (Größe M), 75 ml Milch, 1 EL Rohrohrzucker, 1 Prise Salz, 4 Stängel Basilikum

Außerdem:

2 TL Öl zum Braten, Puderzucker zum Bestäuben

ZUBEREITUNG: 45 Minuten
PRO PORTION: ca. 490 kcal, 21 g EW, 12 g F, 74 g KH

1. Für das Kompott die Birnen waschen, abtrocknen, vierteln, entkernen und in dünne Scheiben schneiden. Mit 125 ml Wasser, Zitronensaft, Agavendicksaft, Zimt und Kardamom aufkochen, bei milder Hitze offen 5 Minuten kochen lassen. Die Birnen in den Sud geben und weitere 5 Minuten köcheln. Kompott vom Herd nehmen und abkühlen lassen.

2. Für die Pfannkuchen Mehl und Backpulver mischen. Quark, Eier und Milch mit dem Zucker und Salz verquirlen. Die Quarkmasse unter die Mehlmischung ziehen, alles kurz zu einem Teig verrühren. Die Basilikumblätter bis auf 4 Blätter von den Stängeln zupfen, abreiben, in feine Streifen schneiden und unterheben.

3. In einer großen beschichteten Pfanne etwas Öl erhitzen. Kleine Teigportionen (1–2 EL) in die Pfanne geben und bei mittlerer Hitze von jeder Seite 3–4 Minuten goldbraun braten. Aus der Pfanne nehmen und im Ofen bei 80 °C warm halten. Erneut etwas Fett erhitzen und die restlichen Pfannkuchen backen.

4. Pancakes mit dem Birnenkompott anrichten, nach Belieben mit Puderzucker bestäuben und mit Basilikum garnieren.

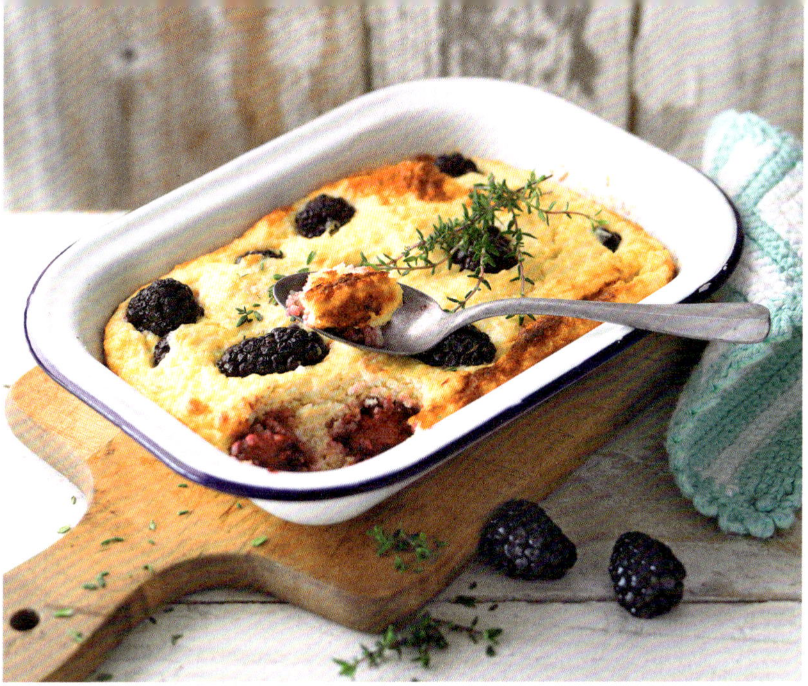

HIRSEAUFLAUF MIT THYMIAN

•

Der saftig-fruchtige Auflauf mit Kurkuma, Zimt und Zitrone schmeckt orientalisch lecker und bringt verbrauchte Energie sofort zurück.

FÜR 2 PERSONEN
1 TL Kurkuma, 4 Thymianzweige, ¼ Stange Zimt, 1 Schalenstück von 1 Bio-Zitrone (ca. 5 cm), 50 g Hirse, 150 g Brombeeren, 1 Ei und 1 Eiweiß (Größe M), 4 EL Agavendicksaft, 150 g Magerquark, Salz, 1 EL gehobelte Mandeln
Außerdem:
Fett und gemahlene Mandeln für die Form

ZUBEREITUNG: 75 Minuten
PRO PORTION: ca. 360 kcal, 19 g EW, 6 g F, 55 g KH

1. 150 ml Wasser mit Kurkuma, Thymian, Zimt und Zitronenschale aufkochen. Hirse einstreuen, aufkochen und zugedeckt bei milder Hitze 15 Minuten garen, dann auf dem abgeschalteten Herd zugedeckt weitere 10 Minuten quellen lassen.

2. Inzwischen den Backofen auf 180 °C vorheizen. Eine kleine Auflaufform fetten und mit gemahlenen Mandeln ausstreuen. Brombeeren verlesen, abbrausen und vorsichtig trockentupfen.

3. Das Ei trennen. Eigelb mit Agavendicksaft cremig rühren, den Quark unterziehen. Erst die Hirse, dann die Brombeeren unterrühren. Beide Eiweiße mit 1 Prise Salz steif schlagen und unter die Quarkmasse heben. In die Form füllen, mit Mandelblättchen bestreuen und im Ofen (Mitte) 30–35 Minuten backen.

KALTE GERICHTE

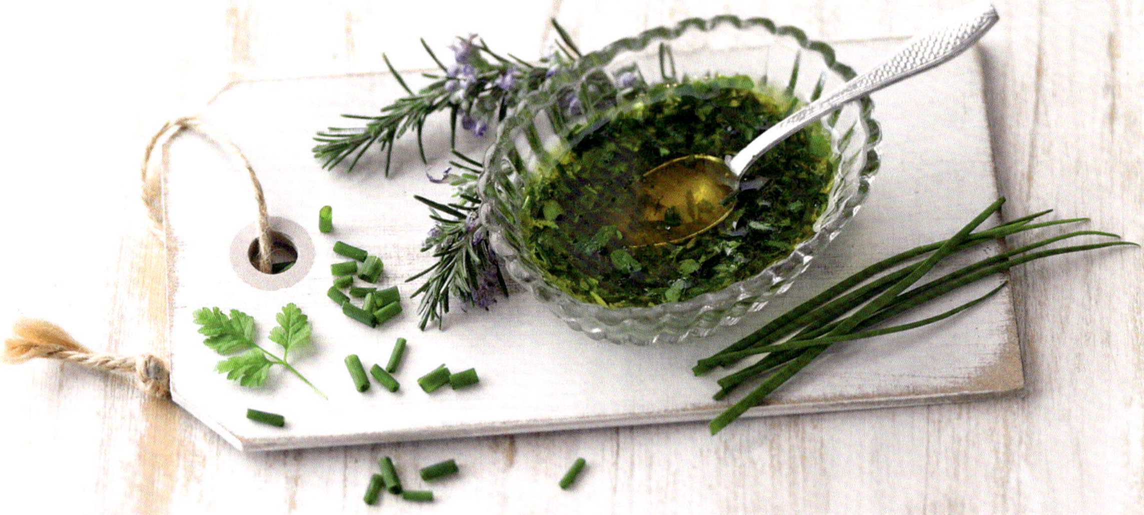

Einmal am Tag sollte es etwas Leichtes sein. Ein kleiner Sattmacher aus der kalten Küche, der uns mit ausreichend Energie versorgt und unseren Kreislauf pusht. Ein Imbiss, den man in einer Frischhaltebox oder im Twist-Off-Glas mit ins Büro nehmen kann. Oder ein schnell zubereiteter Salat am Abend. Und wie wäre es mal mit einer raffinierten Kleinigkeit, die man Freunden zum Wein serviert?
Auf den folgenden Seiten finden Sie viele Anregungen, die Augen und Gaumen erfreuen: Salate, Carpaccios und feine Köstlichkeiten mit Gemüse, Eiern, Fleisch, Geflügel und Fisch. Natürlich spielen auch bei den kalten Speisen Kräuter die Hauptrolle. So verleiht etwa Basilikum dem gebeizten Lachs eine süß-pfeffrige Note und hilft Pölsterchen abzubauen. Der marinierte Handkäse hätte ohne Bärlauch keinen würzigen Pepp und kaum Fatburner-Potenzial. Und die asiatischen Reispapierrollen bekommen durch Minze und Zitrone erst den richtigen Kick, um die Fettverdauung anzukurbeln.

Frisch, frischer, am besten schmecken viele Kräuter »roh«, also weder gekocht noch gebraten oder gedünstet. Und in ihrem Urzustand sind sie auch höchst gesund. Denn wer in der Küche reichlich frische Kräuter einsetzt, kann getrost auf Salz und Fett verzichten. Ob gehackte Petersilienblätter im Salat, Schnittlauchröllchen auf dem Carpaccio oder Sauerampfer mit Joghurt püriert: Das frische Grün schneidet man erst unmittelbar vor dem Verwenden klein und streut es über die Speise. Denn die Wirkstoffe sitzen meist als ätherische Öle oder bioaktive Substanzen in den Pflanzenteilen. Werden die Zellen geöffnet, kommen die Aromaträger mit dem Sauerstoff der Luft in Verbindung und setzen einen betörenden Duft frei. Noch ehe man sich zu Tisch setzt, nimmt man ihn wahr und unwillkürlich läuft einem das Wasser im Mund zusammen ... Der Körper bereitet sich auf die Verdauung vor und bekommt, was er braucht: viele wirksame Stoffe, die ihn auf verschiedene Art unterstützen – auch beim Abnehmen!

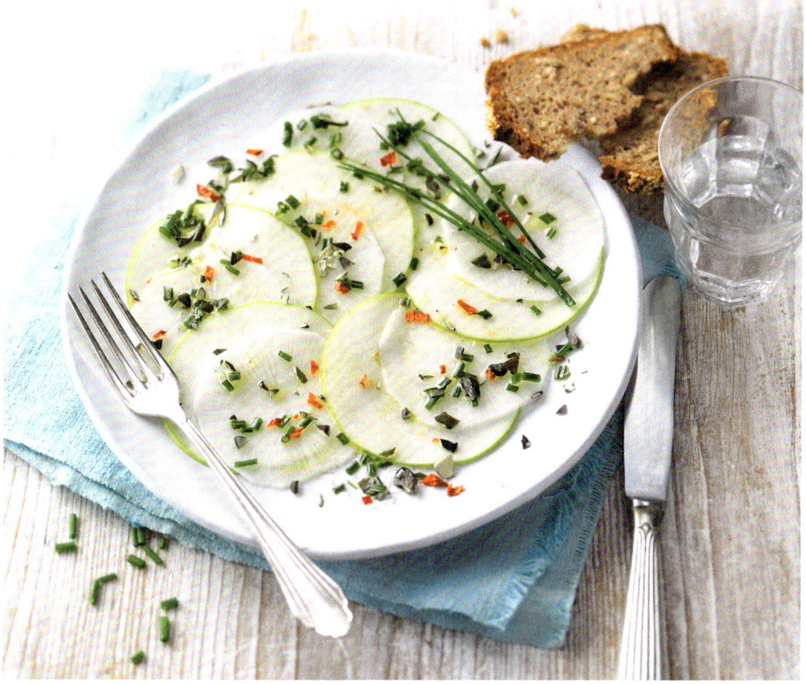

RETTICH-APFEL-CARPACCIO MIT SCHNITTLAUCH

•

Ein leichter und würzig-frischer Imbiss, der dank der ätherischen Öle des Schnittlauchs auch Magenbeschwerden lindern kann.

FÜR 2 PERSONEN
1 EL Kürbiskerne, 200 g Rettich, Salz, 1 kleiner grüner Apfel (z. B. Granny Smith), 1 EL Zitronensaft, 2 EL Apfelessig, schwarzer Pfeffer, 1 TL flüssiger Akazienhonig, 2 EL kalt gepresstes Rapsöl, 2 EL Schnittlauchröllchen, 1 getrocknete rote Chilischote

ZUBEREITUNG: 30 Minuten
PRO PORTION: ca. 160 kcal, 2 g EW, 12 g F, 10 g KH

1. Die Kürbiskerne in einer Pfanne bei mittlerer Hitze rösten, vom Herd nehmen und abkühlen lassen.

2. Den Rettich schälen und in sehr feine Scheiben schneiden. Mit Salz bestreuen und 10 Minuten ziehen lassen. Apfel waschen, abtrocknen und das Kerngehäuse mit einem Apfelausstecher entfernen. Den Apfel ebenfalls in dünne Scheiben schneiden, sofort mit Zitronensaft beträufeln.

3. Rettichscheiben trockentupfen, abwechselnd mit den Apfelscheiben auf zwei Tellern ausbreiten. Essig, Salz, Pfeffer, Honig und Öl verquirlen, darüberträufeln. Kürbiskerne hacken, mit Schnittlauch und zerbröselter Chilischote auf das Carpaccio streuen. Dazu schmeckt Roggen-Vollkorn- oder Knäckebrot.

BRUNNENKRESSE-GAZPACHO

Schneller Energieschub für heiße Tage:
Gurke und Paprika liefern B-Vitamine und Vitamin C, Knoblauch, Moringa und Brunnenkresse beleben Körper und Geist.

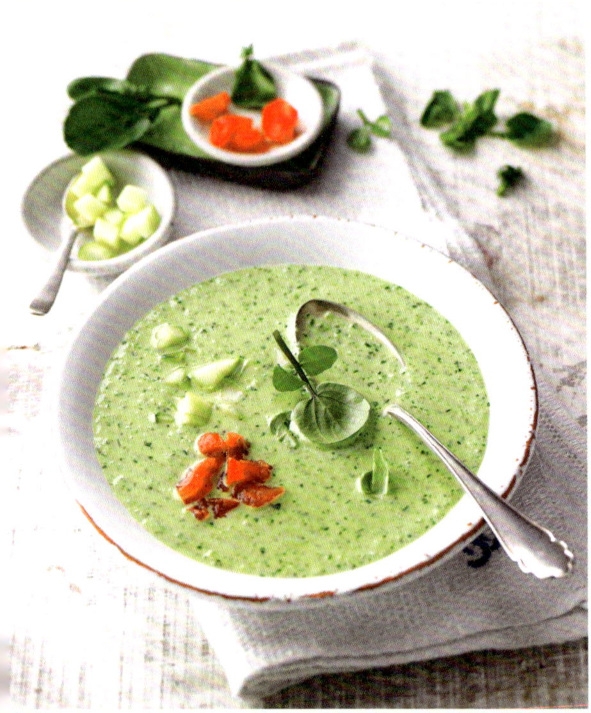

ZUBEREITUNG: 30 Minuten
PRO PORTION: ca. 210 kcal, 3 g EW, 18 g F, 8 g KH

1. Die Gurke schälen, längs halbieren und die Kerne herauskratzen. Paprika putzen und entkernen. Beides in grobe Stücke schneiden. Brunnenkresse abbrausen, trockenschleudern, grobe Stiele entfernen. Eine Handvoll Brunnenkresse zum Garnieren beiseitelegen. Knoblauch schälen und würfeln.

2. ⅔ von Gurke, Paprika, Brunnenkresse und Knoblauch mit Moringa, Olivenöl und 6 EL Wasser pürieren. Saure Sahne, Salz, Pfeffer, Honig und Zitronensaft zufügen. Alles nochmal kurz und kräftig durchmixen.

3. Die Tomate waschen, vierteln, entkernen und mit der übrigen Gurke fein würfeln. Die Suppe in tiefe Teller füllen. Mit dem gewürfelten Gemüse und etwas Brunnenkresse bestreuen.

FÜR 2 PERSONEN

300 g Salatgurke, ½ grüne Paprikaschote, 100 g Brunnenkresse, 1 Knoblauchzehe, 1 TL Moringablattpulver, 2 EL Olivenöl, 75 g saure Sahne, Salz, schwarzer Pfeffer, 1 TL Honig, 1 EL Zitronensaft, 1 Tomate

DAS SCHMECKT DAZU

Servieren Sie zum Gazpacho geröstete Brotstäbchen. Dazu 2 Scheiben Vollkorntoast in 1 cm breite Streifen schneiden und in 2 TL Olivenöl in einer beschichteten Pfanne goldbraun braten.

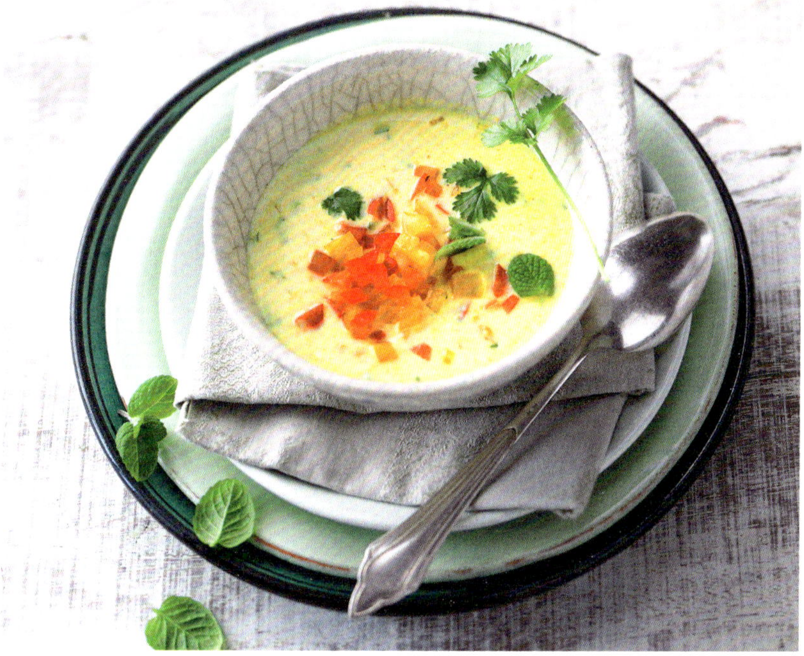

PIKANTE KALTE KEFIRSUPPE

•

Ein erfrischend leichtes Süppchen nach indischer Art mit Ingwer, Chili und Kurkuma. Steckt voller Scharfstoffe, die antientzündlich wirken.

FÜR 2 PERSONEN
Je ½ rote und gelbe Paprikaschote, 1 Stück Ingwer (ca. 15 g), 1 Schalotte, 1 rote Chilischote, 1 EL Öl, 1 TL scharfes Currypulver, 1 TL Kurkuma, 250 g eiskalter Kefir, 150 g eiskalter Naturjoghurt, Salz, je 2 Stängel Minze und Koriandergrün

ZUBEREITUNG: 20 Minuten
PRO PORTION: ca. 150 kcal, 8 g EW, 7 g F, 12 g KH

1. Die Paprikaschoten putzen, waschen, entkernen und fein würfeln. Ingwer und Schalotte schälen, die Chilischote putzen und entkernen. Alles drei in feine Würfel schneiden.

2. Das Öl in einer kleinen Pfanne erhitzen. Ingwer, Chili und Schalotte darin dünsten, bis die Schalottenwürfelchen glasig sind. Mit Curry und Kurkuma bestäuben, kurz anschwitzen. Vom Herd nehmen und etwas abkühlen lassen.

3. Kefir und Joghurt kräftig verquirlen. Die Würzmischung, ¼ TL Salz und die Paprikawürfel bis auf 1 EL unterheben. Die Suppe eventuell noch mit 2–3 EL Wasser verdünnen und auf tiefen Tellern anrichten. Minze und Koriander abbrausen, Blätter abzupfen und mit den übrigen Paprikawürfeln vor dem Servieren auf die Suppe streuen.
Dazu passt geröstetes Sesam-Fladenbrot.

MARINIERTER HANDKÄSE MIT BÄRLAUCH-VINAIGRETTE

•

Statt mit »Musik« punktet der Handkäse hier mit knoblauchwürzigem Bärlauch: Seine ätherischen Öle regen den Appetit an und beruhigen den Magen.

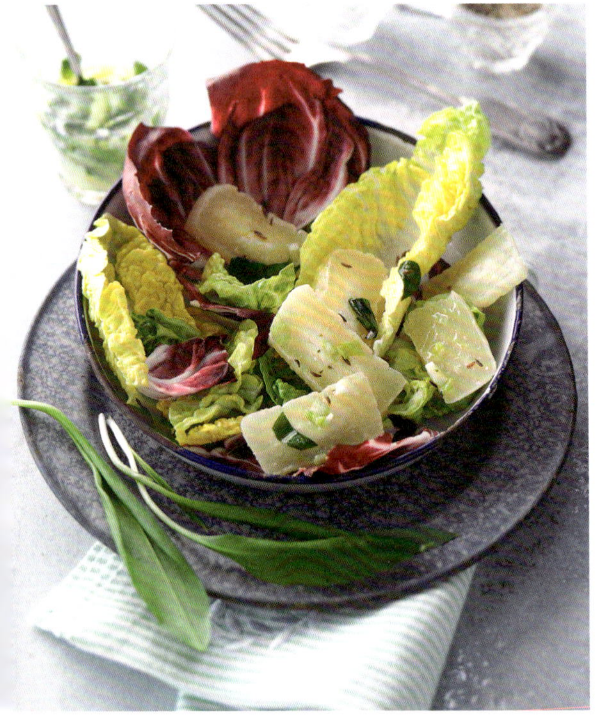

ZUBEREITUNG: 20 Minuten
PRO PORTION: ca. 260 kcal, 32 g EW, 11 g F, 7 g KH

1. Die Frühlingszwiebeln waschen, putzen, das Weiße und Hellgrüne in feine Würfel schneiden. Den Essig mit der Brühe, Salz, Pfeffer, Honig und Öl glatt rühren. Die Frühlingszwiebeln unterheben. Den Bärlauch waschen, trockenschütteln, grobe Stiele abknipsen, die Blätter fein hacken und unter die Vinaigrette rühren.

2. Den Harzer Käse in dünne Scheiben schneiden. Radicchio und Römersalat waschen, putzen, trockenschleudern und die Blätter in mundgerechte Stücke zerpflücken.

3. Käse und Salat auf Tellern anrichten, mit der Vinaigrette beträufeln und servieren. Dazu schmecken Roggenbrötchen oder Vollkornbrot.

FÜR 2 PERSONEN

2 Frühlingszwiebeln, 2 EL Weißweinessig, 4 EL Gemüsebrühe, Salz, schwarzer Pfeffer, 1 TL flüssiger Honig, 2 EL Rapsöl, 40 g Bärlauch, 1 Rolle Harzer Käse mit Kümmel (200 g), 1 kleiner Radicchio, 1 Römersalatherz

VARIANTE

Bärlauch-Saison verpasst? Macht nichts. Dann schneiden Sie alternativ ½ Bund Schnittlauch in feinen Röllchen und eine kleine Knoblauchzehe in winzig kleine Würfel und rühren beides zusammen unter die Vinaigrette.

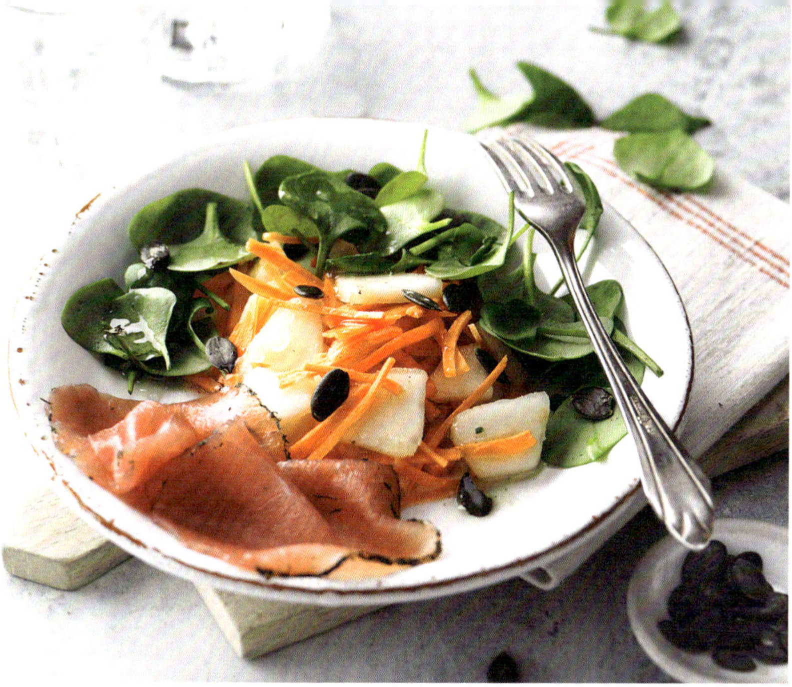

FRUCHTIGER PORTULAKSALAT

•

Zarte Blätter, süße Birne und knackige Möhren in Zitronen-Honig-Vinaigrette: ein frisches, blutreinigendes und entschlackendes Vergnügen. Sie finden keinen Portulak? Dann ziehen Sie ihn selbst! Wie das geht, lesen Sie ab Seite 38.

FÜR 2 PERSONEN
2 EL Kürbiskerne, 150 g Portulak, 1 Möhre, 1 kleine Birne, 3 EL Zitronensaft, Salz, schwarzer Pfeffer, ½ TL flüssiger Akazienhonig, 2 EL Kürbiskernöl, 1 EL kalt gepresstes Rapsöl, 50 g Lachsschinken (in Scheiben; ohne Fettrand)

ZUBEREITUNG: 25 Minuten
PRO PORTION: ca. 260 kcal, 8 g EW, 19 g F, 12 g KH

1. Die Kürbiskerne in einer beschichteten Pfanne bei mittlerer Hitze anrösten, vom Herd nehmen und abkühlen lassen.

2. Den Portulak waschen, gut abtropfen lassen und verlesen. Die Möhre putzen, waschen und in feine Streifen schneiden. Die Birne vierteln, schälen und entkernen, dann in dünne Scheiben schneiden.

3. Den Zitronensaft mit 2 EL Wasser, Salz, Pfeffer und Honig in einem Schüsselchen verrühren. Kürbiskern- und Rapsöl unterrühren.

4. Portulak, Möhrenstifte und Birnenscheiben auf zwei Tellern anrichten und mit der Zitronen-Vinaigrette beträufeln. Die gerösteten Kürbiskerne darüberstreuen. Den Lachsschinken dazu anrichten. Sofort servieren.

KRÄUTERSALAT MIT THYMIAN-ZIEGENKÄSE

Hier sorgt die Natur für gesunde Würze: Brunnenkresse, Kerbel, Minze, Portulak & Co. helfen gegen Übersäuerung und stärken mit viel Magnesium Blut und Knochen.

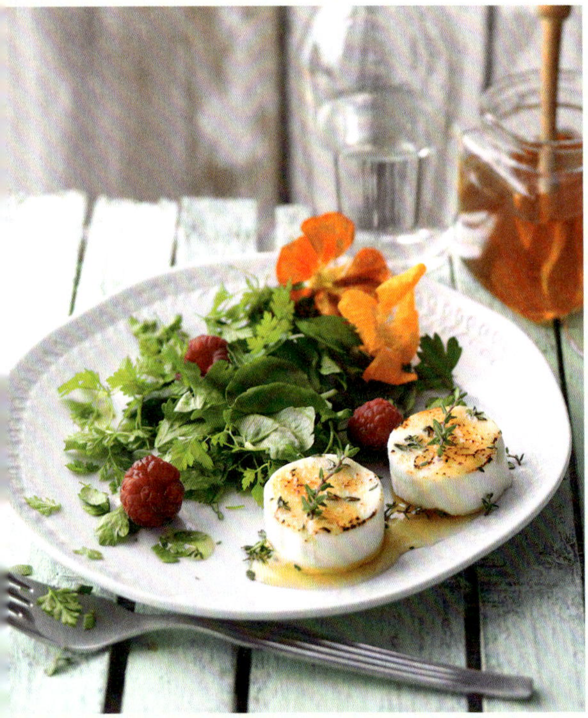

ZUBEREITUNG: 25 Minuten
PRO PORTION: ca. 320 kcal, 14 g EW, 24 g F, 10 g KH

1. Kräuter kurz waschen, trockenschütteln, die Blättchen von den Stielen zupfen. Die Himbeeren nur wenn nötig abbrausen und vorsichtig trockentupfen. Für das Dressing Essig, 3 EL Wasser, Senf, Salz und Pfeffer gründlich verquirlen, das Olivenöl unterschlagen.

2. Die Ziegenkäse auf ein mit Backpapier belegtes Blech setzen und mit jeweils 1 Stängel Thymian belegen und mit ½ TL Honig beträufeln. Den Elektro-Grill oder den Backofen auf 250 °C vorheizen. Käse im heißen Ofen (Mitte) 2–3 Minuten überbacken.

3. Inzwischen die Kräuter mit dem Dressing mischen und die Himbeeren vorsichtig unterheben. Den Salat auf zwei Teller verteilen und den gebackenen Ziegenkäse darauf anrichten. Sofort servieren.

FÜR 2 PERSONEN
150 g gemischte Kräuter (z. B. Brunnenkresse, Dill, Kerbel, Minze, Oregano, Petersilie, Portulak), 100 g Himbeeren, 2 EL weißer Aceto balsamico, ½ TL Dijon-Senf, Salz, schwarzer Pfeffer, 2 EL Olivenöl, 4 kleine Ziegenkäse (z. B. Picandou, à ca. 30 g), 4 Stängel Thymian, 2 TL flüssiger Honig

ZIEGENKÄSE IN SESAM

Für diese Variante die Thymianblättchen von den Stielen streifen, hacken und mit 2 EL Sesamsamen mischen. Die Ziegenkäse rundherum in den Sesam-Thymian-Mix drücken und erst dann im Ofen goldbraun backen.

GÄNSEBLÜMCHENSALAT MIT BRENNNESSEL-KÄSE-NOCKEN

•

Grünes Licht für die jungen Wilden:
Brennnesseln und Gänseblümchen gibt es nicht auf dem Markt,
sie sind aber auf jeder Sommerwiese leicht zu finden.

FÜR 2 PERSONEN
50 g junge, frische Brennnesseln, Salz, 80 g frischer Schafskäse (z. B. Manouri), 150 g Schichtkäse oder ausgedrückter Magerquark, ½ TL pflanzliches Bindemittel (z. B. Guarkernmehl), schwarzer Pfeffer, 1 kleine Knoblauchzehe, 100 g junge Gänseblümchen-Pflanzen mit Knospen, 100 g Kirschtomaten, 4 EL Orangensaft, ½ TL flüssiger Honig, 2 EL Walnussöl, 1 Schalotte, 1 EL Walnusskerne

ZUBEREITUNG: 30 Minuten
PRO PORTION: ca. 320 kcal, 18 g EW, 22 g F, 12 g KH

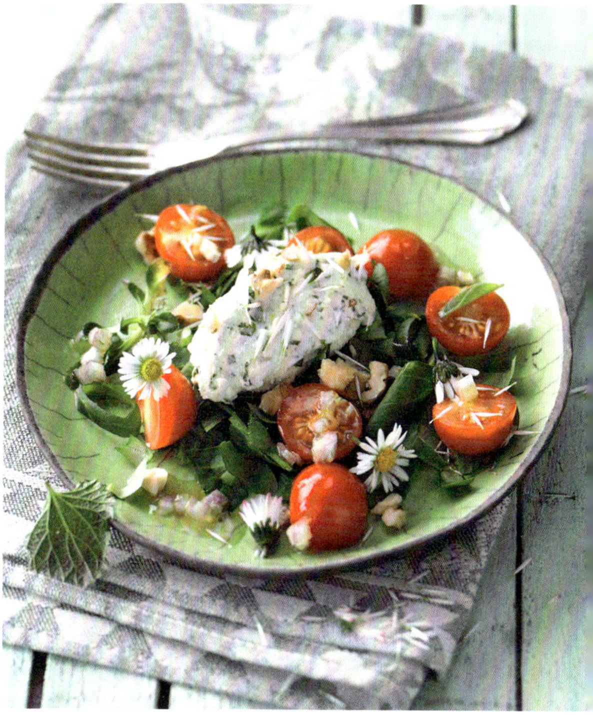

1. Die Brennnesseln waschen, trockenschütteln, die Blätter abzupfen (dabei Gummihandschuhe tragen!) und in kochendem Salzwasser einmal aufkochen. In ein Sieb abgießen, abschrecken und gründlich abtropfen lassen. Blätter anschließend nochmals ausdrücken und fein hacken.

2. Den Schafskäse fein zerdrücken. Mit Schichtkäse oder Magerquark, gehackten Brennnesseln, Bindemittel, Salz und Pfeffer verrühren. Knoblauch schälen und dazupressen. Die Masse kalt stellen.

3. Die Gänseblümchen-Pflanzen gründlich unter kaltem Wasser waschen, trockenschleudern und putzen, dabei die Wurzeln abschneiden, die Pflanzen aber nicht zerteilen. Die Kirschtomaten abbrausen, trockentupfen und halbieren.

4. Für das Dressing den Orangensaft, Honig, Salz und Pfeffer verrühren, das Walnussöl unterschlagen. Die Schalotte schälen, fein würfeln und unterheben. Die Gänseblümchen und Tomaten mit der Schalotten-Vinaigrette mischen. Auf zwei Tellern anrichten und aus der Käsemasse mit zwei nassen Teelöffeln Nocken formen. Auf den Salat setzen. Die Nüsse hacken und obendraufstreuen.

SPARGEL MIT EI UND ESTRAGON-VINAIGRETTE

Vitalküche im Mai: Das Schlankgemüse von der Stange zeigt sich hier mit leichter Begleitung. Wer genießen und abnehmen will, kann also einfach zugreifen!

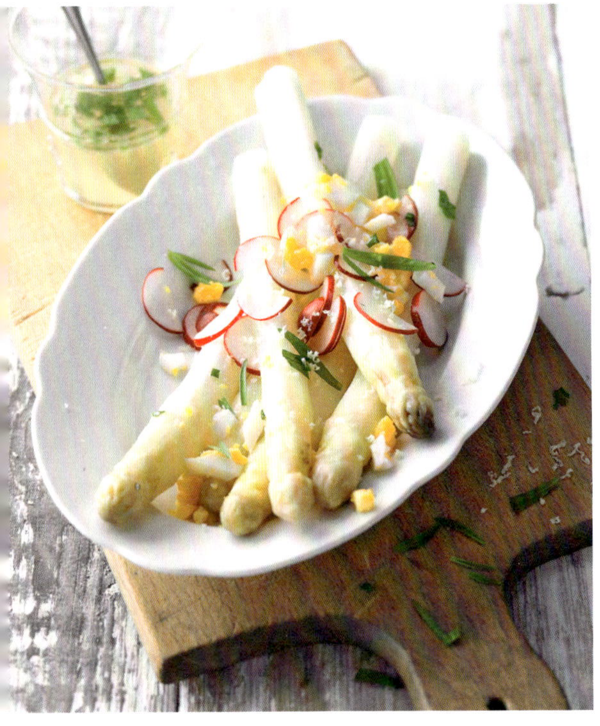

FÜR 2 PERSONEN
600 g weißer Spargel, Salz, 2 Eier (Größe M), 4 Stängel Estragon, 6 Radieschen, 2 EL Weißweinessig, 1 TL Ahornsirup, ½ TL frisch geriebener Meerrettich, schwarzer Pfeffer, 1 ½ EL kalt gepresstes Rapsöl, 1 EL Walnussöl

ZUBEREITUNG: 30 Minuten
PRO PORTION: ca. 250 kcal, 11 g EW, 19 g F, 7 g KH

1. Den Spargel schälen, die holzigen Enden wegschneiden. Die Spargelstangen in kochendem Salzwasser 10–12 Minuten garen, dann abgießen, dabei 2–3 EL Spargelkochwasser auffangen. Spargel kalt abschrecken und abtropfen lassen.

2. Die Eier in kochendem Wasser 9–10 Minuten hart kochen. Abschrecken, pellen und abkühlen lassen. Den Estragon abbrausen, trockenschütteln, Blätter abzupfen und bis auf ein paar Blätter zum Garnieren grob hacken. Die Radieschen waschen, putzen und in dünne Scheiben schneiden. Essig und aufgefangenes Spargelwasser mit Ahornsirup, Meerrettich, Salz und Pfeffer und beiden Ölsorten gründlich verrühren. Estragon und Radieschen untermischen.

3. Die Spargelstangen auf zwei Tellern anrichten und die Estragon-Vinaigrette darüber verteilen. Die hartgekochten Eier hacken und darüberstreuen. Mit den übrigen Estragonblättchen garnieren. Dazu schmeckt Vollkorn-Baguette.

KRÄUTER-ANTIPASTI-GEMÜSE MIT FETA

•

Meine Aromatherapie: Umgeben von Beifuß, Rosmarin, Thymian und Knoblauch röstet das Gemüse im Ofen seiner mediterranen Würze entgegen – und zieht dann noch durch.

FÜR 2 PERSONEN
Je 1 gelbe und rote Paprikaschote, 150 g Zucchini, 1 kleine Fenchelknolle, 2 Knoblauchzehen, 2 Zweige Beifuß, 6 Zweige Thymian, 1 Zweig Rosmarin, 2 EL Olivenöl, 1 EL Zitronensaft, Meersalz, schwarzer Pfeffer, 2 EL Aceto balsamico, 8 schwarze Oliven, 100 g Feta, 2–3 Stängel Basilikum

ZUBEREITUNG: 25 Minuten (plus Marinieren)
PRO PORTION: ca. 300 kcal, 14 g EW, 22 g F, 11 g KH

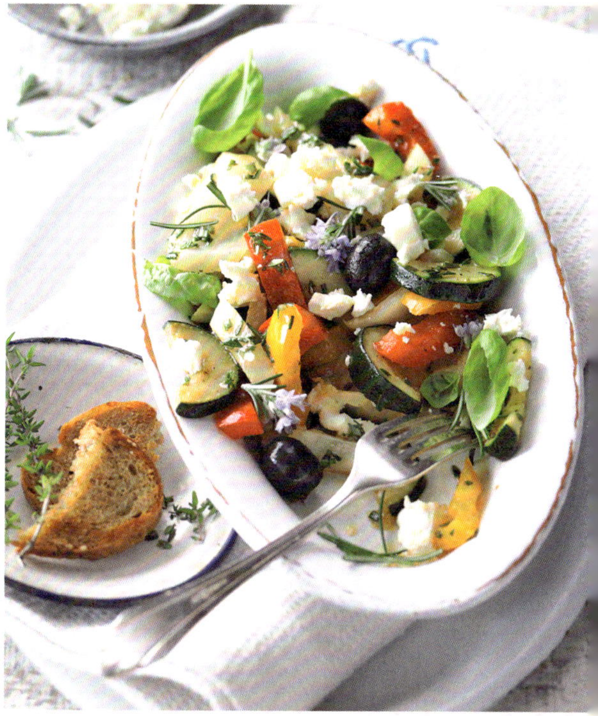

1. Die Paprikaschoten halbieren, entkernen, waschen und in 1–2 cm breite Streifen schneiden. Die Zucchini waschen, putzen und in 1–2 cm dicke Scheiben schneiden. Den Fenchel waschen, halbieren, vom Strunk befreien und in schmale Spalten schneiden. Den Knoblauch schälen und in dünne Scheiben schneiden.

2. Den Backofen auf 220 °C vorheizen. Ein Backblech mit Backpapier belegen. Vom Beifuß die getrockneten Knospen abstreifen. Thymian und Rosmarin kurz abbrausen, trockenschütteln, die Blättchen abzupfen. Olivenöl und Zitronensaft mit Salz und Pfeffer verquirlen, Knoblauch und Kräuter untermischen. Das Gemüse in der Marinade wenden, dann auf dem Blech verteilen. Im heißen Ofen (unten) 15–20 Minuten braten.

3. Das Gemüse noch heiß mit dem Essig beträufeln und die Oliven untermischen. Dann alles abkühlen und 2–3 Std., am besten über Nacht im Kühlschrank durchziehen lassen. Vor dem Servieren den Feta zerbröckeln, die Basilikumblätter von den Stielen zupfen und beides obendraufstreuen.

VIETNAMESISCHE REISPAPIERROLLEN

•

So liebe ich Rohköstliches in Asien: Fleisch, Garnelen und Gemüse in zarter Hülle. Herrlich erfrischend und belebend durch Kräuter und Zitronensaft.

FÜR 2 PERSONEN (8 Stück)
2 große Blätter Kopfsalat, 100 g Salatgurke, 50 g Mungobohnensprossen, 1 Frühlingszwiebel, 100 g Roastbeef-Aufschnitt, 80 g geschälte, gegarte Garnelen (Kühlregal), je 3–4 Stängel Thai-Basilikum und Koriandergrün, 2 Stängel Minze, 8 große Reispapierblätter, 4 TL gehackte Erdnüsse, 4 EL süß-scharfe Chilisauce

ZUBEREITUNG: 45 Minuten
PRO PORTION: ca. 300 kcal, 26 g EW, 7 g F, 31 g KH

1. Den Salat waschen, trockentupfen, die Mittelrippen keilförmig herausschneiden, die Blätter aufrollen und in feine Streifen schneiden. Die Gurke schälen, längs halbieren und die Kerne mit einem Löffel herauskratzen. Die Gurke in dünne, 4 cm lange Stifte schneiden. Die Sprossen mit kochendem Wasser überbrühen, 1 Minute ziehen lassen, abgießen und abtropfen lassen. Die Frühlingszwiebel waschen, putzen und in dünne Ringe schneiden. Das Roastbeef in feine Streifen schneiden. Die Garnelen kurz abbrausen, abtropfen lassen und grob hacken. Die Kräuter waschen, trockenschütteln, Blätter abzupfen und hacken.

2. Kaltes Wasser in eine große Schale füllen. 2 Reispapierblätter darin 1 Minute einweichen, bis sie weich werden. Vorsichtig herausnehmen, gut abtropfen lassen und auf ein feuchtes Küchentuch legen. In der Mitte jeweils mit etwas Salat, Gurken, Sprossen, Frühlingszwiebeln, Roastbeef, Garnelen und Kräutern belegen. Mit einigen Erdnüssen bestreuen und zum Schluss mit je ½ EL süß-scharfer Chilisauce beträufeln.

3. Erst die Seiten der Reispapierblätter über die Füllung schlagen, dann alles fest aufrollen. Die übrigen Reispapierblätter ebenso einweichen, füllen und aufrollen. Die Reispapierrollen auf einer großen Platte anrichten und mit Chili-Zitronen-Sauce (siehe Tipp) servieren.

CHILI-ZITRONEN-SAUCE

Für 2 Personen je 4 EL Zitronensaft und Sojasauce mit 2 TL braunem Rohrohrzucker verrühren. 1 rote Chilischote in Ringe schneiden und unterrühren. Die Sauce lässt sich prima vorbereiten und im Kühlschrank aufbewahren.

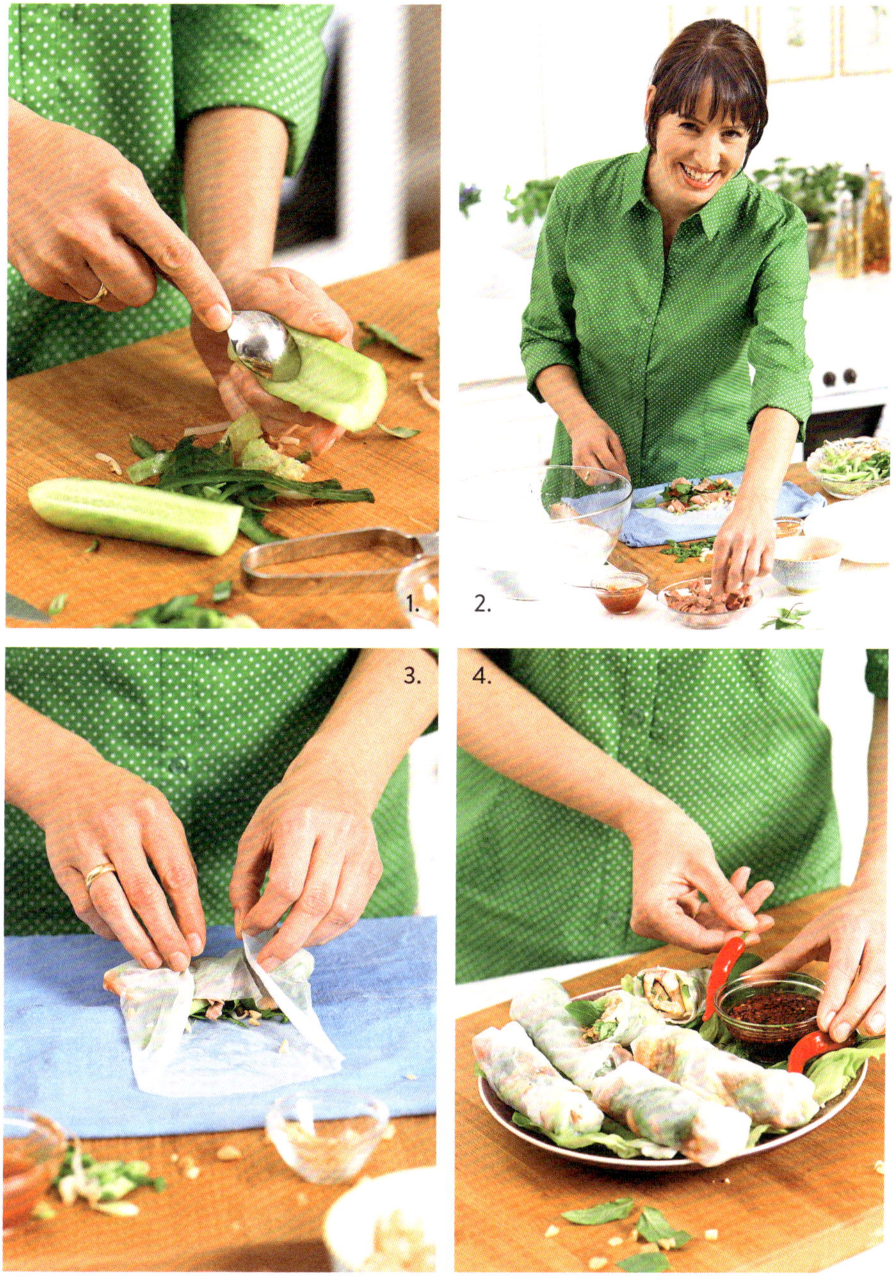

1. Kerne mit dem Löffel aus der Gurke schaben. 2. Etwas von der Füllung auf ein Reispapierblatt geben. 3. Die Seiten über die Fülle schlagen und alles aufrollen. 4. Fertige Rollen mit Chili-Zitronen-Sauce servieren.

LACHS-BAGEL MIT MEERRETTICH

•

Gesundheit aus der Wurzel: Meerrettich sollte im Winter ruhig öfter aufs Brot. Er hilft gegen Infektionen und bietet sogar Grippeerregern Paroli.

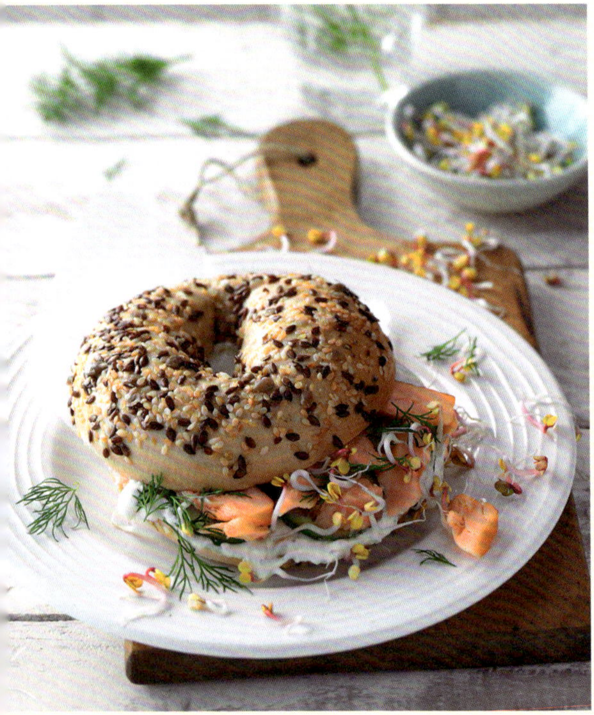

FÜR 2 PERSONEN
1 Stück Meerrettich (3–4 cm), 100 g Frischkäse, ½ TL Moringablattpulver, 1–2 TL Zitronensaft, Salz, schwarzer Pfeffer, 1 Bio-Minigurke, 125 g Stremellachs, 4 Stängel Dill, 1 Handvoll Alfalfa- oder Radieschensprossen, 2 Vollkorn-Bagel

ZUBEREITUNG: 15 Minuten
PRO PORTION: ca. 600 kcal, 31 g EW, 32 g F, 46 g KH

1. Den Meerrettich putzen, schälen und auf der Rohkostreibe fein reiben. Mit Frischkäse, Moringablattpulver und Zitronensaft verrühren und mit Salz und Pfeffer würzen. Die Gurke waschen, abtrocknen und in dünne Scheiben schneiden. Den Lachs von der Haut befreien und in Stücke schneiden. Dill abbrausen, trockenschütteln und die Blättchen abzupfen. Sprossen kurz abbrausen, abtropfen lassen.

2. Die Bagel waagrecht halbieren. Schnittflächen mit der Meerrettichcreme bestreichen. Erst die Gurkenscheiben auf die unteren Hälften legen, dann den Lachs darauf verteilen. Mit Dill und Sprossen bestreuen und die beiden oberen Bagelhälften daraufsetzen.

KÜCHEN-TIPP

Meerrettich treibt einem schon beim Reiben die Tränen in die Augen – die ätherischen Öle steigen scharf auf, sobald die Wurzel zerkleinert wird. Wer nicht weinen möchte, sollte beim Vorbereiten am besten eine Schutz- oder Taucherbrille tragen.

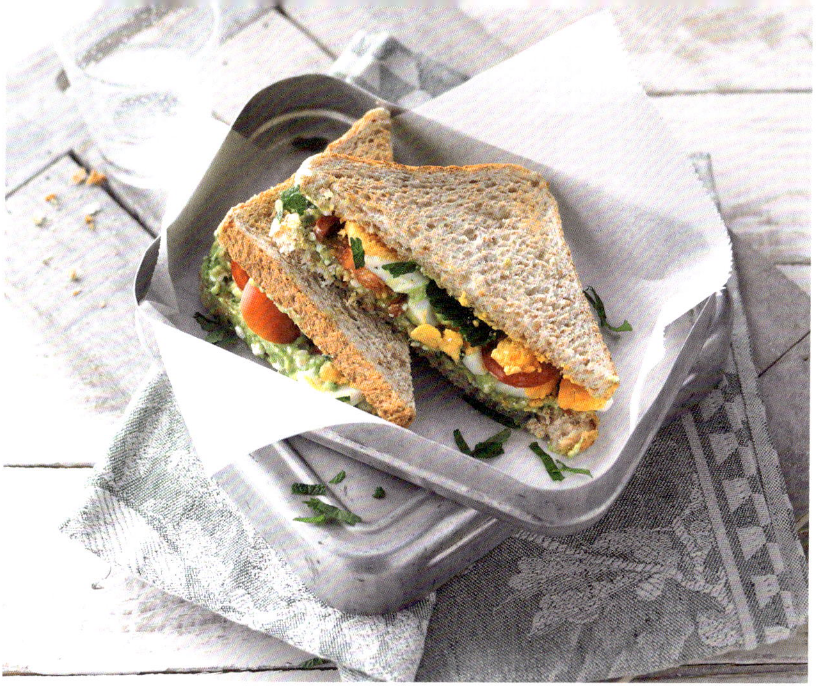

BORRETSCH-SANDWICH MIT AVOCADOCREME

•

Einwickeln und mitnehmen: Das Veggie-Sandwich mit Avocado-Borretschcreme, Tomaten und Ei pusht den Stoffwechsel, macht fröhlich und munter.

FÜR 2 PERSONEN
2 Eier (Größe M), ½ reife Avocado, 2 TL Zitronensaft, 2 EL körniger Frischkäse, 2 TL körniger Dijon-Senf, Salz, schwarzer Pfeffer, 20 g Borretschblätter, 2 kleine Tomaten, 4 Scheiben Vollkorn-Toast

ZUBEREITUNG: 20 Minuten
PRO PORTION: ca. 460 kcal, 14 g EW, 35 g F, 20 g KH

1. Eier anpiksen und in 10 Minuten hartkochen, abschrecken und abkühlen lassen. Den Stein aus der Avocado entfernen, das Fruchtfleisch aus der Schale lösen. Sofort mit dem Zitronensaft beträufeln und mit einer Gabel zerdrücken. Mit körnigem Frischkäse und Senf verrühren, salzen und pfeffern.

2. Borretsch putzen, waschen und trockenschleudern. Die Hälfte davon fein hacken und unter das Avocadopüree mischen. Tomaten waschen, Eier pellen und beides in Scheiben schneiden.

3. Toasts goldbraun rösten und mit Avocadopüree bestreichen. Restlichen Borretsch, Tomaten und Ei auf zwei Toasts verteilen, salzen und pfeffern. Die übrigen Toastscheiben auflegen. Diagonal halbieren.

TABOULÉ MIT WILDKRÄUTERN

Zeit für junges Grün! Der Frühling lockt mit frischen Kräutern von Wiesen und Feldern und einem herrlich leichten, zitronenwürzigen Salat.

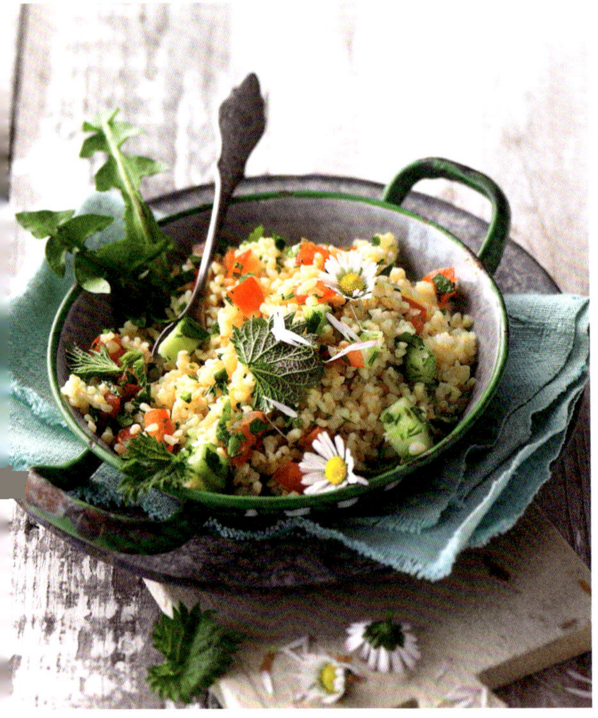

ZUBEREITUNG: 30 Minuten
PRO PORTION: ca. 310 kcal, 7 g EW, 16 g F, 30 g KH

1. Brühe aufkochen, Bulgur zugeben und zugedeckt auf der ausgeschalteten Herdplatte 15 Minuten quellen lassen, bis die Körner weich, aber bissfest sind.

2. Inzwischen die Gurke schälen, längs halbieren und entkernen. Tomaten waschen, halbieren, die Kerne mit einem Löffel herauskratzen. Gurke und Tomaten in kleine Würfel schneiden. Die Kräuter waschen, verlesen und gut abtropfen lassen.

3. Zitrone auspressen. Den Bulgur mit einer Gabel auflockern und mit dem Zitronensaft, 2 EL Wasser und dem Olivenöl mischen. Zwei Drittel der Kräuter grob hacken, mit den Gurken- und Tomatenwürfeln untermischen. Den Salat mit Salz, Pfeffer, Agavendicksaft und Zimtpulver würzen, anrichten und mit den übrigen Kräutern garnieren.

FÜR 2 PERSONEN
150 ml Gemüsebrühe, 70 g Bulgur, 200 g Salatgurke, 2 reife Tomaten, 100 g gemischte Wildkräuter (z. B. Löwenzahn, Gänseblümchenblätter und -blüten, Sauerampfer, wenig Schafgarbe und zarte Blätter von der Brennnessel), 1 Zitrone, 3 EL Olivenöl, Salz, schwarzer Pfeffer, ½ TL Agavendicksaft, 1 Msp. gemahlener Zimt

DAS SCHMECKT DAZU

Ideale Ergänzung: grüner Quark-Dip. Dazu die Kräuter wie beschrieben grob hacken. Ein Drittel mit 125 g Magerquark und ½ geschälten Knoblauchzehe glatt pürieren, salzen und pfeffern. Die übrigen Kräuter unter den Salat heben.

KARTOFFEL-BRUNNENKRESSE-SALAT

Lust auf etwas Herzhaftes? Bitte sehr: eine aufgefrischte Kartoffelsalat-Variante mit senfartiger Brunnenkresse und gebratenen Pfifferlingen.

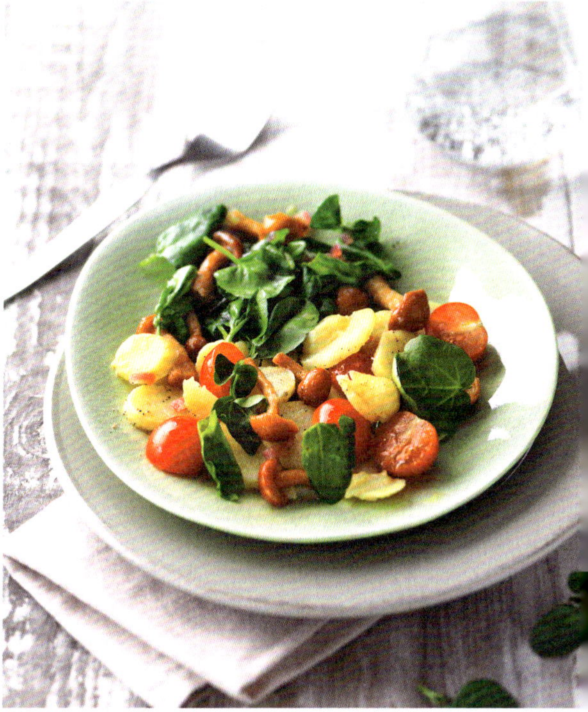

FÜR 2 PERSONEN
300 g Pellkartoffeln (vom Vortag), Salz, 2 EL Olivenöl, 1 kleine rote Zwiebel, 1 Knoblauchzehe, 100 g Kirschtomaten, 150 g Pfifferlinge, 80 g Brunnenkresse, schwarzer Pfeffer, 4 EL Apfel-Balsamicoessig

ZUBEREITUNG: 30 Minuten
PRO PORTION: ca. 230 kcal, 6 g EW, 11 g F, 23 g KH

1. Kartoffeln pellen und in ½ cm dicke Scheiben schneiden. Die Kartoffelscheiben in eine Schüssel geben, salzen und mit 1 EL Öl beträufeln.

2. Zwiebel und Knoblauch schälen und in kleine Würfel schneiden. Kirschtomaten waschen und halbieren. Pfifferlinge putzen, nur wenn nötig kurz abbrausen, dann grob zerteilen. Brunnenkresse verlesen, von den groben Stielen befreien. Die Blätter waschen und trockenschleudern.

3. In einer beschichteten Pfanne das restliche Öl erhitzen. Pfifferlinge darin bei starker Hitze 2–3 Minuten braten, kräftig salzen und pfeffern. Zwiebel und Knoblauch zugeben und glasig braten. Mit Essig ablöschen, die Pfanne vom Herd nehmen.

4. Kartoffeln mit Brunnenkresse, Tomaten und Pilzmischung samt Dünstflüssigkeit vorsichtig mischen. Nachwürzen und gleich servieren.

VARIANTE

Abwechslung gefällig? Dann ersetzen Sie die Brunnenkresse im Salat durch die gleiche Menge Sommer-Portulak oder Kapuzinerkresse.

RINDER-CARPACCIO MIT KRÄUTERSAUCE

•

Je dünner die Fleischscheiben, desto besser nehmen sie den Geschmack der Italo-Saucenvariante an: Knoblauch, Basilikum, Petersilie und Thymian.

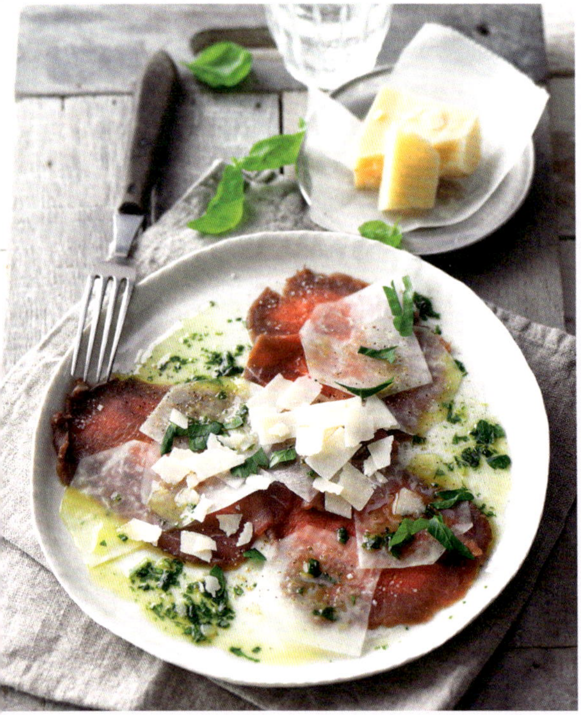

ZUBEREITUNG: 25 Minuten
PRO PORTION: ca. 320 kcal, 26 g EW, 22 g F, 3 g KH

1. Kräuter abbrausen, trockenschütteln, grobe und holzige Stiele entfernen. Jeweils die Hälfte der Blätter abzupfen und beiseitelegen, die übrigen Blätter samt den zarten Stielen grob zerschneiden. Knoblauch abziehen und grob hacken, mit den Kräutern, Essig, Salz, Pfeffer und Olivenöl fein pürieren.

2. Das Rinderfilet in hauchdünne Scheiben schneiden (siehe Tipp). Den Kohlrabi putzen, schälen und roh in sehr dünne Scheiben schneiden.

3. Zwei große Teller mit der Hälfte der Kräutersauce bestreichen, die Filet- und Kohlrabischeiben darauf arrangieren. Mit der restlichen Kräutermarinade bestreichen, salzen und pfeffern. Den Käse in dünne Späne hobeln und mit den restlichen, grob gehackten Kräutern über das Carpaccio streuen.

FÜR 2 PERSONEN

½ Bund Basilikum, ½ Bund Petersilie, 3 Stängel Thymian, 1 kleine Knoblauchzehe, 1 EL Aceto balsamico, Salz, schwarzer Pfeffer, 3 EL Olivenöl, 200 g Rinderfilet (aus dem Mittelstück), 100 g junger Kohlrabi, 20 g italienischer Hartkäse am Stück (z. B. Parmesan oder Grana Padano)

SCHNEIDE-TIPP

Um das Fleisch hauchdünn zu schneiden, lassen Sie es 40–60 Minuten anfrieren und schneiden es mit einem scharfen Messer auf. Keine Angst, auf Eis müssen Sie nicht beißen. Durch die Marinade tauen die Scheiben rasch auf.

INGWER-TATAR-BÄLLCHEN MIT ROTE-BETE-SALAT

Die rohen Fleischklößchen mit Ingwer, Meerrettich und Schnittlauch muntern auf und machen rundum satt und glücklich. Beilagen-Kick: Rote-Bete-Salat mit Minze.

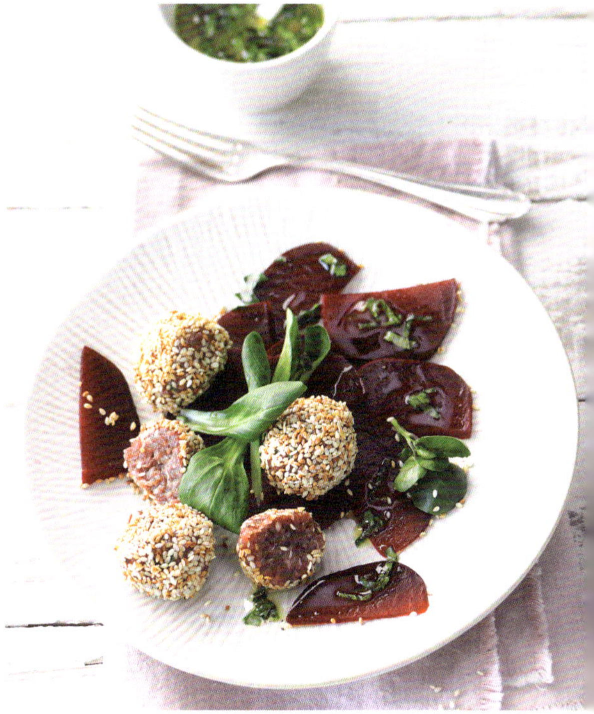

FÜR 2 PERSONEN
2 EL geschälte Sesamsamen, 1/4 Bund Schnittlauch, 1 Stück Ingwer (ca. 1 cm), 1 TL frisch geriebener Meerrettich, 1 TL Sojasauce, 1 TL trockener Sherry, 1 Eigelb, 200 g Tatar (Beefsteak-Hack), Salz, schwarzer Pfeffer, 200 g Rote Beten (vakuumverpackt; Kühlregal), 1 1/2 EL Weißweinessig, 2 EL Apfelsaft, 2 EL Öl, 2 Stängel Minze, 100 g Salat (z. B. Feldsalat und Brunnenkresse)

ZUBEREITUNG: 30 Minuten
PRO PORTION: ca. 310 kcal, 30 g EW, 18 g F, 10 g KH

1. Den Sesam in einer Pfanne ohne Fett goldbraun rösten, vom Herd nehmen und abkühlen lassen.

2. Den Schnittlauch abbrausen, trockenschütteln und in feine Röllchen schneiden. Den Ingwer schälen und fein reiben. Beides mit Meerrettich, Sojasauce, Sherry und Eigelb zum Tatar geben und gründlich vermischen, salzen und pfeffern. Aus der Masse 8 kleine Bällchen formen und vorsichtig in dem Sesam wenden. Die Tatarbällchen abgedeckt kalt stellen.

3. Rote Beten halbieren und in dünne Scheiben schneiden. Den Essig mit Apfelsaft, Salz, Pfeffer und Öl verrühren. Minze abbrausen, Blätter abzupfen, klein schneiden und unterrühren. Feldsalat gut waschen, trockenschütteln und verlesen. Brunnenkresse abbrausen, trockenschütteln, die groben Stiele entfernen. Blätter samt der zarten Stiele grob hacken, mit den Roten Beten in die Vinaigrette geben. Die Tatarbällchen mit dem Rote-Bete-Salat auf Tellern anrichten.
Als Beilage passt dazu sehr gut Vollkorntoast oder Vollkornbaguette.

HÄHNCHENFILET MIT SAUERAMPFERCREME

•

Frische Kräuterblätter geben der Joghurtsauce fein-säuerliche Würze und wunderbare Farbe. Die perfekte Ergänzung dazu: pochiertes Fleisch und Champignons.

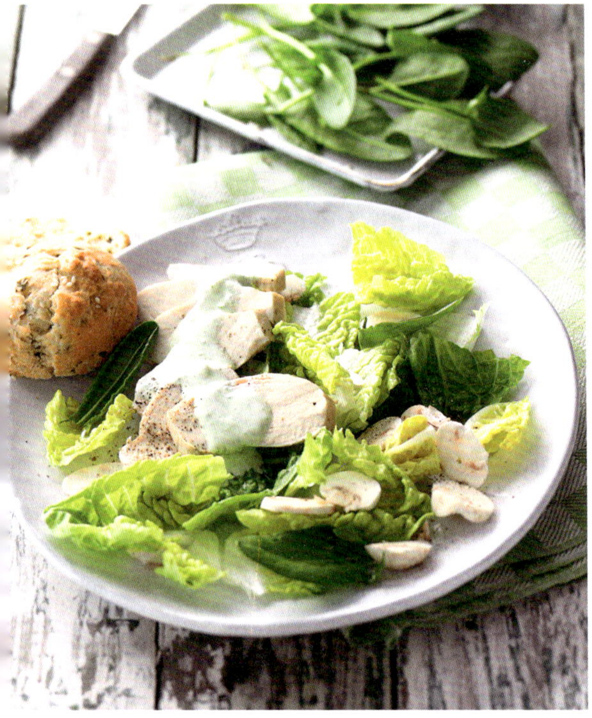

FÜR 2 PERSONEN

250 ml Hühnerfond (Glas), 3 Wacholderbeeren, 3 schwarze Pfefferkörner, 3 Zweige Thymian, Salz, 250 g Hähnchenbrustfilets, ½ Bund Sauerampfer (etwa 50 g), 100 g Naturjoghurt, 2 TL weißer Aceto balsamico, schwarzer Pfeffer, 1 Römersalatherz, 50 g kleine weiße Champignons

ZUBEREITUNG: 25 Minuten
PRO PORTION: ca. 240 kcal, 32 g EW, 10 g F, 5 g KH

1. Hühnerfond und 250 ml Wasser, Wacholder- und Pfefferkörner, Thymian und Salz aufkochen. Fleisch abbrausen, hineingeben und erst bei milder Hitze 6–8 Minuten ziehen, dann im Sud abkühlen lassen.

2. Den Sauerampfer waschen, trockenschütteln, die groben Stiele entfernen, die Blätter hacken und mit dem Joghurt fein pürieren. Die Sauce mit dem Essig, Salz und Pfeffer würzen.

3. Salat waschen, trockenschütteln und mundgerecht zerzupfen. Pilze putzen, abreiben und in dünne Scheiben schneiden. Die gegarte Hähnchenbrust schräg in dünne Scheiben schneiden. Zwei Teller mit dem Salat auslegen und die Pilze darüberstreuen. Das Fleisch darauf anrichten und alles mit 3 EL Hühnersud beträufeln. Mit Sauce überziehen. Als Vorspeise oder kleinen Imbiss mit einem Kräuter-Quark-Brötchen (Rezept Seite 103) reichen.

KÜCHEN-TIPP

Die Stiele des Sauerampfers enthalten reichlich Oxalsäure, die in größeren Mengen unbekömmlich sein kann. Daher immer abschneiden.

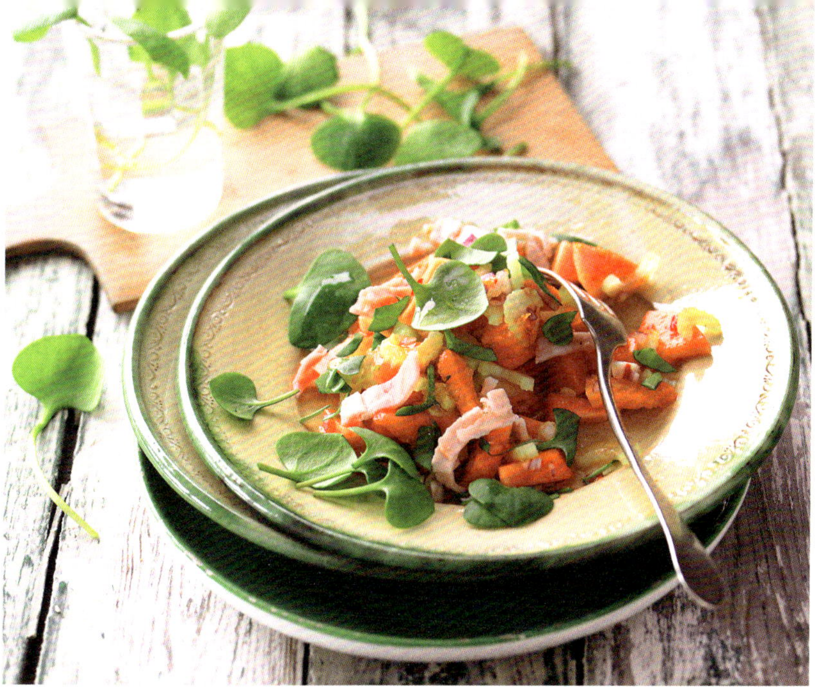

PUTEN-PAPAYA-SALAT MIT PORTULAK

•

Das Besondere: Die Zitronensauce für die knackig-saftige Wellness-Mischung kommt fast ohne Öl aus. Für Aroma sorgen Portulak, Zitrone, Chili und Fond.

FÜR 2 PERSONEN
1 kleine rote Chilischote, ½ Bio-Zitrone, 1 TL Rohrohrzucker, grobes Meersalz, 1 EL Olivenöl, 100 g Portulak, ½ kleine rote Zwiebel, ½ Papaya (ca. 200 g), 1 Stange Staudensellerie, 100 g geräucherter Putenbrust-Aufschnitt

ZUBEREITUNG: 20 Minuten
PRO PORTION: ca. 160 kcal, 12 g EW, 7 g F, 5 g KH

1. Für die Vinaigrette die Chilischote längs aufschneiden, entkernen und sehr fein würfeln. Zitrone heiß waschen, abtrocknen, die Schale dünn abreiben und 2 EL Saft auspressen. Chili, Zitronensaft und -schale, Zucker, Salz und Olivenöl verrühren.

2. Den Portulak waschen, verlesen und trockenschleudern. Mit den zarten Stielen grob hacken. Die Zwiebel schälen und sehr fein würfeln. Papaya schälen, Kerne herausschaben und das Fruchtfleisch in 1 cm große Stücke schneiden. Den Sellerie waschen, putzen und in sehr dünne Scheiben schneiden. Den Putenbrustaufschnitt in Streifen schneiden. Die vorbereiteten Zutaten vorsichtig mit der Vinaigrette mischen und sofort servieren.

GEBEIZTER LACHS MIT BASILIKUM

•

Das Lieblingsrezept meiner Familie: Würzig gebeizt mit Basilikum, Pfeffer, Hauhechel und Wacholder macht der feine Fisch wenig Arbeit, aber bei Gästen einen glänzenden Eindruck.

FÜR 4 PERSONEN
500 g frischer Lachs mit Haut, 1 TL Wacholderbeeren, ½ TL schwarze Pfefferkörner, ½ TL getrocknete Hauhechel, 2–3 TL grobes Meersalz, 1 TL Rohrohrzucker, 1 Bund Basilikum, 100 g Naturjoghurt, 100 g saure Sahne, 1 Stück frischer Meerrettich, 1–2 TL Zitronensaft, schwarzer Pfeffer

ZUBEREITUNG: 30 Minuten (plus 24 Stunden Beizen)
PRO PORTION: ca. 330 kcal, 26 g EW, 23 g F, 4 g KH

1. Den Lachs waschen, abtrocknen und eventuell vorhandene Gräten mit einer Pinzette aus dem Fleisch ziehen. Fisch mit der Hautseite nach unten in eine flache Schale legen.

2. Für die Beize die Wacholderbeeren, Pfefferkörner und Hauhechel im Mörser fein zerstoßen, mit 2 TL Meersalz und Zucker mischen und gleichmäßig auf dem Lachs verteilen. Die Basilikumblätter abzupfen, abreiben, einige Blätter zum Garnieren nehmen, den Rest in ½ cm dünne Streifen schneiden und als dicke Schicht auf die Lachsseite drücken. Den Fisch mit Klarsichtfolie abdecken, die Folie strammziehen, ein Brett darauflegen und mit Konservendosen beschweren. Den Lachs im Kühlschrank 24 Stunden beizen.

3. Die Folie vom Lachs nehmen und die Basilikumblättchen sowie die Würzmischung entfernen. Den Lachs mit einem scharfen Messer in dünne Scheiben schneiden. Auf Tellern anrichten und mit dem übrigen Basilikum garnieren.

4. Für den Dip den Joghurt und die saure Sahne cremig rühren. Den Meerrettich schälen, fein reiben und unterrühren. Mit Zitronensaft, Salz und Pfeffer abschmecken. Den Dip zum Lachs servieren.
Dazu passt als Beilage besonders gut ein dunkles Roggenbrot.

AROMA-ALTERNATIVE

Für eine Zitronen-Pfeffer-Beize die Schale von 1 Bio-Zitrone fein abreiben. 1 TL schwarze Pfefferkörner und 2 TL Wacholderbeeren fein zerstoßen. Beides mit Zitronenschale und 1 EL grobem Meersalz mischen und auf dem Lachs verteilen.

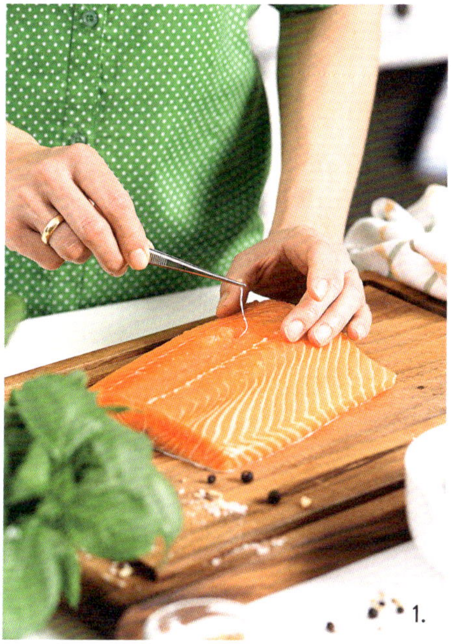

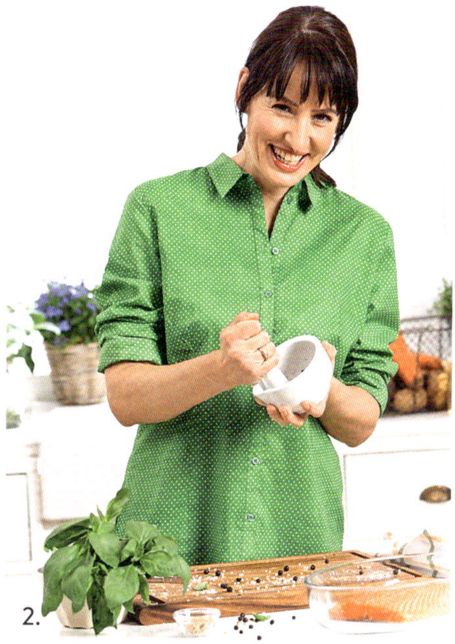

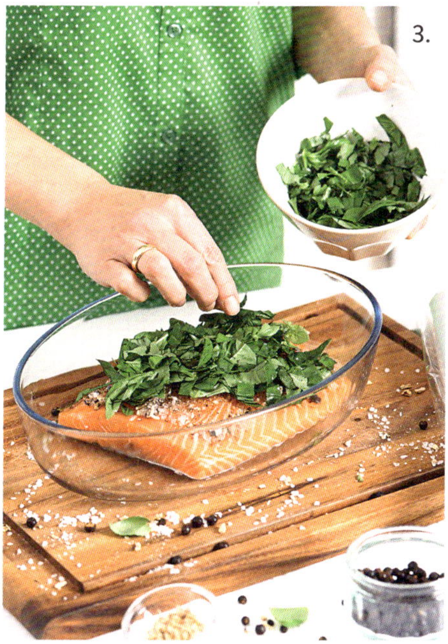

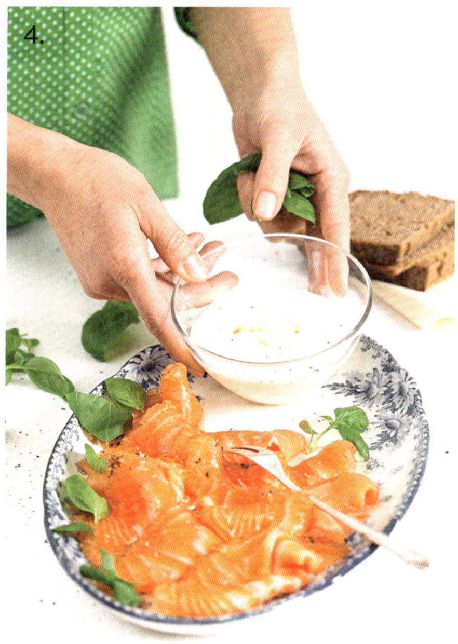

1. Letzte Gräten mit der Pinzette herausziehen. 2. Wacholder, Pfeffer und Hauhechel zerstoßen. 3. Lachs mit Gewürzen und Kräutern »marinieren«. 4. In Scheiben geschnittenen Lachs mit Joghurtdip anrichten.

FISCHSALAT MIT KAPUZINERKRESSE

Für mich als Fischfan ein absolutes Highlight! Die Kapuzinerkresse ziert den sommerlichen Salat, verleiht ihm senfscharfe Würze und antibiotische Wirkung.

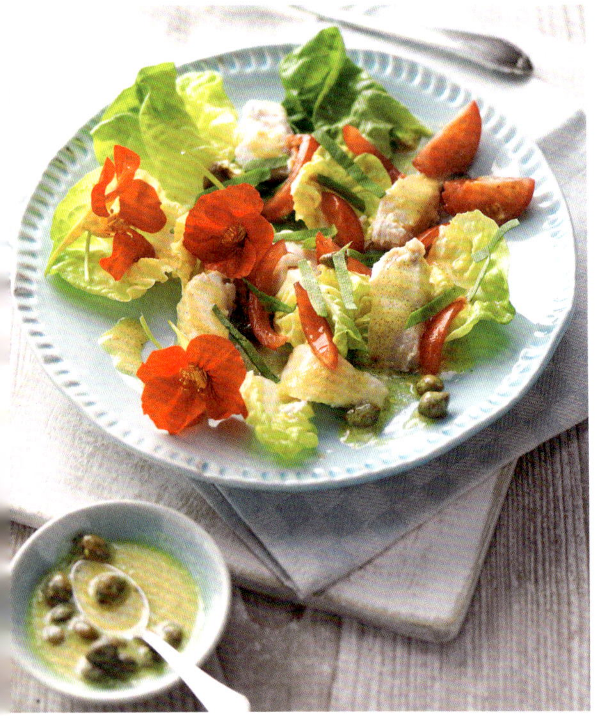

FÜR 2 PERSONEN
500 ml Gemüsebrühe, 3 Wacholderbeeren, 1 Lorbeerblatt, 320 g Rotbarschfilet, 1 EL Apfelessig, 2 TL Agavendicksaft, 1 TL scharfer Senf, Salz, schwarzer Pfeffer, 2 EL kalt gepresstes Rapsöl, ½ Kopfsalat, 1 Handvoll kleine Kapuzinerkresseblätter, 1 Handvoll große Kapuzinerkresseblüten, 2 Tomaten, 1 EL Kapern

ZUBEREITUNG: 30 Minuten
PRO PORTION: ca. 310 kcal, 31 g EW, 16 g F, 7 g KH

1. Die Brühe mit Wacholderbeeren und Lorbeer aufkochen. Den Fisch kalt abbrausen, in vier Stücke schneiden und in die kochende Brühe einlegen, offen bei milder Hitze 10 Minuten ziehen lassen.

2. Inzwischen den Essig, 2 EL Fischsud, Agavendicksaft, Senf, Salz, Pfeffer und Rapsöl gründlich verrühren. Den fertigen Fisch aus dem Sud heben, abtropfen lassen, in mundgerechte Stücke schneiden und in der Vinaigrette wenden.

3. Den Kopfsalat waschen, putzen und trockenschleudern, die Blätter in mundgerechte Stücke schneiden. Die Kapuzinerkresseblätter und -blüten kurz abbrausen und trockenschwenken. Tomaten waschen, vierteln, entkernen und in schmale Streifen schneiden. Salat, Kapuzinerkresseblätter und Tomaten mit den abgetropften Kapern unter den Fisch mischen. Mit den Kapuzinerkresseblüten garniert servieren.

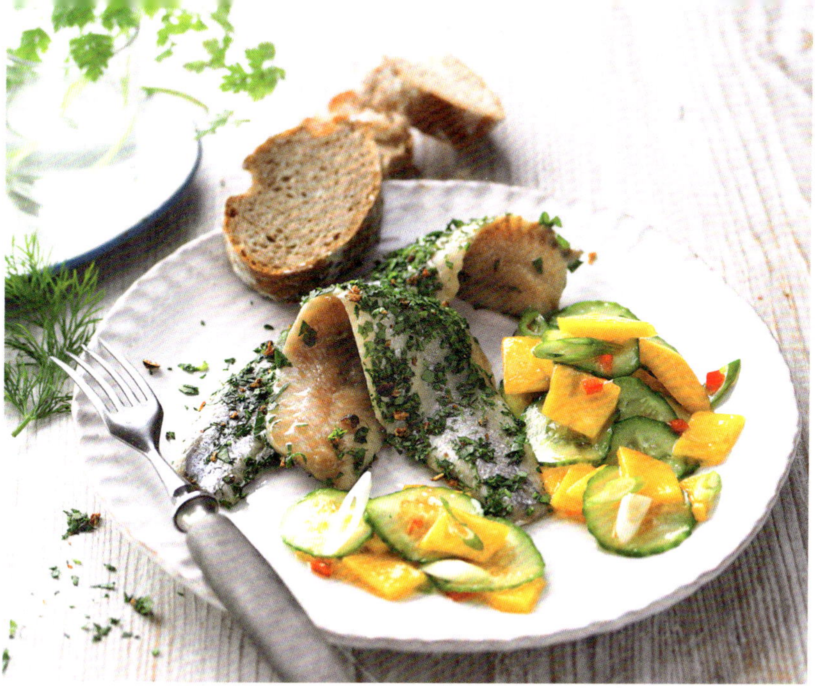

KRÄUTERMATJES MIT GURKEN-MANGO-SALAT

•

Holland meets Hongkong: In einer Kräuterhülle werden Matjesfilets ruck, zuck zur Delikatesse, der leicht verschärfte Gurkensalat sorgt für die asiatische Note.

FÜR 2 PERSONEN
50 g gemischte Kräuter (z.B. Petersilie, Kerbel, Dill, Sauerampfer), 4 Wacholderbeeren, 4 kleine Matjesfilets (etwa 180 g), 2–3 Bio-Minigurken (ca. 300 g), 1 Stück Mango (ca. 150 g), 1 Frühlingszwiebel, 1 EL Zitronensaft, 2 EL süß-pikante Chilisauce, Salz, 1 EL Erdnussöl

ZUBEREITUNG: 25 Minuten
PRO PORTION: ca. 370 kcal, 17 g EW, 26 g F, 14 g KH

1. Kräuter waschen, trockenschütteln, Blättchen abzupfen und fein hacken. Wacholder im Mörser fein zerdrücken und mit den Kräutern mischen. Matjes mit der Hautseite in die Kräutermischung drücken, mit Folie abgedeckt kalt stellen.

2. Gurken waschen und hobeln. Mango schälen und in dünne Scheiben schneiden. Frühlingszwiebel waschen, putzen und in feine Ringe schneiden.

3. Zitronensaft, Chilisauce, 2 EL Wasser, Salz und Öl verrühren. Gurken, Frühlingszwiebeln und Mango untermischen. Zu den Kräuter-Matjes servieren.

ZITRUSCREMESUPPE MIT ROSMARIN

Rosmarin für eine süße Mahlzeit? Klingt ungewöhnlich, schmeckt aber köstlich. Wir haben Orangen, Zitrone, Banane und Mandeln mit dem vitalisierenden Kraut kombiniert.

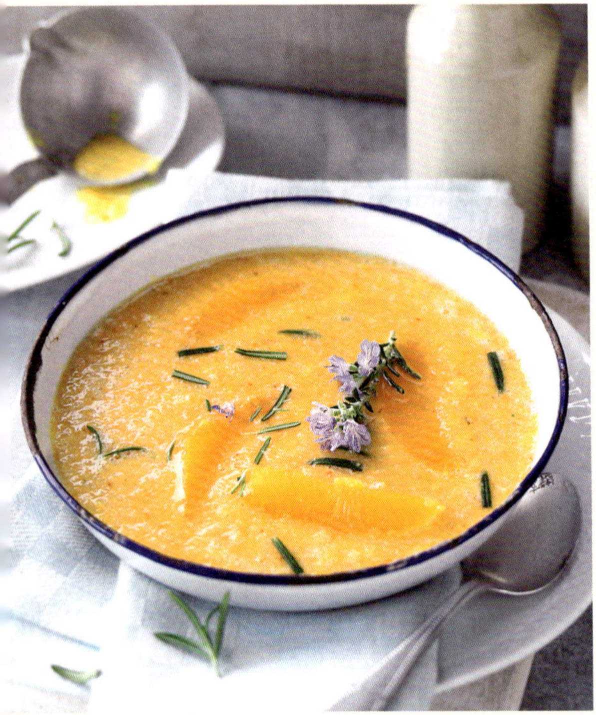

FÜR 2 PERSONEN

50 g Mandelkerne, 2 Bio-Orangen, 1 Bio-Zitrone, 1 kleine Banane, 2 kleine Zweige Rosmarin, 2 EL Agavendicksaft, ½ TL gemahlene Bourbon-Vanille (Reformhaus, Bioladen)

ZUBEREITUNG: 25 Minuten
PRO PORTION: ca. 320 kcal, 8 g EW, 14 g F, 38 g KH

1. Die Mandelkerne mit kochend heißem Wasser übergießen, 5 Minuten stehen lassen, dann abgießen und aus der Schale drücken.

2. Eine Orange samt der weißen Haut schälen. Die Filets zwischen den Trennwänden herausschneiden, übrige Fruchtsegmente ausdrücken und den Saft auffangen. Die zweite Orange und die Zitrone heiß waschen, abtrocknen und jeweils ½ TL Schale fein abreiben. Beide Früchte schälen und in Scheiben schneiden, falls nötig die Kerne entfernen.

3. Mandeln und Zitrusfrüchte, den aufgefangenen Orangensaft sowie die Orangen- und Zitronenschale in den Mixbehälter oder eine hohe Schüssel geben. Die Banane schälen und in Scheiben schneiden, den Rosmarin abbrausen und die Blätter von den Zweigen streifen. Die Hälfte des Rosmarins mit dem Agavendicksaft und der Vanille zu den Zitrusfrüchten und dem Saft geben und fein pürieren. 100 ml Wasser dazugießen und das Ganze nochmals fein cremig pürieren.

4. Die Suppe auf tiefe Teller verteilen, die verbliebenen Orangenfilets in zwei Portionen darauf verteilen. Die übrigen Rosmarinnadeln obendraufstreuen.

RHABARBER-GEWÜRZ-CLAFOUTIS

Ob Auflauf, Pfannkuchen oder Dessert –
Süßes muss nicht Sünde sein, wie diese saftig-erfrischende Kreation beweist.
Am besten lauwarm genießen.

FÜR 2 PERSONEN
1 Stück Ingwer (ca. 1 cm), ¼ Vanilleschote, ¼ Zimtstange, 80 g Rohrohrzucker, ½ TL pflanzliches Bindemittel (z. B. Guarkernmehl), 250 g Rhabarber, 60 g Dinkelmehl (Type 630), 150 ml Milch, 2 EL saure Sahne, 2 Eier (Größe M), 2 Stängel Minze, 75 g Naturjoghurt
Außerdem:
Butter für die Form, Puderzucker zum Bestäuben

ZUBEREITUNG: 1 Stunde (plus Abkühlzeit)
PRO PORTION: ca. 440 kcal, 16 g EW, 11 g F, 67 g KH

1. Ingwer schälen und in kleine Würfel schneiden. Vanilleschote und Zimtstange in Stücke schneiden. Alles drei mit 40 g Zucker im Blitzhacker fein zerkleinern. Das Bindemittel untermischen.

2. Den Backofen auf 180 °C vorheizen. Rhabarber putzen, waschen und in etwa 1,5 cm breite Stücke schneiden. Gründlich mit der Gewürz-Zucker-Mischung vermengen.

3. Eine kleine ofenfeste Form mit Butter einfetten. Das Mehl, den übrigen Zucker, Milch, saure Sahne und Eier verrühren, den Teig in die Form geben. Die Rhabarber-Gewürz-Mischung darauf verteilen. Im Ofen (unten) 30 Minuten backen, herausnehmen und lauwarm abkühlen lassen.

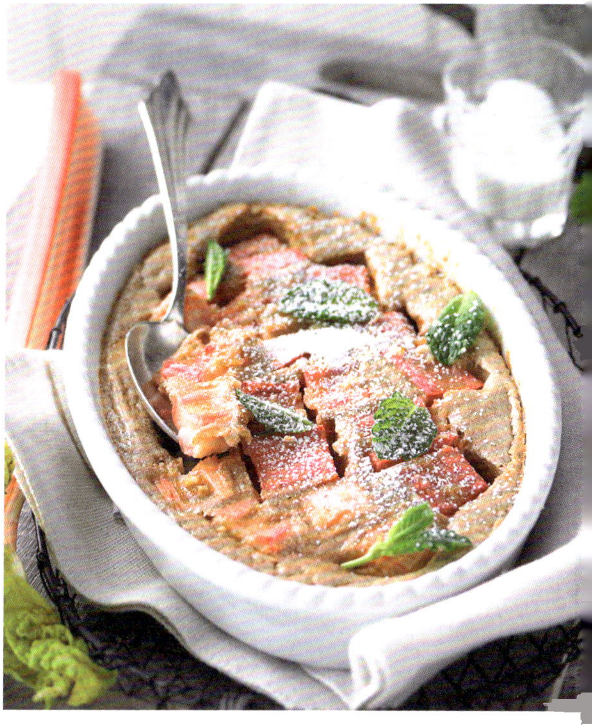

4. Die Minze abbrausen und trockenschütteln. Die Blättchen abzupfen und vor dem Servieren auf den Clafoutis streuen. Mit Puderzucker fein bestäuben und mit je einem Klecks Joghurt anrichten.

GESUNDE SNACKS

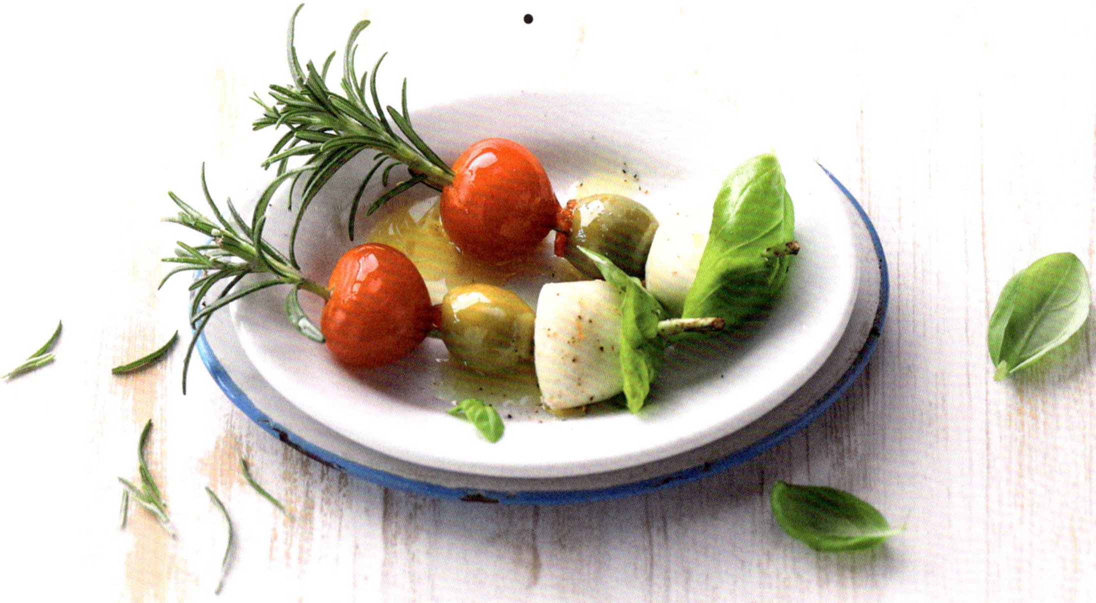

Wer hat Angst vor dem kleinen Hunger? Sie? Weil Sie ihn sich lieber verkneifen würden? Weil Sie dann doch unkontrolliert zu irgendetwas greifen, das Sie gar nicht so genau ansehen, in der Hoffnung, dass es dadurch nicht groß zu Buche schlägt? Dabei brauchen Sie gar keine Angst zu haben. Empfangen Sie den kleinen Hunger mit offenen Armen. Denn es gibt sie: die »erlaubten« Snacks! Der schlechte Ruf von Snacks und Zwischenmahlzeiten gründet doch in Wahrheit nur auf der leider verbreiteten Unsitte, den kleinen Hunger mit überzuckerten Schokoriegeln und Ähnlichem zu besiegen. Dass das schiefgehen muss, ist klar.

Wenn Ihr Körper nach einem Energieschub verlangt, beruhigen Sie ihn mit unseren Super-Snacks – am besten mit Herzhaftem. Möhren auf Sauerampfer-Dickmilch, Kräuter-Krabben und Gemüsesticks mit Dip vermeiden den Insulin-Looping. Kräuter und Gewürze wie Minze, Basilikum, Chili und Zitrone schärfen die Sinne und steigern die Konzentration.

Und was ist mit Desserts? Darauf zu verzichten ist für einige von uns unmöglich. Für Sie auch? Dann essen Sie eben nicht das Sahnesüppchen vorweg und das Tiramisu hinterher, sondern geben dem Stoffwechsel mit dem Nachtisch einfach noch einmal ordentlich Schwung: Lecker schmecken Basilikum-Mousse mit Erdbeeren, Rosmarin-Apfel-Gelee oder Aprikosen-Kardamom-Sorbet.

Gegen etwas fruchtig Süßes mit einem niedrigen glykämischen Index ist nichts einzuwenden. Auch gegen ein süßes Betthupferl (etwa bittere Schokolade) in Kombination mit Eiweiß spricht nichts. Im Gegenteil: Es lockt Serotonin und daraus entsteht Melatonin, das Hormon für einen guten Schlaf.

Nüsse und Chips dürfen ebenfalls auf dem Snack-Plan stehen, wenn sie im Kräutermantel stecken und man sie nicht tütenweise knabbert. Verzichten Sie unbedingt auf Fertigprodukte und stellen Sie Ihr Knabberzeug selbst her. Wie schnell das geht, erfahren Sie ab Seite 174.

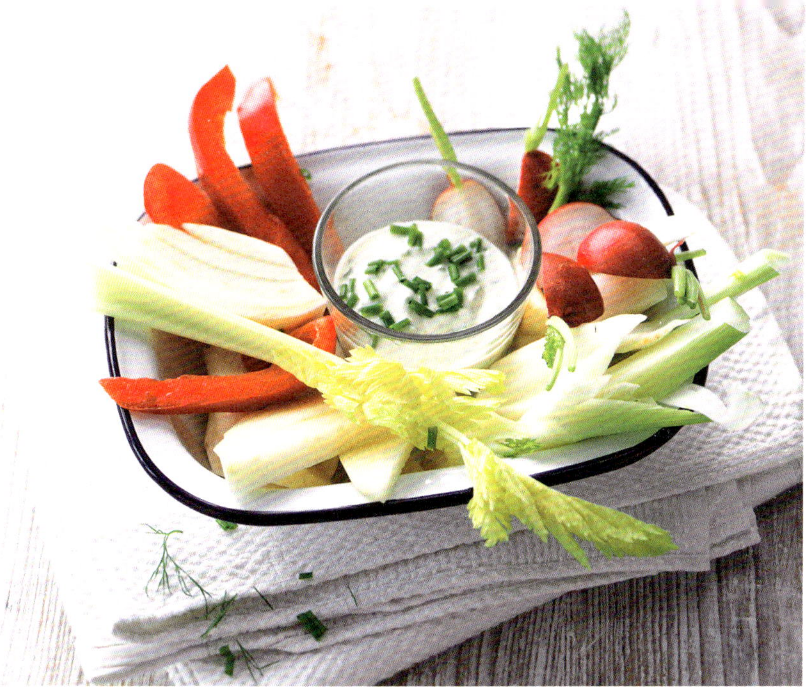

BUNTE GEMÜSESTICKS MIT TAHIN-KRÄUTER-DIP

•

Knackig, frisch und superleicht: Gemüse mit Joghurt-Dip ist genau richtig, wenn die Leistungskurve nach unten zeigt. Es sorgt für viel frische Energie.

FÜR 1 PERSON
300 g Gemüse (z. B. Fenchel, Kohlrabi, Paprikaschoten, Radieschen, Stangensellerie), 100 g Naturjoghurt, 1–2 TL Zitronensaft, 2 TL Tahin-Paste (Sesammus), Salz, schwarzer Pfeffer, etwas abgeriebene Schale von 1 Bio-Zitrone, je 3 Stängel Dill, Petersilie und Schnittlauch, 1 Stängel Estragon

ZUBEREITUNG: 15 Minuten
PRO PORTION: ca. 170 kcal, 8 g EW, 10 g F, 11 g KH

1. Das Gemüse je nach Sorte waschen, putzen oder schälen. In größere Stücke oder Streifen schneiden und auf einem Teller anrichten.

2. Für den Dip den Joghurt mit Zitronensaft und Tahin glattrühren. Mit Salz, Pfeffer und Zitronenschale abschmecken. Die Kräuter waschen, trockenschütteln, Blätter abzupfen und fein hacken, Schnittlauch in feine Röllchen schneiden. Kräuter unter den Dip rühren, in ein Schälchen geben und zur Rohkost servieren. Zum Mitnehmen Gemüse und Dip getrennt in gut verschließbare Frischhaltedosen füllen und vor dem Servieren kalt stellen.

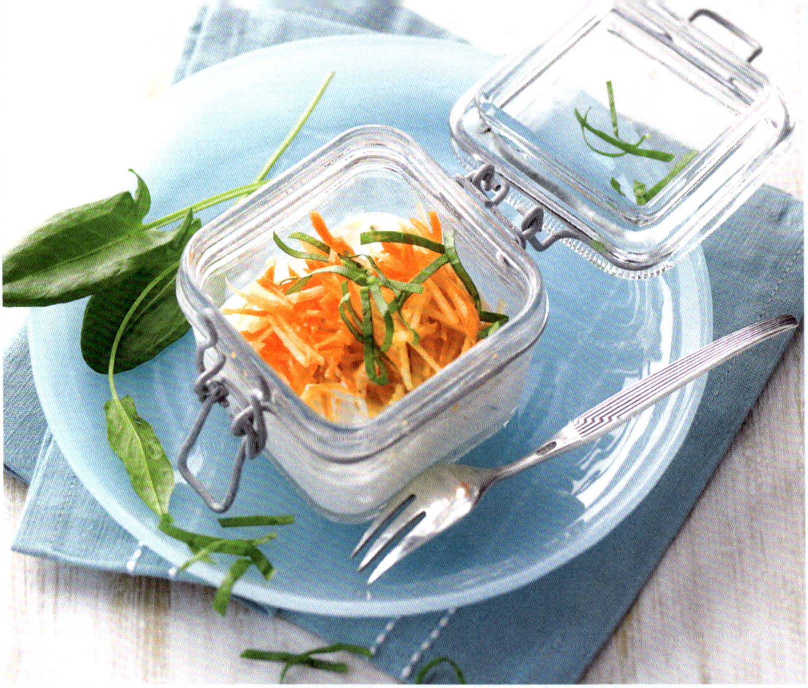

MÖHREN-ROHKOST AUF SAUERAMPFER-DICKMILCH

•

Schlanker Pausenfüller: Damit sind Sie bestens gewappnet, wenn der kleine Hunger anklopft. Galgant schärft die Sinne, Sauerampfer regt an.

FÜR 1 PERSON
10 g junge Sauerampferblätter, 100 g Dickmilch, 2–3 TL Zitronensaft, Salz, schwarzer Pfeffer, ½ TL flüssiger Honig, 1 Möhre, ½ kleiner Apfel, 1 TL fein geriebener Galgant, 2 TL Olivenöl

ZUBEREITUNG: 20 Minuten
PRO PORTION: ca. 170 kcal, 5 g EW, 9 g F, 18 g KH

1. Die Sauerampferblätter waschen und trockenschütteln, die harten Stiele entfernen. 2 kleine Blätter beiseitelegen, die übrigen in feine Streifen schneiden. Mit der Dickmilch, 1 TL Zitronensaft, Salz, Pfeffer und Honig verrühren.

2. Die Möhre und den Apfel schälen, Apfel entkernen und zusammen mit der Möhre raspeln. In einer Schüssel mit dem Galgant, restlichen Zitronensaft und Olivenöl gut vermischen.

3. Die Sauerampfer-Dickmilch in ein Portionsglas geben, die Rohkost darauf verteilen und mit dem restlichen, in Streifen geschnittenen Sauerampfer bestreuen. Zum Mitnehmen den Pausensnack in ein Becher- oder Schraubglas füllen.

TOMATEN-MOZZARELLA-SPIESSE

•

Kleines Highlight für die (Büro-)Pause: Rosmarin als Spieß, Basilikum on top und eine mediterrane Zitrusmarinade für eine Extraportion Vitalität. Sie werden neidische Blicke von Ihren Kollegen ernten, glauben Sie mir.

FÜR 1 PERSON (4 SPIESSE)
4 Kirschtomaten, 4 Mini-Mozzarellakugeln, 4 grüne Oliven (mit Paprika gefüllt), 6 Basilikumblätter, 4 Stängel Rosmarin (à ca. 10 cm lang; ersatzweise kleine Holzspieße), 1 EL Zitronensaft, Salz, schwarzer Pfeffer, ½ TL abgeriebene Schale von 1 Bio-Zitrone, 1 ½ EL Olivenöl

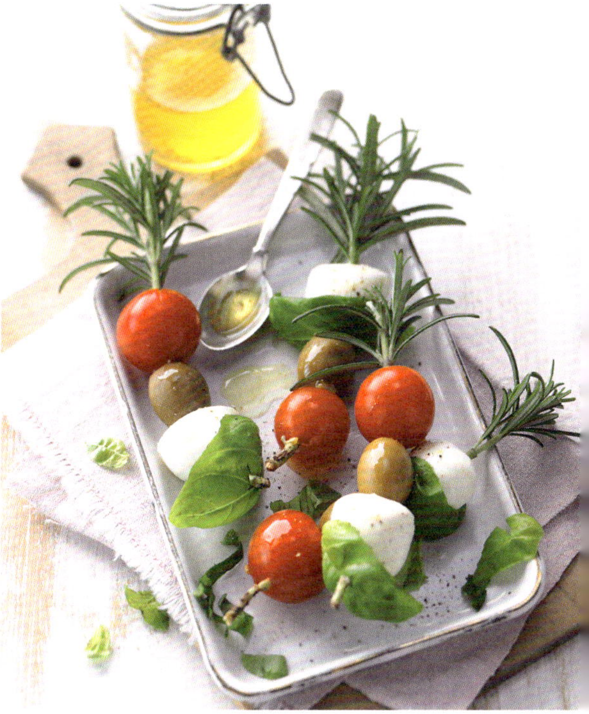

ZUBEREITUNG: 15 Minuten (plus Marinieren)
PRO PORTION: ca. 240 kcal, 7 g EW, 22 g F, 3 g KH

1. Die Tomaten waschen, die Mozzarellakugeln und die Oliven abtropfen lassen. Die Basilikumblättchen abbrausen und trockentupfen. Von den Rosmarinstielen die unteren Nadeln abstreifen und anderweitig verwenden.

2. Jeweils eine Mozzarellakugel, ein Basilikumblatt, eine Olive und eine Kirschtomate auf einen »nackten« Rosmarinzweig stecken. Auf einen Teller oder in eine flache Schale legen.

3. Zitronensaft, Salz, Pfeffer, Zitronenschale und Olivenöl gut verrühren, über die Spieße träufeln. Im Kühlschrank abgedeckt 1–2 Stunden marinieren. Vor dem Servieren die übrigen Basilikumblättchen klein zupfen und darüberstreuen.

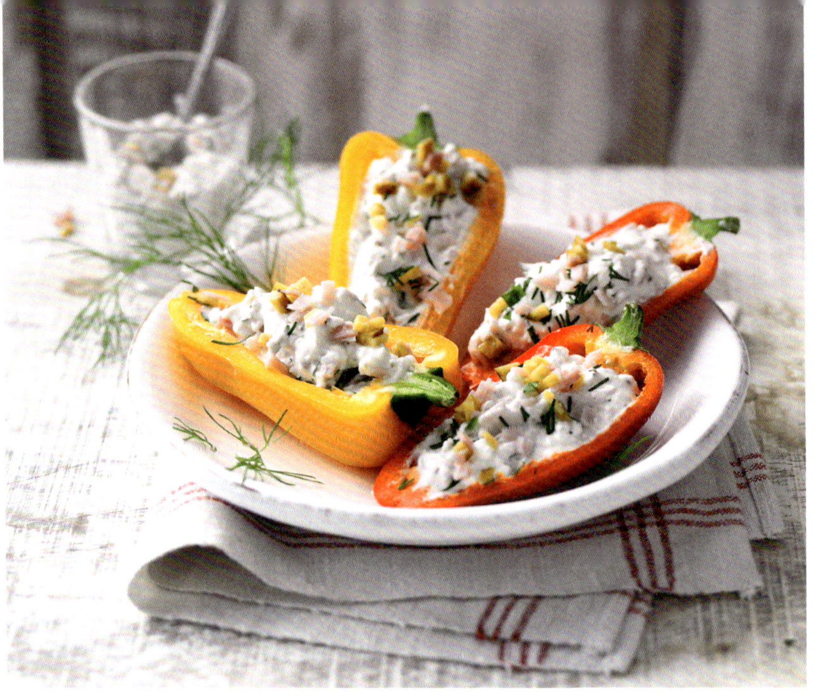

GEFÜLLTE MINIPAPRIKA

•

Zwischendurch snacken erlaubt: Die kleinen Rohkostschälchen sind mit Schinken, Ricotta, Estragon und Dill gefüllt und ultra-leicht.

FÜR 2 PERSONEN
4 bunte Mini-Paprikaschoten, 40 g gekochter Schinken, 1 Cornichon, 1 ½ EL Ricotta, 1 Stängel Estragon, 2 Stängel Dill, ½ TL körniger Senf, Salz, schwarzer Pfeffer, ½ TL Moringablattpulver

ZUBEREITUNG: 20 Minuten
PRO PORTION: ca. 60 kcal, 6 g EW, 3 g F, 1 g KH

1. Die Mini-Paprikaschoten längs halbieren und die Kerne und Trennwände herauskratzen. Die Hälften waschen und trockentupfen.

2. Schinken und Cornichon in sehr kleine Würfel schneiden und in einem Schälchen mit dem Ricotta mischen. Estragon und Dill abbrausen, trockenschütteln, die Blätter abzupfen und fein hacken. 2 TL Kräuter beiseitelegen, die restlichen Kräuter mit dem Senf unter die Ricotta-Schinken-Cornichon-Mischung rühren. Mit Salz, Pfeffer und Moringablattpulver abschmecken und in die Mini-Paprikahälften füllen. Mit den übrigen gehackten Kräutern bestreuen.

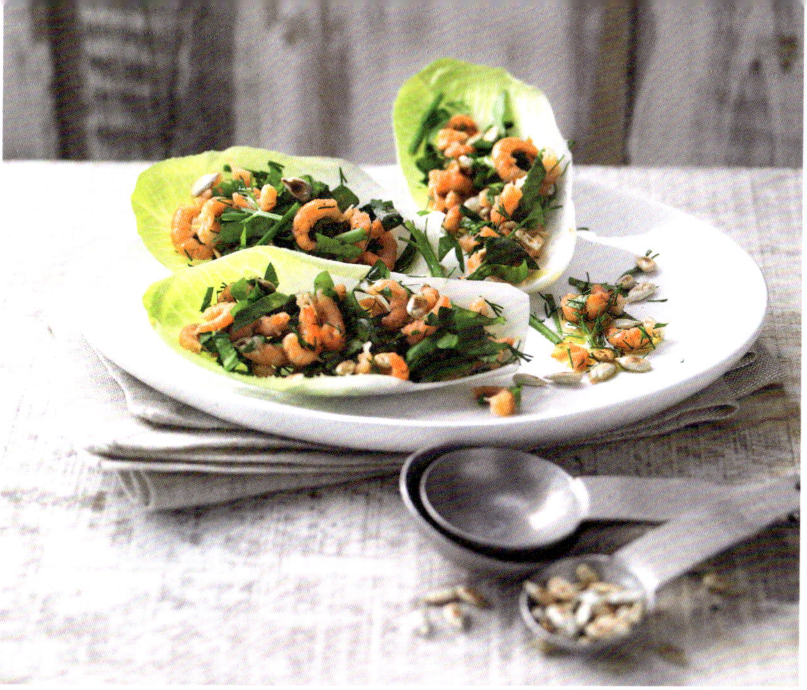

KRÄUTER-KRABBEN

•

Der kleine Leckerbissen hilft, wenn der Magen mal knurrt. Mit viel pflanzlichem Eiweiß und ohne Kohlenhydrate, ideal für Figur, Kopf und Stimmung.

FÜR 1 PERSON
2 TL Sonnenblumenkerne, 75 g Nordseekrabben, je ¼ Bund Petersilie, Schnittlauch und Dill, 1 kleine Handvoll Brunnenkresse, 1 EL Zitronensaft, 2 TL Olivenöl, Salz, schwarzer Pfeffer

ZUBEREITUNG: 15 Minuten
PRO PORTION: ca. 220 kcal, 16 g EW, 15 g F, 4 g KH

1. Die Sonnenblumenkerne in einer Pfanne ohne Öl goldbraun rösten.

2. Die Krabben kurz abbrausen und trockentupfen. Die Kräuter waschen und trockenschütteln. Petersilie, Dill und Brunnenkresse abzupfen und grob hacken, den Schnittlauch in Röllchen schneiden.

3. Alle Kräuter mit den Krabben, dem Zitronensaft und Olivenöl vermischen, mit Salz und Pfeffer abschmecken. Die gerösteten Sonnenblumenkerne obendraufstreuen.

ESSBARE SALATSCHALEN

Verwenden Sie vier rohe Radicchio- oder Chicoréeblätter als »Portionsschälchen« und richten Sie die Kräuter-Krabben darauf an.

WÜRZIG GERÖSTETE NÜSSE UND MANDELN

•

Sie können schlecht auf Knabberzeug vor dem Fernseher verzichten? Kein Problem! Ein kleiner Vorrat an gebackenen Nüssen bringt Sie locker über die nächste Heißhungerattacke. Einfach aus der Hand knabbern.

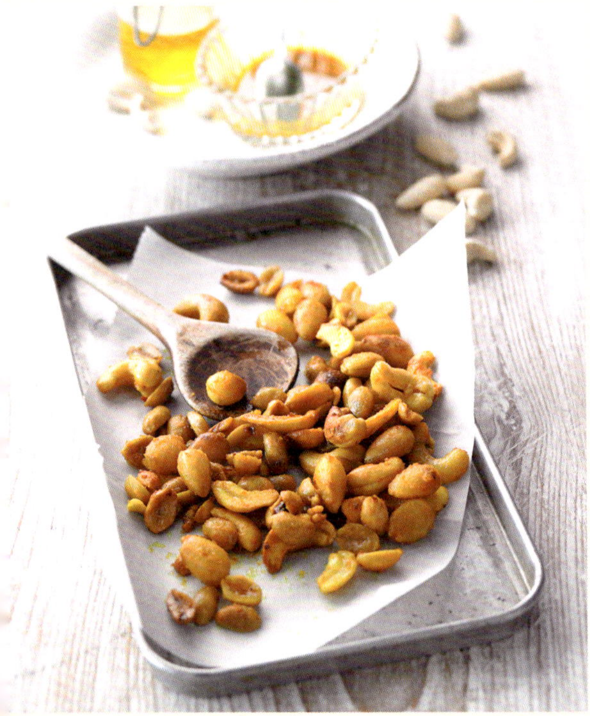

PRO PORTION (20 g): ca. 130 kcal, 4 g EW, 12 g F, 3 g KH

1. Nüsse und Mandeln mit kaltem Wasser bedeckt über Nacht einweichen, damit sie saftig bleiben. Am nächsten Tag gut abtrocknen.

2. Den Backofen auf 180 °C vorheizen. Die Kardamomsamen auslösen und fein mahlen. Die Chilischote fein zerreiben. In einer Schüssel Kardamom, Chili, Kurkuma und Öl verrühren. Die Knoblauchzehe abziehen und dazupressen. Das Ganze mit Salz würzen. Die Nüsse und Mandeln in der Gewürzmischung gründlich wenden, bis sie vollkommen damit überzogen sind.

3. Ein Backblech mit Backpapier auslegen und die Nussmischung darauf verteilen. Im Ofen (Mitte) 30–35 Minuten rösten. Den Nuss-Mix abkühlen lassen und in einer Blechdose aufbewahren. Er hält sich gut 3–4 Tage lang frisch und knusprig.

FÜR 5 PORTIONEN (CA. 100 G)
30 g Cashewkerne, 30 g ausgelöste Erdnusskerne, 40 g geschälte Mandelkerne, 3 Kardamomkapseln, 1 getrocknete Chilischote, ½ TL Kurkuma, 1 EL Öl, 1 Knoblauchzehe, ½ TL grobes Meersalz

ZUBEREITUNG: 40 Minuten (plus Einweich- und Abkühlzeit)

ALTERNATIVE KNABBEREI

Abwechslung gefällig? Bitte sehr: Die Nüsse und Mandeln einfach durch gegarte Kichererbsen ersetzen und wie im Rezept beschrieben würzen und backen. Eilige Röster können auch zu Kichererbsen aus der Dose greifen.

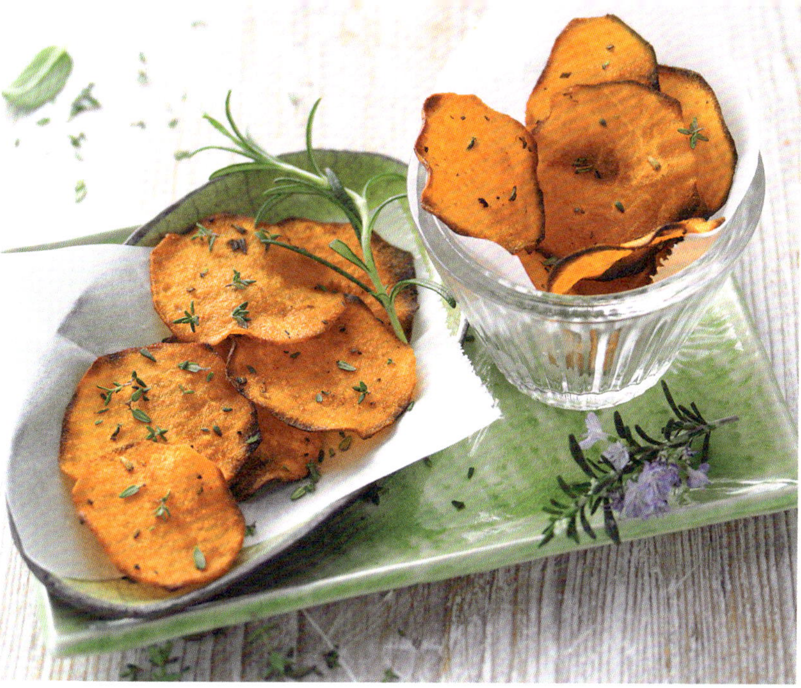

SÜSSKARTOFFEL-KRÄUTER-CHIPS

•

Diese Chips werden mit mediterranen Kräutern und Knoblauch gewürzt und mit wenig Öl im Ofen gebacken. Für mich als Chipsjunkie ein Segen!

FÜR 4 PORTIONEN (CA. 100 G)
6 Stängel Thymian, 1 Zweig Rosmarin, 3 Salbeiblätter, 2 EL Olivenöl, 1 TL rosenscharfes Paprikapulver, 1 Knoblauchzehe, Meersalz, schwarzer Pfeffer, 1 Süßkartoffel (ca. 300 g)

ZUBEREITUNG: 35 Minuten (plus Marinieren)
PRO PORTION: ca. 110 kcal, 1 g EW, 5 g F, 14 g KH

1. Kräuter kurz abbrausen und trockenschütteln. Thymian- und Rosmarinblätter abstreifen und mit den Salbeiblättern fein hacken. Mit Öl und Paprikapulver verrühren. Die Knoblauchzehe schälen und dazupressen, kräftig mit Salz und Pfeffer würzen.

2. Die Süßkartoffel schälen und auf einer Rohkostreibe in hauchdünne Scheiben hobeln. Mit der Marinade vermengen und 30 Minuten ziehen lassen.

3. Den Backofen auf 200 °C vorheizen. Ein Backblech mit Backpapier belegen. Die Kartoffelscheiben darauf verteilen. Im heißen Ofen (Mitte) 20–25 Minuten backen, bis sie außen leicht (!) angebräunt und knusprig sind. Aus dem Ofen nehmen, auf dem Blech abkühlen lassen und in eine Dose füllen.

JOGHURT-BASILIKUM-MOUSSE MIT ERDBEEREN

•

Kühle Erfrischung für zwischendurch oder raffiniertes Dessert: Basilikum und Zitrone beleben die Mousse, marinierte Erdbeeren geben zusätzlich Pep.

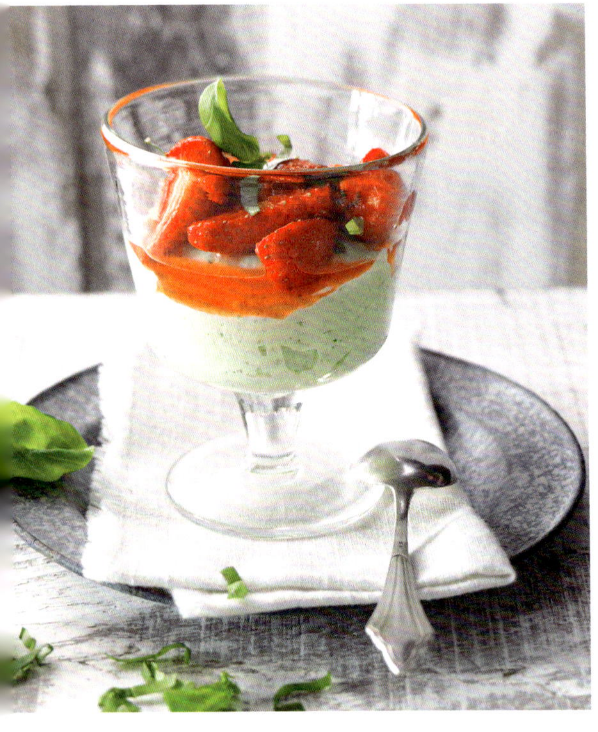

ZUBEREITUNG: 30 Minuten (plus Gelierzeit)
PRO PORTION: ca. 240 kcal, 4 g EW, 14 g F, 21 g KH

1. Basilikumblätter mit dem Olivenöl und der Hälfte des Joghurts fein pürieren. Mit 2 TL Zitronensaft, 1 EL Zucker und dem Bindemittel zum restlichen Joghurt geben und alles gut verrühren. Die Masse etwa 15 Minuten kalt stellen, bis sie dicklich wird.

2. Die Sahne steif schlagen und vorsichtig unter die Joghurtmasse heben. In zwei Dessertgläser (je 150 ml) füllen und 1–2 Stunden kalt stellen, bis sie fest ist.

Zum Servieren die Erdbeeren waschen, putzen, je nach Größe halbieren oder vierteln. Erdbeeren mit dem restlichen Zitronensaft und dem Rest Zucker vermischen und auf der Mousse verteilen. Den Basilikumstängel kurz abbrausen, trockenschwenken, die Blättchen abzupfen und aufstreuen.

FÜR 2 PERSONEN

10 g Basilikumblätter und 1 Stängel Basilikum, 2 TL Olivenöl, 150 g Naturjoghurt, 4 TL Zitronensaft, 1 ½ EL Rohrohrzucker, 1 TL pflanzliches Bindemittel (z. B. Guarkernmehl), 50 g Sahne, 200 g Erdbeeren

VARIANTENREICHE CREME

Je nach Jahreszeit und Vorliebe können Sie die Joghurt-Mousse auch mit anderen Kräutern abwandeln, beispielsweise mit Minze oder Sauerampfer. Oder Sie nehmen zur Abwechslung einmal dreierlei Kräuter als Basis.

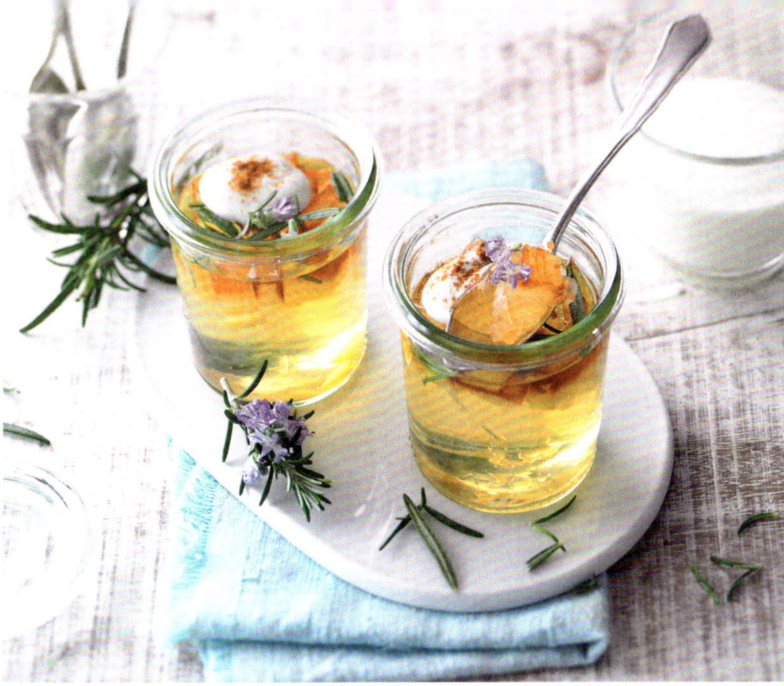

ROSMARIN-APFEL-GELEE MIT ZIMT-JOGHURT

•

Ideal als Pausensnack fürs Büro: eine harmonische und aromatische Verbindung, die Herz und Kreislauf ankurbelt.

FÜR 2 PERSONEN
100 ml Apfelsaft, 1 EL Apfeldicksaft (Reformhaus), 3 gestrichene TL pflanzliches weißes Geliermittel (z. B. Agartine), 1 kleiner Zweig Rosmarin, 2 kleine säuerliche Äpfel (z. B. Elstar; ca. 250 g), 150 g Naturjoghurt, ½ TL gemahlener Zimt

ZUBEREITUNG: 20 Minuten (plus Gelierzeit)
PRO PORTION: ca. 150 kcal, 5 g EW, 3 g F, 24 g KH

1. Den Apfelsaft, 100 ml Wasser und den Apfeldicksaft mit dem Geliermittel in einem Topf verrühren. Den Rosmarin abbrausen, trockenschütteln, zerkleinern und dazugeben. Langsam zum Kochen bringen. Inzwischen die Äpfel waschen, abtrocknen, vierteln, entkernen und in kleine Stücke schneiden. In den Sud geben und 3–4 Minuten dünsten.

2. Die Apfelmischung abgießen, den Sud dabei auffangen. Apfelstücke und Rosmarin auf zwei Becher- oder Schraubgläser verteilen. Den Sud vorsichtig darübergießen. Die Mischung in den Kühlschrank stellen und 1–2 Stunden gelieren lassen. Vor dem Servieren den cremig gerührten Joghurt auf dem Gelee verteilen. Mit Zimt fein bestäuben.

APRIKOSEN-KARDAMOM-SORBET

Davon darf's ruhig eine Kugel mehr sein: Der eiskalte Verführer mit Minze und Kardamom ist superleicht, fruchtig-frisch und gesund.

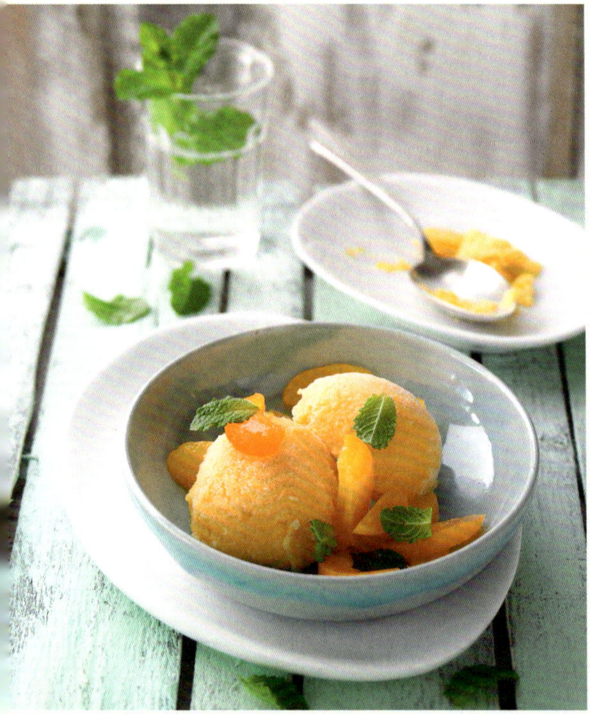

1. Aprikosen waschen, halbieren, den Stein entfernen. Zwei Aprikosenhälften beiseitelegen. Kardamomkapseln öffnen, die Samen herauslösen und im Mörser zerdrücken. Die Minze abbrausen.

2. Aprikosen und Kardamom mit Rohrohrzucker, 100 ml Wasser, 2 Stängeln Minze und dem Zitronensaft in einen Topf geben. Alles aufkochen und zugedeckt bei milder Hitze 5 Minuten dünsten, bis die Aprikosen weich sind. Topf vom Herd nehmen, Aprikosen abkühlen lassen. Die Minze entfernen.

3. Die Aprikosen fein pürieren und die Buttermilch unterrühren. Die Masse in die Eismaschine füllen und in 30 Minuten fest werden lassen.

4. Zum Servieren mit einem feuchten Eisportionierer oder Esslöffel aus der Sorbetmasse Kugeln oder Nocken abstechen. Übrige Aprikosen in Spalten schneiden, zusammen in Dessertschalen anrichten. Mit etwas Minze garnieren. Sofort servieren.

FÜR 600 ML (12 PORTIONEN)
500 g Aprikosen, 3 Kardamomkapseln, 2–3 Stängel Minze, 80 g Rohrohrzucker, 4 EL Zitronensaft, 200 ml Buttermilch

ZUBEREITUNG: 20 Minuten (plus Gefrieren)
PRO PORTION: ca. 50 kcal, 1 g EW, 0 g F, 10 g KH

KEINE EISMASCHINE?

Wer keine Eismaschine hat, stellt die Masse in einer Metallschüssel für sechs Stunden ins Gefrierfach und rührt sie zwischendurch immer wieder mit einem Schneebesen um, damit das Sorbet schön cremig wird.

ZITRONEN-MATE-MUFFINS MIT KIRSCHEN

•

Backen Sie Muffins doch mal nicht für den Kindergeburtstag, sondern für Ihre gute Figur! Mate-Tee macht lange satt und enthält gut verträgliches Koffein, das die Ausdauer und Konzentration steigert.

FÜR 9 STÜCK
125 ml Milch, 2 TL grüner Mate-Tee, 125 g TK-Sauerkirschen, 1 EL Mohnsamen, 120 g Dinkelmehl (Type 630), 1 TL Weinstein-Backpulver, 1 Prise Salz, ½ Bio-Zitrone, 1 Ei (Größe M), 60 g Rohrohrzucker, 5 EL Öl, 100 g Naturjoghurt
Außerdem:
6 Papierförmchen (Ø 5 cm), Muffinblech

ZUBEREITUNG: 45 Minuten
PRO PORTION: ca. 160 kcal, 4 g EW, 8 g F, 18 g KH

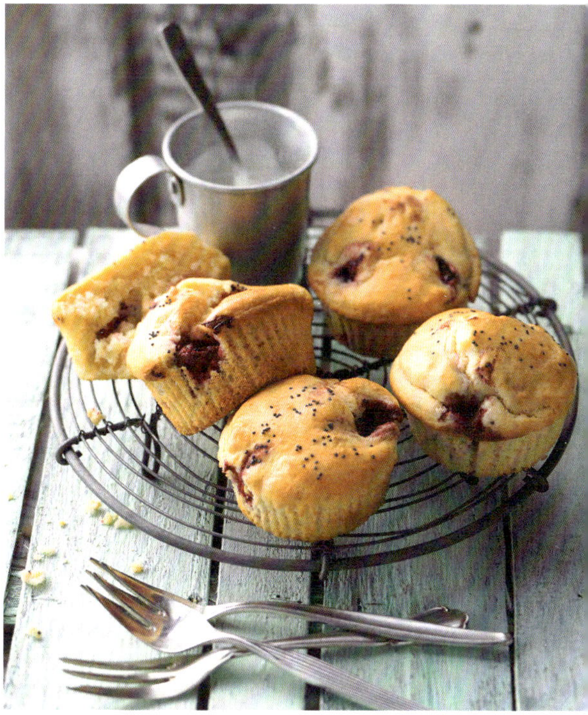

1. Die Milch bis auf etwa 80 °C erhitzen, in einer Tasse über den Mate-Tee gießen und 5 Minuten ziehen lassen, dann abseihen. Kirschen antauen lassen. Mohn in einer Pfanne ohne Fett bei mittlerer Hitze anrösten, vom Herd nehmen und abkühlen lassen.

2. Den Backofen auf 180 °C vorheizen. In einer Schüssel das Mehl mit dem Backpulver und dem Salz mischen. Zitrone heiß waschen, abtrocknen, Schale fein abreiben, Saft auspressen.

3. Ei, Zucker, Zitronenschale und -saft sowie das Öl cremig schlagen. Erst die Mate-Milch, dann die Mehlmischung unterrühren. Die Kirschen mit dem Mohn mischen und unter den Teig heben.

4. Die Papierförmchen in die Mulden des Muffinblechs stellen. Teig einfüllen und die Muffins im Ofen (Mitte) 20 Minuten backen. Muffins herausnehmen, noch 5 Minuten im Blech ruhen lassen, dann auf einem Kuchengitter abkühlen lassen. Mit je einem Klecks Naturjoghurt genießen.

GEHALTVOLLE GETRÄNKE

•

Sie wollen morgens eigentlich nicht groß essen? Sie brauchen einen Energieschub am Nachmittag? Kein Problem. Mixen Sie sich einfach einen Smoothie!

ERDBEER-MINZE-SMOOTHIE

FÜR 2 PERSONEN
125 g Erdbeeren, 250 g reife Papaya, 10 Minzeblättchen, 1 EL Ahornsirup, 75 g Seidentofu (Reformhaus, Bioladen), 50 ml roter Traubensaft, 50 g Crushed Ice, 1–2 EL Zitronensaft, abgeriebene Bio-Zitronenschale

ZUBEREITUNG: 10 Minuten
PRO PORTION: ca. 120 kcal, 3 g EW, 1 g F, 16 g KH

1. Erdbeeren waschen, putzen und vierteln. Papaya schälen, entkernen und in grobe Stücke schneiden.

2. Früchte mit Minzeblättchen, Ahornsirup, Seidentofu, Traubensaft und Crushed Ice im Mixer oder in einer hohen Rührschüssel fein pürieren. Mit Zitronensaft und -schale abschmecken. Den Drink in zwei große Gläser abgießen und sofort servieren.

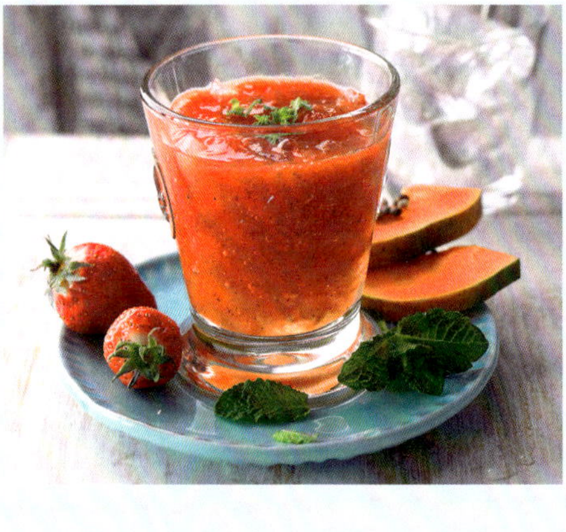

SAUERAMPFER-APFEL-SMOOTHIE

FÜR 1 PERSON
40 g Sauerampfer, ¼ säuerlicher Apfel (ca. 50 g; z. B. Elstar), 10 g Ingwer, 100 g eiskalte Buttermilch, 100 ml frisch gepresster Orangensaft, 1 Prise Salz, 1 EL Agavendicksaft, 50 g Crushed Ice, 2 TL kalt gepresstes Rapsöl

ZUBEREITUNG: 15 Minuten
PRO PORTION: ca. 240 kcal, 6 g EW, 8 g F, 34 g KH

1. Den Sauerampfer verlesen, waschen und trockenschleudern, die Blätter grob hacken. Den Apfel waschen, entkernen und in dünne Scheiben schneiden. Den Ingwer schälen und fein reiben.

2. Sauerampfer, Apfelstücke, Ingwer, Buttermilch, Orangensaft, Salz, Agavendicksaft und Crushed Ice in den Mixer oder eine hohe Rührschüssel geben und alles fein pürieren. Das Öl zufügen und alles nochmal kurz und kräftig durchmixen. Den Drink auf zwei große Gläser verteilen. Sofort servieren.

HEIDELBEER-MORINGA-LASSI

FÜR 1 PERSON
125 g Heidelbeeren, 2 Kardamomkapseln, ½ TL Moringablattpulver, 2 TL helles Mandelmus (Reformhaus, Bioladen), 2 TL Zitronensaft, 1 EL Agavendicksaft, 100 g Naturjoghurt, 3 Eiswürfel

ZUBEREITUNG: 10 Minuten
PRO PORTION: ca. 220 kcal, 6 g EW, 8 g F, 29 g KH

1. Heidelbeeren verlesen, abbrausen und vorsichtig trockentupfen. Kardamomkapseln aufbrechen, Samen herauslösen und im Mörser zerstoßen.

2. Heidelbeeren, Kardamom, Moringablattpulver, Mandelmus, Zitronensaft, Agavendicksaft und Joghurt mit 75 ml eiskaltem Wasser fein pürieren. Die Eiswürfel in ein großes Glas geben, den Heidelbeer-Lassi darübergießen. Sofort servieren.

TOMATEN-KRÄUTER-SHAKE

FÜR 1 PERSON
1 reife Tomate, ½ Knoblauchzehe, ¼ reife Avocado, 15 g junge Löwenzahnblätter, 10 g Schafgarbe (oder ½ TL getrocknete), 2 Stängel Thymian, 1 Stängel Oregano, Salz, ½ TL Moringablattpulver, 2 TL Sherryessig, einige Spritzer Tabasco

ZUBEREITUNG: 15 Minuten
PRO PORTION: ca. 160 kcal, 3 g EW, 14 g F, 4 g KH

1. Die Tomate waschen, eine Scheibe abschneiden und zum Garnieren beiseitelegen, den Rest würfeln. Die Knoblauchzehe schälen und grob hacken. Die Avocado schälen und grob zerteilen. Den Löwenzahn und die Schafgarbe waschen, trockenschütteln und klein schneiden. Thymian und Oregano abbrausen, Blätter von den Stielen zupfen.

2. Tomate, Knoblauch, Avocado und Kräuter in ein hohes Rührgefäß geben, 125 ml Wasser zufügen und alles erst kurz auf kleiner Stufe mixen, dann auf höchster Stufe cremig pürieren. Mit Salz, Moringablattpulver, Essig und einigen Spritzern Tabasco abschmecken. Den Smoothie in ein Glas füllen und mit der zurückgelegten Tomatenscheibe garnieren. Sofort servieren.

GRÜNER GURKEN-PORTULAK-DRINK

FÜR 1 PERSON
80 g Bio-Salatgurke, ½ Stange Staudensellerie mit Blättern, 1/8 Bio-Zitrone, 30 g Portulak, 3 Stängel Petersilie, 1 TL Honig, Salz, schwarzer Pfeffer

ZUBEREITUNG: 15 Minuten
PRO PORTION: ca. 40 kcal, 1 g EW, 0 g F, 7 g KH

1. Die Gurke waschen, abtrocknen, eine Scheibe zum Garnieren abschneiden, den Rest mit der Schale klein schneiden. Den Staudensellerie waschen, putzen, das Grün grob hacken, die Stange in dünne Scheiben schneiden. Die Zitronenspalte schälen und grob zerteilen. Gurke, Staudensellerie, Selleriegrün und Zitrone in eine hohe Rührschüssel geben.

2. Den Portulak und die Petersilie waschen, trockenschütteln, grob zerschneiden und zum Gemüse geben. 75 ml kaltes Wasser zufügen. Alles erst kurz auf kleinster Stufe mixen, dann auf höchster Stufe cremig pürieren. Mit Honig, Salz und schwarzem Pfeffer abschmecken.

3. Den Smoothie in ein Glas gießen. Die Gurkenscheibe einschneiden und an den Glasrand stecken. Sofort servieren.

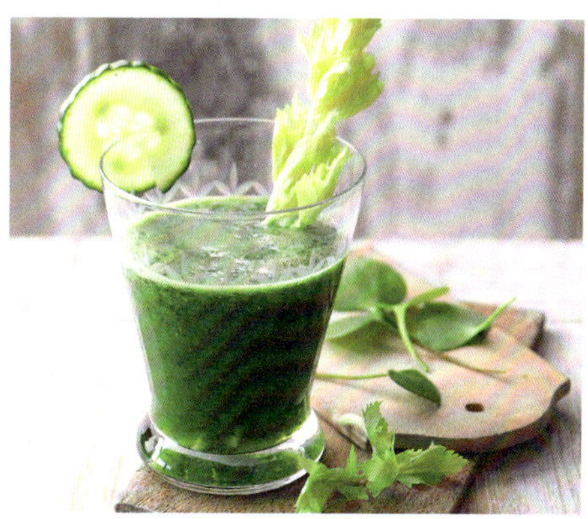

LEICHTE GETRÄNKE

Trinken Sie sich fit und schlank! Ihr Körper braucht reichlich Flüssigkeit, damit die Nieren gut durchgespült und die Abbauprodukte des Stoffwechsels abtransportiert werden.

MATE-TEE-PUNSCH

FÜR 2 PERSONEN
½ Bio-Zitrone, 1 Stange Zimt, 1 TL getrocknete Hauhechel, 2 TL grüner Mate-Tee, 200 ml weißer Traubensaft, 2 TL Rohrohrzucker

ZUBEREITUNG: 20 Minuten
PRO PORTION: ca. 70 kcal, 0 g EW, 0 g F, 17 g KH

1. Zitrone heiß waschen, abtrocknen und dünn schälen. Die Zimtstange halbieren. Zitronenschale, Zimt, Hauhechel und Mate-Tee in einem Topf mit Traubensaft und 200 ml Wasser aufkochen. Zugedeckt bei milder Hitze 10–15 Minuten ziehen lassen.

2. Den Punsch erneut aufkochen, den Rohrohrzucker unterrühren und mit 1–2 EL Zitronensaft abschmecken. Sofort servieren.

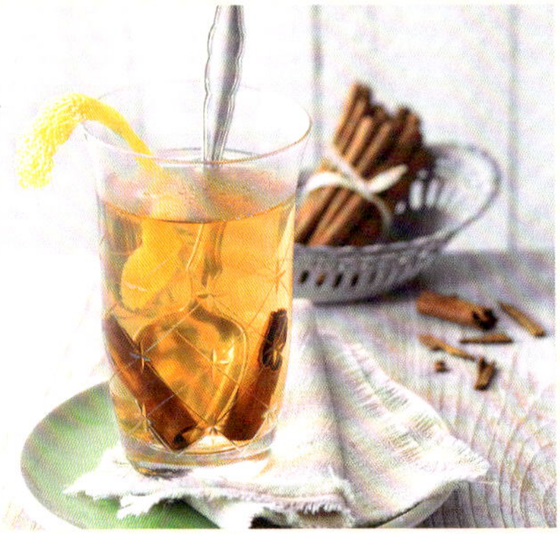

PU-ERH-GEWÜRZTEE

FÜR 2 PERSONEN
1 Stück frischer Galgant (ca. 15 g), 2 grüne Kardamomkapseln, ½ Zimtstange, 1 kleine getrocknete Chilischote, ½ Vanilleschote, 125 ml Milch, 2 TL Rohrohrzucker, 3 TL Pu-Erh-Teeblätter, gemahlener Zimt zum Bestäuben

ZUBEREITUNG: 30 Minuten
PRO PORTION: ca. 60 kcal, 2 g EW, 2 g F, 8 g KH

1. Galgant schälen und in dünne Scheiben schneiden. Kardamomkapseln aufbrechen, die Samen herauslösen und mit der Zimtstange grob zerstoßen.

2. Galgant, Kardamom, Zimt, Chili und längs aufgeschnittene Vanilleschote mit 400 ml Wasser aufkochen und bei milder Hitze 10 Minuten ziehen lassen.

3. Milch und Zucker zufügen, einmal aufkochen, dann vom Herd nehmen. Pu-Erh-Teeblätter zugeben, 3–4 Minuten ziehen lassen, dann den Tee durch ein Sieb gießen. Nochmal aufkochen und in Tassen füllen. Nach Belieben mit Zimt bestäuben.

GRAPEFRUIT-MORINGA-EISTEE

FÜR 1 PERSON
1 TL Moringateeblätter, 2 TL flüssiger Akazienhonig, 125 ml frisch gepresster Grapefruitsaft, 50 g Crushed Ice, 1 Stängel Estragon

ZUBEREITUNG: 15 Minuten (plus Kühlzeit)
PRO PORTION: ca. 90 kcal, 1 g EW, 0 g F, 20 g KH

1. Moringatee in einer Tasse mit 125 ml kochend heißem Wasser übergießen und 5 Minuten ziehen lassen. Durch ein Sieb abgießen, mit Honig süßen und vollständig erkalten lassen.

2. Tee mit Grapefruitsaft mischen. Crushed Ice und Estragonstängel in ein Glas geben. Mit dem Grapefruit-Moringa-Tee auffüllen.

GINGER-BEER MIT INGWER

FÜR 2 PERSONEN
40 g Ingwer, 30 g Rohrohrzucker, ½ Bio-Zitrone, ½ Bio-Orange, 2 Stängel Minze, 6 Eiswürfel

ZUBEREITUNG: 15 Minuten (plus Kühlzeit)
PRO PORTION: ca. 80 kcal, 1 g EW, 0 g F, 19 g KH

1. Ingwer schälen und fein reiben. 400 ml Wasser und Zucker zum Kochen bringen, den Ingwer dazugeben und 2 Minuten kochen lassen. Zitrone und Orange heiß waschen, trockenreiben und die Schale dünn abschälen. Zitrusschalen in eine Kanne geben und mit dem heißen Ingwersud aufgießen. Bei Zimmertemperatur abkühlen lassen.

2. Die Zitrone und Orange auspressen, den Saft zum Ingwersud geben und zugedeckt im Kühlschrank 24 Stunden durchziehen lassen.

3. Das Ginger-Beer durch ein feines Sieb gießen. Die Minze waschen, trockenschütteln, die Blätter abzupfen und bis auf ein paar Blättchen zum Garnieren mit den Eiswürfeln zum Ginger-Beer geben.

COOL DOWN FÜR GETRÄNKE

Eis kühlt Drinks an heißen Tagen runter. Am besten Eiswürfel im Eis-Crusher zerstoßen. Oder in ein Tuch einschlagen und mit einem Plattierer zertrümmern.

ROSMARIN-TEEDRINK MIT PFIRSICH

FÜR 2 PERSONEN
2 TL Pu-Erh-Teeblätter, 1 getrocknete rote Chilischote, 3 Zweige Rosmarin, ½ Bio-Orange, 2 EL Agavendicksaft, 1 reifer Pfirsich

ZUBEREITUNG: 20 Minuten (plus Kühlzeit)
PRO PORTION: ca. 100 kcal, 1 g EW, 0 g F, 23 g KH

1. Teeblätter, Chilischote und einen Rosmarinzweig in einen kleinen Topf geben. Orange heiß waschen, abtrocknen und dünn schälen (ohne die weiße Haut). Schale in den Topf geben und 500 ml Wasser dazufüllen. Bei mäßiger Hitze erwärmen und 5 Minuten ziehen lassen, aber nicht kochen.

2. Den Tee durch ein Sieb in eine Karaffe oder Kanne gießen, den ausgepressten Orangensaft und den Agavendicksaft einrühren. Tee-Mix abkühlen lassen und kalt stellen.

3. Zum Servieren den Pfirsich mit kochend heißem Wasser übergießen, abschrecken, häuten, halbieren und entsteinen. Die Pfirsichhälften in kleine Würfel schneiden und auf zwei Gläser verteilen. Je 1 kleinen Rosmarinzweig zufügen und mit der kalten Tee-Mischung auffüllen.

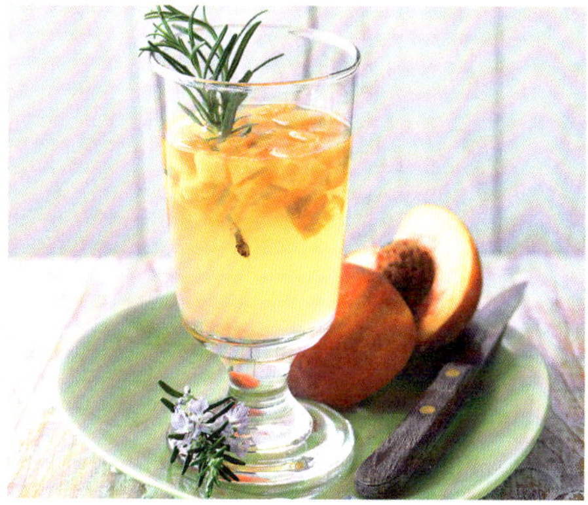

ZUM EINSTIEG: DIE ENTSCHLACKUNGSWOCHE

Wenn Sie oft Fleisch, Fisch, Milch- und Getreideprodukte, Zucker und Süßigkeiten essen und dazu auch noch reichlich Kaffee und Alkohol trinken, übersäuert das Gewebe im Körper. Der Stoffwechsel und auch die meisten Körpersysteme brauchen aber, um optimal funktionieren zu können, ein ausgeglichenes Verhältnis zwischen Basen und Säuren, die beide als Zwischen- und Endprodukte im Stoffwechsel entstehen. Daher ist der Körper stets bemüht, für ein entsprechendes Säure-Basen-Gleichgewicht zu sorgen. Um saures Gewebe auszugleichen, verbraucht er vermehrt Mineralstoffe, allen voran Kalzium und Magnesium, die er notfalls auch aus den eigenen Knochen zieht. Zu viele Säuren blockieren zudem die Nährstoffversorgung der Zellen und damit auch den Fettabbau. Gleichzeitig neigt der Körper dazu, neue Fettdepots anzulegen, um die Organe vor der Übersäuerung zu schützen. Wenn Sie also abnehmen wollen, bietet es sich an, den Körper davor erst einmal mithilfe einer Entschlackungskur zu entsäuern.

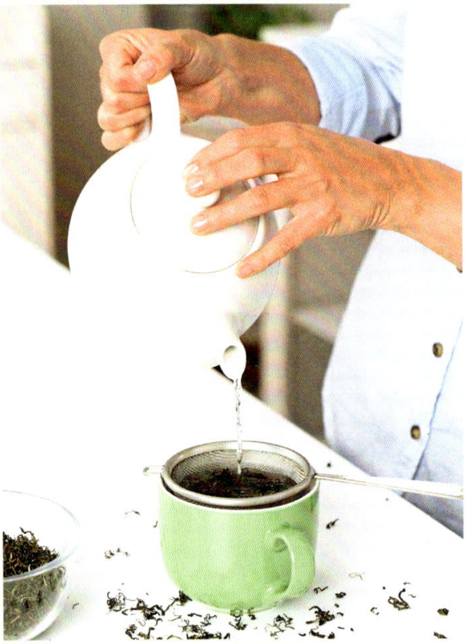

WAS IST EIGENTLICH EINE ENTSCHLACKUNGSKUR?

Ich vergleiche so eine Entschlackungskur immer gerne mit einer Entrümpelungsaktion. Unser Bindegewebe neigt dazu, Schadstoffe einzulagern, die wir aus der Nahrung, der Luft, aus Medikamenten oder Chemikalien aufnehmen. Direkt krank werden Sie von diesen angesammelten Schadstoffen nicht. Die sogenannten Schlacken können aber durchaus die Anfälligkeit für Krankheiten und Infekte erhöhen sowie starke Müdigkeit oder unreine Haut verursachen. Zugegeben: Ein medizinischer Begriff ist »Entschlackung« nicht und in der Schulmedizin wird er auch sehr kontrovers diskutiert. Vielleicht machen Sie sich selbst ein Bild und probieren es einmal aus. Schlimmstenfalls werden Sie einfach ein bisschen gesünder.

WANN IST EINE ENTSCHLACKUNGSKUR SINNVOLL?

Im Frühling, also nach einer genussreichen Winterzeit mit viel Gänsebraten und noch mehr Plätzchen, oder zu Beginn einer Diät ist es sinnvoll, sich von »Altlasten« im Gewebe zu verabschieden und den Körper innerlich einmal gründlich »durchzufegen«. Auch wenn Sie über einen längeren Zeitraum Medikamente einnehmen mussten, sich vor Krankheiten schützen möchten oder einfach an Vitalität und Lebenskraft gewinnen wollen, ist eine Entschlackungskur das Richtige. Sinnvoll ist es, mindestens eine Woche dafür einzuplanen, besser noch zwei bis drei Wochen. Ich habe Ihnen schon passende Rezepte für sieben Tage herausgesucht. Sie sind alle basisch, was bei einer Entschlackungkur besonders wichtig ist, da ja die säurebildenden Lebensmittel das Einlagern von Schlacken im Gewebe fördern. Eine »saure« Ernährung wäre also schlichtweg kontraproduktiv.

- Zum Frühstück essen Sie Obst, am besten je nach saisonalem Angebot.
- Bei den warmen Gerichten eignen sich besonders: Miso-Suppe mit Gartenkräutern (siehe Seite 115), Maikräutersuppe mit Gänseblümchen (siehe Seite 116), Kartoffel-Paprika-Gulasch mit Beifuß (siehe Seite 122), Spitzkohlnudeln mit Portulak-Pesto (siehe Seite 124), Brennnessel-Quark-Quiche (siehe Seite 126), Mangold-Borretsch-Risotto (siehe Seite 129) und Hirseauflauf mit Thymian (siehe Seite 141).
- Bei den kalten Gerichten empfehle ich: Rettich-Apfel-Carpaccio (siehe Seite 143), Brunnenkresse-Gazpacho (siehe Seite 144), Fruchtiger Portulaksalat (siehe Seite 147), Kräutersalat (siehe Seite 148; allerdings ohne Ziegenkäse, weil der nicht basisch ist), Spargel mit Estragon-Vinaigrette (siehe Seite 150; ohne Ei, weil dieses ebenfalls nicht basisch ist), Taboulé mit Wildkräutern (siehe Seite 156) und Kartoffel-Brunnenkresse-Salat (siehe Seite 157).

TRINKEN NICHT VERGESSEN

Viel Trinken ist während des Entschlackens natürlich extrem wichtig, um möglichst viele Giftstoffe auszuschwemmen. Am besten eignen sich als Getränke Leitungs- und stilles Mineralwasser sowie ungesüßter Kräutertee. Oder Sie mischen sich einen speziellen Entschlackungstee.

- Füllen Sie dazu je 30 g zerstoßene Mariendistelfrüchte und getrocknete Brennnesselblätter, 20 g Löwenzahnwurzel sowie je 10 g Goldrutenkraut und Wermutkraut (alle aus der Apotheke) in eine Teedose. Für eine Tasse nehmen Sie 1 TL der Mischung, gießen mit 250 ml kochendem Wasser auf und lassen den Tee zugedeckt 10 Minuten ziehen. Trinken Sie aber nicht mehr als zwei Tassen davon täglich, weil der Tee zum einen eine entwässernde Wirkung hat (Sie müssen dann sehr oft zur Toilette), zum anderen stark entgiftet, sodass bei übermäßigem Genuss Leber und Nieren überfordert werden können.
- Auch gut zum Entschlacken und Entgiften: Grüner Hafer. Lassen Sie 1 EL davon 15–20 Minuten in 250 ml Wasser köcheln und seihen Sie den Tee ab. Ebenfalls maximal 2 Tassen davon am Tag trinken.

Zusätzlich zu den »normalen« Getränken sollten Sie dreimal täglich einen »Entgiftungs-Drink« zu sich nehmen – den ersten morgens auf nüchternen Magen, den zweiten am Vormittag und den dritten nachmittags. Alternativ können Sie die Drinks auch zu den Mahlzeiten trinken. Als »Entgiftungs-Drink« eignen sich: Heidelbeer-Moringa-Lassi (siehe Seite 180 f.), Tomaten-Kräuter-Shake (siehe Seite 181), Pu-Erh-Gewürztee (siehe Seite 182), Grapefruit-Moringa-Eistee (siehe Seite 182 f.), Rosmarin-Tee-Drink mit Pfirsich (siehe Seite 183) und Ginger-Beer mit Ingwer (siehe Seite 183).

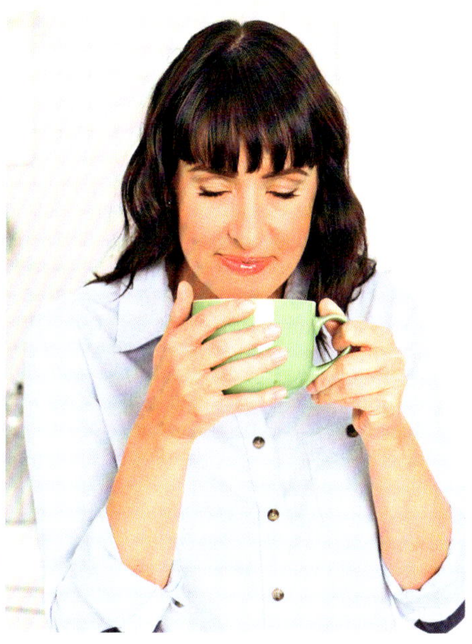

BÜCHER, DIE WEITERHELFEN

Berg, A. u. a.: **Cholesterin senken mit Wirkstoffen aus der Natur.** GRÄFE UND UNZER VERLAG, München

Bergmann, H.: **Kräuterspirale. Kräutervielfalt auf kleinem Raum.** GRÄFE UND UNZER VERLAG, München

Bodensteiner, S./Hess, R./Matthaei, B.: **Kräuter & Gewürze – das Kochbuch.** GRÄFE UND UNZER VERLAG, München

Bühring, U.: **Alles über Heilpflanzen.** Eugen Ulmer KG, Stuttgart

Dittmer, D.: **Wald- und Wiesenkochbuch. Köstliches mit Wildkräutern, Beeren und Pilzen.** GRÄFE UND UNZER VERLAG, München

Dreyer, E.: **Essbare Wildkräuter und ihre giftigen Doppelgänger.** Franckh Kosmos Verlag, Stuttgart

Grillparzer, M.: **Simple Detox. Das 7-Tage-Entgiftungsprogramm.** GRÄFE UND UNZER VERLAG, München

Guth, Dr. Ch./Hickisch, B.: **Grüne Smoothies.** GRÄFE UND UNZER VERLAG, München

Hofmann, H.: **Wildkräuter & Beeren.** GRÄFE UND UNZER VERLAG, München

Hudak, R.: **Kräuter selbst anbauen. Schritt für Schritt zum eigenen Kräuterparadies.** GRÄFE UND UNZER VERLAG, München

Kötter, E.: **Küchenkräuter in Töpfen. Es geht auch ohne Beet.** GRÄFE UND UNZER VERLAG, München

Schaenzler, Dr. N./Koppenwallner, Dr. Ch.: **Leber und Galle reinigen und revitalisieren.** GRÄFE UND UNZER VERLAG, München

Schaenzler, Dr. N./Koppenwallner, Dr. Ch.: **Magen und Darm natürlich behandeln.** GRÄFE UND UNZER VERLAG, München

Wenzel, M.: **Meine besten Heilpflanzenrezepte für eine gesunde Familie.** GRÄFE UND UNZER VERLAG, München

Wittmann, K.: **Kräuter: 70 Küchenkräuter von A-Z. Mit Minirezepten zum Kennenlernen.** GRÄFE UND UNZER VERLAG, München

ADRESSEN, DIE WEITERHELFEN

PRAXIS DER AUTORIN

Naturheilpraxis Melanie Wenzel
Grüngürtelstraße 82
50996 Köln

www.naturheilpraxis-wenzel.de
Hier erhalten Sie auch Moringa- und Acai-Beeren-Produkte.

BEZUGSQUELLEN

Alle Zutaten, die Sie für die Rezepte in diesem Buch benötigen, bekommen Sie in der nächsten Gärtnerei, im Gartencenter oder auf dem Wochenmarkt, im Kräuterhaus, Reformhaus oder Bioladen – und manches sogar im Supermarkt um die Ecke oder auf der grünen Wiese. Wenn Sie gerne im Internet stöbern, surfen Sie doch hier einmal vorbei:

www.dreschflegel-saatgut.de
Die Dreschflegel-Gemeinschaft besteht aus 14 Biohöfen in verschiedenen Gegenden Deutschlands mit gemeinsamer Vermarktung durch den Dreschflegel-Versand.

www.feelgood-shop.com
Hier erhalten Sie Moringa und Acai in Top-Qualität.

www.gaissmayer.de
Große Auswahl an Kräutern in Biolandqualität (allein über 50 Minzsorten). Wenn Sie einmal in der Nähe von Illertissen sind: Lohnenswert ist auch ein Besuch im wunderschönen Schaugarten an der Jungviehweide 3.

www.kraeuterhaus-eder.de
Hier können Sie Kräuter und Gewürze aus aller Welt bestellen.

www.kraeuterhaus-hackenberg.de
Internetshop des sehr gut sortierten Düsseldorfer Kräuterhauses. Hier bekommen Sie außer einer Riesenauswahl an Kräutern auch Pu-Erh-Tee. Wenn Sie bei Düsseldorf wohnen, lohnt sich ein Besuch des Ladens in der Moltkestraße 98.

www.kräuter-reich.de
Hier erhalten Sie Gewürze und Kräutersaatgut sowie eine große Teeauswahl (unter anderem Pu-Erh-Tee in Bioqualität), Kräutersalz, Gewürzgläser und vieles mehr.

www.phytofit.de
Ein Kräuterparadies! Die Münchner unter Ihnen können persönlich in der Blumenstraße 15 vorbeischauen. Alle anderen müssen sich mit dem sehr übersichtlich gestalteten Online-Shop begnügen.

www.wilde-7.de
Frische Wildkräuter und Saatgut frei Haus, außerdem viele Rezeptideen.

ÖSTERREICH UND SCHWEIZ

www.arche-noah.at
ARCHE NOAH bewahrt und pflegt tausende gefährdete Gemüse-, Obst- und Getreidesorten. Hier erhalten Sie auch Kräuter, die man sonst nur schwer findet.

www.kraeuter-direkt.at
Große Auswahl an frischen Pflanzen.

www.heilpflanze.ch
Infos über Heilkräuter und Heilpflanzen; mit Bestellmöglichkeit guter Naturprodukte.

www.kraeuterbeer.ch
Frische Kräuter (auch Moringa), Tees, native Öle und vieles mehr.

VERSCHIEDENES

www.gartenlinksammlung.de
Unter der Rubrik »Gartenreisen – Reisetipps« finden Sie in der Kategorie »Gärten und Parks in Deutschland« sehenswerte Kräutergärten, aufgelistet nach Postleitzahlgebieten. Die Website liefert außerdem unzählige Informationen über Kräuter und Heilpflanzen.

www.vhs.de
Auf dieser Seite können Sie suchen, welche Volkshochschule in Ihrer Nähe Kräuterwanderungen und ähnliche Kurse anbietet.

ABKÜRZUNGEN

EL = Esslöffel
g = Gramm
l = Liter
ml = Milliliter
Msp. = Messerspitze
TL = Teelöffel

SACHREGISTER

REZEPTREGISTER

IMPRESSUM

Projektleitung und Bildredaktion: Barbara Fellenberg

Lektorat: Sylvie Hinderberger

Umschlaggestaltung und Layout: independent Medien-Design, Horst Moser, München

Herstellung: Sigrid Frank

Satz: Christopher Hammond

Lithos: Longo AG, Bozen

Gesamtherstellung: Firmengruppe APPL, aprinta druck, Wemding

ISBN 978-3-8338-3601-5

1. Auflage 2014

Ein Unternehmen der GANSKE VERLAGSGRUPPE

www.facebook.com/gu.verlag

BILDNACHWEIS

Fotos: alimdi.net: Seite 70; Flora-press: Seite 91; Jahreszeiten Verlag: Seite 38, 39, 56, 57, 71, 84 r.; Kramp + Gölling, Hamburg: Seite 2, 3, 7, 8, 10, 13, 14, 16, 19, 20, 22, 26, 27, 28, 31, 33, 35, 37, 40, 41, 43, 45, 47, 49, 51, 53, 55, 58, 59, 61, 63, 64, 65, 66, 67, 69, 72, 73, 74, 75, 77, 79, 81, 83, 87, 89, 93, 95, 97, 98, 101, 102, 103, 106–117, 120-125, 128–133, 136–151, 154–161, 164-183; Mauritius images: Seite 84 l., 85 l.; Astrid Obert, München: Seite 4, 6, 11, 12, 17, 18, 23, 96, 105, 119, 127, 135, 153, 163, 184, 185; Stockfood: Seite 85 r., 90

Coverbilder:
Astrid Obert, München: Titelbild, hintere Außenklappe; Kramp + Gölling, Hamburg: Coverinnenklappen, U4, vordere Außenklappe.

Syndication:
www.jalag-syndication.de

QUALITÄTS G|U GARANTIE

Liebe Leserin, lieber Leser,

haben wir Ihre Erwartungen erfüllt? Sind Sie mit diesem Buch zufrieden? Haben Sie weitere Fragen zu diesem Thema? Wir freuen uns auf Ihre Rückmeldung, auf Lob, Kritik und Anregungen, damit wir für Sie immer besser werden können.

GRÄFE UND UNZER Verlag
Leserservice
Postfach 86 03 13
81630 München
E-Mail:
leserservice@graefe-und-unzer.de

Telefon: 00800 / 72 37 33 33*
Telefax: 00800 / 50 12 05 44*
Mo–Do: 8.00–18.00 Uhr
Fr: 8.00–16.00 Uhr
(gebührenfrei in D, A, CH)*

Ihr GRÄFE UND UNZER Verlag
Der erste Ratgeberverlag – seit 1722.

WICHTIGER HINWEIS

Alle Ratschläge und Hinweise in diesem Buch wurden von der Autorin nach bestem Wissen erstellt und mit größtmöglicher Sorgfalt geprüft. Sie bieten jedoch keinen Ersatz für kompetenten persönlichen medizinischen Rat. Jede Leserin, jeder Leser ist für das eigene Tun selbst verantwortlich. Weder Autorin noch Verlag können für eventuelle Nachteile oder Schäden, die aus den im Buch gegebenen praktischen Hinweisen resultieren, eine Haftung übernehmen.

WIDMUNG

»Für meine Seelenschwester Karin: Ich danke dir für alles!«

UMWELTHINWEIS

Dieses Buch ist auf PEFC-zertifiziertem Papier aus nachhaltiger Waldwirtschaft gedruckt.